高等职业教育"十四五"规划教材

高等职业教育产教融合新形态教材

食品营养与健康

王　会　黄广学　主编

中国农业大学出版社

·北京·

内 容 简 介

本书按照教育部高等学校食品工业职业教育教学指导委员会所审定的高职食品专业核心课程内容要求，参考中国营养学会"注册营养师"水平评价考试大纲和"健康管理师（三级）"大纲基础知识和技能要求，融入营养学科的进展与"职教20条"中"1＋X证书"行业发展的需要编写。全书共五个模块，分别为：模块一营养学基础，模块二食物的营养价值，模块三营养与相关疾病，模块四营养咨询与健康教育，模块五健康管理。

图书在版编目（CIP）数据

食品营养与健康 / 王会,黄广学主编. --北京:中国农业大学出版社,2022.2(2024.2重印)
ISBN 978-7-5655-2722-7

Ⅰ.①食… Ⅱ.①王… ②黄… Ⅲ.①食品营养-关系-健康-高等职业教育-教材
Ⅳ.①R151.4

中国版本图书馆 CIP 数据核字（2022）第 027769 号

书　　名	食品营养与健康		
作　　者	王　会　黄广学　主编		
策划编辑	康昊婷	责任编辑	康昊婷　刘彦龙
封面设计	郑　川		
出版发行	中国农业大学出版社		
社　　址	北京市海淀区圆明园西路2号	邮政编码	100193
电　　话	发行部 010-62733489,1190	读者服务部	010-62732336
	编辑部 010-62732617,2618	出　版　部	010-62733440
网　　址	http://www.caupress.cn	E-mail	cbsszs@cau.edu.cn
经　　销	新华书店		
印　　刷	运河（唐山）印务有限公司		
版　　次	2022年3月第1版　2024年2月第3次印刷		
规　　格	185 mm×260 mm　16开本　17.5印张　435千字		
定　　价	52.00元		

图书如有质量问题本社发行部负责调换

编 写 人 员

主　　编　　王　会（襄阳职业技术学院）

黄广学（北京农业职业学院）

副 主 编　　刘宇飞（襄阳职业技术学院）

唐丽丽（杨凌职业技术学院）

刘　丹（内江职业技术学院）

李　静（黑龙江农垦科技职业学院）

编写人员　　刘　楠（黑龙江农垦职业学院）

李俐鑫（黑龙江农垦职业学院）

张艾青（山东畜牧兽医职业学院）

陈广玉（黑龙江农业职业技术学院）

卜令娜（潍坊职业学院）

李贝西（襄阳市营养协会）

贾溪玲（湖北仁和惠健康管理有限公司）

出 版 说 明

为贯彻落实《国家职业教育改革实施方案》(国发〔2019〕4号,又称"职教二十条")以及《高等职业学校专业教学标准》等相关文件精神,有效推进产教融合、校企合作,建设一批校企"双元"合作开发的高质量教材,经向行业专家咨询及与有关高等职业院校沟通,借鉴与物化高等职业教育食品类专业教育教学改革成果,中国农业大学出版社开展了"高等职业教育产教融合新形态教材"食品类专业系列教材建设工作。

"高等职业教育产教融合新形态教材"食品类专业系列教材建设是食品类专业高技能人才培养的基础性工作,也是促进社会与经济发展的客观需求。近20年来,随着加入世贸组织,我国食品工业得到了持续与快速的发展,食品工业进入产业升级、调整改革的关键时期,食品产业从数量扩张向质量提升转变。原有的高等职业教育食品类专业教材从内容到表现形式,要满足现代食品工业人才培养的需要,就必须改革创新,在实践中不断探索高等职业教育食品类专业新形态教材建设的新路子,才能为高等职业教育食品类专业高技能人才培养奠定坚实的基础、发挥应有的作用。

"高等职业教育产教融合新形态教材"食品类专业系列教材具有如下特点:

1.精心组织编审队伍。在征集和分析相关高等职业院校的申报材料的基础上,充分考虑不同院校的专业优势及教学创新改革进程及成果等,慎重确定每一教材参加编审的骨干人员,并根据教师提供的编写提纲、编写思路与样章等,由"高等职业教育产教融合新形态教材"食品类专业系列教材编审委员会及专家组遴选组建编写团队。同时,邀请高等职业院校、行业及生产企业的专家参与教材建设,审核编写提纲,后期对书稿进行严格审定。教材编写过程中,作者与审稿人员充分沟通,书稿反复修改,从而确保了教材内容的前瞻性、科学性及对一线岗位的适应性。

2.创新编写体例。本次教材建设重点在食品类专业基础课程和专业核心课程。以"项目引领,任务驱动"作为教材的基本框架,以职业岗位确立典型工作任务,以典型工作任务确定岗位能力需求,以能力需求确定学习项目与任务,突出了实践性、企业案例化与职业化,并与项目紧密关联。内容新颖、趣味性强是本系列教材的一大亮点。对专业基础课程,突破了传统的学科编写体例,参考模块式总体思路设计,创立新的编写体例,使教材既精炼又实用,有利于提高学生的学习效果与效率。

3.突出职业教育特色。教材编写体现了现代职业教育体系教学改革精神,该新形态系列教材将努力体现课程内容与职业标准对接、教学过程与生产过程对接的要求,反映高等职业教育专业课教学与思想政治理论课教学同向同行、职业技能与职业精神培养高度融合的特点,尤其是"项目引领,任务驱动"式教材,每一任务的活动规程,力求按工作任务的环节以表格任务单或实际案例形式进行编写与训练,突出操作环节与质量要求,促进职业技能培养与职业素养的紧密结合,实现教学与职业岗位的"零距离对接"。

　　4.新形态信息技术在系列教材中广泛应用。努力对食品类专业教材中的知识点与技能点进行信息化处理,使其表现形式更加多元化,提高智能化水平,突出趣味性与直观性,实现手机终端推送学习,采用微课、视频、动画等展示相关知识、专项实验、任务拓展与测试题答案等内容,充分体现了高等职业教育教材多元化创新的全新特色。

　　"高等职业教育产教融合新形态教材"食品类专业系列教材基本覆盖了食品智能加工、食品生物技术、食品营养与健康与食品检验检测技术等食品类专业的专业基础课程与专业核心课程。系列教材既充分强调了食品科学的实践性,同时又充分考虑了食品产业与基础理论的有机结合,努力做到每种教材间内容相互补充、相互衔接,构成一个完整的课程体系。系列教材主要作为高等职业教育食品类专业的相关课程教材,也可作为现代食品企业相关技术人员及专业技术工人的培训、参考用书。

　　"高等职业教育产教融合新形态教材"食品类专业系列教材的顺利出版,是全国近60所高职学院及部分食品企业等共同奋斗的结果。编写过程中所做的许多探索,为进一步推进高等职业教育教材建设的改革与创新提供了有益的经验。我们真诚地希望,以此为契机,进一步有效加强与各高等职业院校及食品企业的交流与合作,不断拓展食品类专业新形态系列教材合作开发的思路,创新教材开发的模式与服务方式。让我们共同努力,为深化高等职业教育食品类专业教育教学改革与人才培养质量的提高,发挥积极的推动作用。

中国农业大学出版社

2022 年 3 月

前　言

党的二十大报告指出,推进健康中国建设。人民建康是民族昌盛和国家强盛的重要标志。本书按照教育部高等学校食品工业职业教育教学指导委员会所审定的"高等职业学校食品营养与检测专业教学标准(2018 年)"专业核心课程内容要求,参考中国营养学会"注册营养师"水平评价考试大纲和"健康管理师(三级)"大纲基础知识和技能要求,融入营养学科的最新研究进展,适应"职教 20 条"中"1＋X 证书"行业发展的需要编写。在保证科学性、先进性基础上,本书更加注重职业岗位的知识和技能要求,突出职业教育的针对性和实用性。

本教材具有以下主要特色。

一、突出校企合作、产教融合

本教材为校企"双元"合作开发。教材的编写团队除了一线教学教师外,还包括了知名食品行业、营养及健康管理行业的企业专家和技术人员。他们共同对编写内容进行设计与组织,将企业对人才需求的技能和职业素质融入教材内容中。

二、适应行业发展,与时俱进构建教材内容

本教材的内容以适应行业发展需要为前提,以培养职业能力为根本,突出"就业导向"的特色,融入营养学科的进展,适应"职教 20 条"中"1＋X 证书"行业发展的需要。

该教材主要对接公共营养师、健康管理师、营养配餐员等职业岗位,兼顾农产品食品检验检疫等岗位,以实现提高公众"健康水平"的目标;培养学生食品营养健康的基本素养,使其能解决食品生产、经营中涉及的食品营养问题,能对公众进行日常膳食的指导,养成健康的生活方式,为后续课程奠定食品营养基础知识。

三、改革编写模式,增强教材的可读性

改革了传统学科编写体例,而采用在分模块下设项目的编写模式。技能训练任务直接采用企业任务单以活页式展现,并适当设计了"案例导入",增强了教材的实用性和可读性,以培养学生理论联系实际以及分析问题和解决问题的能力,具备从事营养与膳食指导工作的基本知识、职业能力,提升其职业素养基本技能学习的积极性和主动性。

四、书网融合,使教与学更便捷、更轻松

教材采用纸质教材与配套教学资源有机融合。通过扫码,读者可以阅读配套的课程资源(PPT、视频、动画、图片、文字等),从而丰富学习体验,使学习更快捷、更轻松。

本教材由王会和黄广学担任主编,具体编写分工如下:李俐鑫、刘宇飞编写模块一项目 1 和模块五,张艾青编写模块一项目 2、模块四项目 3 及技能训练 1～4,黄广学编写模块一项目 3,唐丽丽编写模块一项目 4,刘丹编写模块一项目 5 及技能训练 1～2,王会编写模块二项目 1～3 及技能训练 1,卜令娜编写模块二技能训练 2～4、模块三项目 1,李贝西、贾溪玲编写模块三项目 2～3,陈广玉编写模块三技能训练 1～6,刘楠编写模块四项目 1～2。

本教材编写得到了湖北仁和惠健康管理有限公司贾溪玲、襄阳市第一医院人民医院马志英以及正大食品(襄阳)有限公司、襄阳市营养学会有关专家的专业指导。同时,本教材承蒙福建农业职业技术学院院长陈玲教授、北京农业职业学院罗红霞教授、黑龙江民族职业学院食品学院姜旭德教授、潍坊职业学院食品学院韩世东教授和中央农业广播电视学校陈肖安同志等对教材内容进行了初审与最终审定,在此一并表示感谢。

　　本教材主要作为高职食品检验检测技术专业、食品加工专业、食品营养与健康专业、健康管理专业及保健品开发与管理专业师生使用,也可以作为从事食品营养或健康产业相关岗位人员的参考用书。

　　由于编者水平有限,加之时间仓促,教材中一定存在着不同程度和不同形式的错误和不妥之处,衷心希望广大读者及时发现并提出,更希望广大读者对教材编写质量提出宝贵意见,以便在修订时进一步完善和提高教材质量。

编　者

2023 年 5 月

目　　录

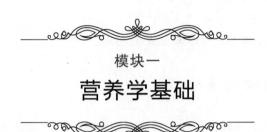

模块一
营养学基础

【模块学习要求】

　　食物中的营养是人类维持生命、生长发育和健康的重要物质基础。人体所需的营养物质种类繁多，主要有宏量营养素蛋白质、碳水化合物和脂肪，矿物质中的常量元素和微量元素，维生素中的水溶性维生素和脂溶性维生素，以及水和膳食纤维等。每种营养物质对人体的作用各不相同，故了解与营养相关的基本概念、食物的消化吸收、能量及各种营养素的生理功能、食物来源及推荐摄入量等知识对合理选择食物和保证人体营养需求具有重要意义。在教学中，教师将培养学生的健康素质融入理论学习和技能训练中，使学生具有深厚的爱国情感和中华民族自豪感，履行职业道德准则和行为规范。通过学习，学生掌握与营养相关的基本概念，了解营养学发展史、中国居民营养与健康的现状，理解各营养素食物来源的知识，了解食物的消化和吸收过程。在本模块学习中，学习的重点是各营养素的特点、价值及合理利用，学习的难点是食物能量的计算和蛋白质的评价。

【知识导图】

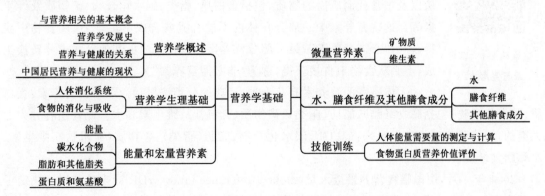

项目 1　营养学概述

项目目标

知识目标

掌握与营养相关的基本概念；

熟悉营养与健康的关系；

了解营养学发展史、中国居民营养与健康的现状。

能力目标

能够准确说出与营养相关的基本概念。

民以食为天。食物是人类赖以生存和发展的物质基础，人们每天都需要合理地摄取食物，以达到人体的营养生理需要和膳食营养供给之间的平衡。随着社会经济的不断发展和人们生活水平的提高，人们对食物的要求也在不断提高，已不满足于最初的饱腹，而是逐渐向防治疾病，促进人体的健康，以及通过食物良好的色、香、味、形态、质地来满足人们不同的喜好和要求等方面发展。合理地选择和利用食物，改进膳食结构、增强体质、预防疾病、延缓机体衰老、促进健康已成为人们生活的基本要求。

一、与营养相关的基本概念

1. 营养

从字义上讲，"营"的含义是谋求，"养"的含义是养生，营养就是谋求养生。养生是我国传统医学中使用的术语，即指保养、调养、颐养生命。"营养"用现代科学的语言可以描述为：人体从外界环境摄取食物，经过消化、吸收和代谢，利用其有益物质，供给能量，构成和更新身体组织，以及调节生理功能的全过程。

2. 营养素

营养素是指食物中具有特定生理作用，能维持机体生长、发育、活动、生殖以及正常代谢所需的物质，包括蛋白质、脂类、碳水化合物、矿物质及维生素等。这些营养素中一部分在体内不能合成或合成不足，必须从食物中获得，称为"必需营养素"；另一部分营养素可以在体内由其他食物成分转换生成，不必从食物中直接获得，称为"非必需营养素"。

二维码 1-1　营养素与健康 PPT

人体所需的营养素有几十种，经典的分类法概括为六大类营养素：蛋白质、碳水化合物（包括膳食纤维）、脂肪（脂类）、矿物质（无机盐）、维生素和水。此外还有分为七大类的，即将膳食纤维独立出来：蛋白质、碳水化合物、脂肪（脂类）、矿物质（无机盐）、维生素、水和膳食纤维。

2004 年 4 月，中国膳食营养素摄入量（dietary reference intakes，DRIs）委员会讨论决定了营养素新的分类方式，将营养素分为宏量营养素、微量营养素和其他膳食成分。

3.宏量营养素

宏量营养素指人体内含量及需要量相对较多的营养素,包括蛋白质、脂类、碳水化合物。

4.微量营养素

微量营养素指人体内含量及需要量相对较少的营养素,主要指维生素和矿物质。矿物质中又分常量元素和微量元素,常量元素在人体内含量相对较多,微量元素在人体内含量很少。

5.产能营养素

产能营养素指在体内代谢过程中能够产生能量的营养素,包括碳水化合物、脂肪和蛋白质。

6.营养学

营养学是研究人体营养规律以及改善措施的科学,包括基础营养、食物营养、人群营养、公共营养、临床营养等。

7.食品

食品是指各种供人食用或者饮用的成品和原料,以及按照传统既是食品又是药品的物品,但是不包括以治疗为目的的物品。如枣(大枣、黑枣、酸枣)、山楂、山药、木瓜、枸杞子、桔梗、蒲公英、酸枣仁、蜂蜜等既是食品又是药品。

食品的作用有3个:①营养作用,即为机体提供各种营养素和维持机体运动所必需的能量,这种作用是主要作用;②感官作用,即满足人们对食品的不同喜好和要求,主要指食品的色、香、味、形态、质地等引起食欲的作用;③对身体的生理调节作用,即食品直接或间接与防病、保健有关,强调具有增强机体免疫力,调节机体生理节律,预防疾病,促进康复或延缓衰老等功能。

8.食品营养学

食品营养学是研究食物的成分、组成及其营养价值的科学,包括食物成分的分析评价、食物特定或新的功能成分和健康作用研究、食物成分的调整和设计、新食物资源及新食品的认识和利用,以及在食品加工和保藏中提高食品营养价值的措施,可为国家食物供应、食品生产和居民营养提供科学证据。

二、营养学发展史

人类为了生存、生活和生产劳动,必须每天摄取食物,得到必要的营养。因此,自从有了人类便有了对饮食营养的探索。人类在漫长的生活实践中,对饮食营养的认识由感性上升到理性,产生了营养学。随着社会经济和科学的发展,营养学也得到不断地进步和完善。

(一)古代营养学

1.国外

许多营养学家将公元前400年至18世纪中期称为营养学自然主义时期。在这一时期,人们虽然知道要生存就必须饮食,但并不了解各种食物的营养价值。人们对食物的认识非常模糊,不少观念出于医道或一些经验积累性的营养知识,当然也有的出于迷信。当时的西方居民经常将食物用作化妆品或药品。《圣经》中就曾描述有人将肝汁挤到眼睛中治疗一种眼病。古希腊的名医,世称医学之父的希波克拉底在公元前300多年前就认识到膳食营养对健康的重要性,他确信健康只有通过适宜的饮食和卫生才能得到保证。在那时他已经开始用海藻来治疗甲状腺肿和用动物肝脏来治疗夜盲症,同时他也提到人们将淬火烧红的宝剑用后的含铁的水来治疗贫血的事情。

二维码 1-2
营养师职业简介

2.中国

早在西周时期(前 1046—前 771),官方医政制度将医学分为 4 大类:食医、疾医、疡医和兽医。食医排在诸医之首,是专事饮食营养的医生,也可以说是世界上最早的营养师。

在战国至西汉时代编写的中医经典著作《黄帝内经·素问》中,已经对膳食平衡的概念进行了精辟的论述。它提出了"五谷为养,五果为助,五畜为益,五菜为充,气味合而服之,以补精益气"的平衡膳食模式,可以认为是世界上最早的"膳食指南"。

唐代名医孙思邈在饮食养生方面,强调顺应自然,特别要避免"太过"和"不足"的危害,与现代膳食平衡的观点非常接近。孙思邈还明确提出了"食疗"概念,他认为就食物功能而言,"用之充饥则谓之食,以其疗病则谓之药"。

元代宫廷已经有饮膳太医,专门管理"调养护理之术"。公元 1330 年,我国第一部营养学专著《饮膳正要》出版,作者为皇帝饮膳太医忽思慧。该书共三卷。第一卷描述和记载妇人妊娠、哺乳、孩童喂养和部分疾病的饮食要点和忌讳;第二卷记录了各种预防和治疗膳食、汤煎和食疗方法;第三卷记录了各种有作用的食物本草。

《神农本草经》和《本草纲目》等中医学经典中记载有数百种食物的性质和对人体的影响。此外,历史上还有《食经》《千金食疗》等书籍,都反映了我国古代在营养学方面的成就。

(二)现代营养学

1.国外

现代营养学奠基于 18 世纪中叶。欧洲的文艺复兴和工业革命使得物理、化学有了突飞猛进的发展,科学方法学和实验技术也得以建立。营养学则应用了化学、生物化学、微生物学、生理学、医学等多门学科的基本原理,使自身得到不断进步。

1783 年,拉瓦锡(Lavoisier)发现氧,并证明呼吸和燃烧都是氧化作用。随后,一大批化学工作者陆续发现了蛋白质、脂肪、碳水化合物和常量矿物元素,并证明它们是人体必需的营养素。但是早期许多营养学研究成果大多不是由营养学家取得的。例如,有些科学家是在寻求一些疾病(如坏血病、糙皮病、佝偻病)的治疗方法;有些科学家是出于经济目的,研究如何增加食物的产量等。

19 世纪和 20 世纪初期是发现和研究各种营养素的鼎盛时期。1842 年,德国化学家、农业化学和营养化学奠基人之一李比希(Liebig)提出,机体营养过程是对蛋白质、脂肪、碳水化合物的氧化,并开始进行有机分析。他建立了碳、氢、氮定量测定法,并由此确立了食物组成与物质代谢的概念。在 1909—1914 年,人们认识到色氨酸是维持动物生命的基本营养素,还发现一些植物蛋白不能维持小鼠的生长,除非补充其他的氨基酸。1912 年,波兰科学家芬克(Funk)发现了第一种维生素—硫胺素。到 1945 年,科学家们共发现了 14 种脂溶性和水溶性维生素。在此期间,科学界接受了坏血病、脚气病、佝偻病、癞皮病、干眼病等致残、致死性疾病是营养素缺乏性疾病的观点。

到 20 世纪 50 年代,人们已经识别及定性 40 多种营养素,并对其功能进行系统的探讨。在 1960—1970 年,由于化学分析技术灵敏度和精密度的提高,人们陆续发现一些微量元素对人体健康的重要意义。1973 年,世界卫生组织(WHO)专家委员会根据动物研究的成果,将当时发现的 14 种微量元素确定为动物必需的微量元素,并提出了它们的日摄入量范围。1996 年 FAO(联合国粮食及农业组织)、IAEA(国际原子能机构)以及 WHO 联合委员会确定 8 种元素是人体必需的微量元素,这对防治贫血、地方性甲状腺肿及克山病等起了重要作用。

20 世纪中后期,营养学的研究工作日益深入,从营养素的消化、吸收、代谢、生理功能、需要量等问题进展到应用分子生物学手段从微观水平阐明营养素生理功能的机制,进一步探索各种营养缺乏病的发病机制和防治手段。20 世纪 70 年代以来,人们开始研究膳食纤维及其他植物化学物的特殊生理功能。目前,营养学已经进入了重视和深入研究膳食中各种化学成分与预防疾病,特别是与某些慢性病的关系的新时期。

营养学研究在微观领域深入发展的同时,宏观营养研究也取得了很大进展,出现了专门研究群体营养的公共营养学,包括营养调查、监测以及各种人群的干预研究等。1943 年,美国学者首次提出推荐营养素供给量(RDA)的概念和一系列的数量建议。随后,欧洲和亚洲许多国家也提出了自己国家的营养素供给量建议。1975 年,美国第一部《膳食指南》发布。目前,世界范围内 80 多个国家和地区都编制了《膳食指南》,以指导民众合理地选择食物。这在改善国民健康的决策中,营养科学的宏观研究起着不可或缺的作用。

2.中国

中国现代营养学初创于 20 世纪早期,其发展可以分四个历史阶段。

第一阶段:初创时期,20 世纪初到 1937 年。我国营养研究最早开始于医学院及医院,主要有:齐鲁大学的阿道夫(Adolph)进行了山东膳食调查以及大豆产品的营养价值研究;协和医院的瑞德(Read)对荔枝进行了分析;威尔逊(Wilson)进行了中国食物初步分析等。这一时期虽然实验设备简陋,成就不大,但意义在于开创了我国现代营养学的研究。1924—1937 年,中国的营养学、生物化学及其他各门科学都有很大的发展。北京协和医学院生化系主任吴宪等对营养研究起了带头作用,同时燕京大学化学系、上海雷斯德医学研究所、北京大学农学院营养室等机构也都相继建立。1927 年,《中国生理学》杂志问世,开始刊载营养论文。此外,《中华医学杂志》《中国化学会会志》,以及《国立北平大学农学院营养学报》《中国科学社生物研究所丛刊》等刊物也间或有营养论文发表,营养研究在此期间有了长足的进步。

第二阶段:动荡时期,1938—1949 年。此时由于日本全面入侵,我国各学术机关纷纷西迁,设备器材大多简陋,图书资料也无法补充,研究队伍也不整齐。但由于营养科学工作者多能刻苦奋斗,克服种种困难,也取得了许多营养学研究成果。各营养研究机构在抗日战争期间均曾积极努力致力于食物营养的研究,如成都的前中央大学医学院生化科(1949 年后改称南京大学)、华西大学医学院生化科、四川大学农学院营养研究室等都作出了突出的贡献,推进了营养学的发展。1939 年,中华医学会提出了我国第一个营养素供给量——中国民众最低限度之营养需要量的建议。中央卫生实验院于 1941 年和 1945 年先后召开了全国第一次、第二次营养会议,并于第一次全国营养会议上酝酿组织成立中国营养学会。1945 年中国营养学会正式成立。《中国营养学杂志》也在第二年正式出刊,但于出版两卷后停刊。

第三阶段:建设时期,1949—1978 年。1949 年中央卫生实验院与北平分院合并组建中央卫生研究院,1956年改组为中国医学科学院劳动卫生环境卫生营养卫生研究所。1951年在上海成立解放军医学科学院,1958年改建为军队卫生营养研究所。1954年,北京医学院、山西医学院、哈尔滨医科大学、上海第一医学院、武汉医学院、四川医学院设立卫生系,内有营养与食品卫生教研室。其他院校设卫生学教研室(组),讲授营养与食品卫生课。1962年中国生理科学会营养专业委员会和生物化学专业委员会在北京联合召开全国营养与生化学术讨论会,即第一届全国营养学术会议。

新中国成立初期,营养工作主要针对当时比较紧迫的实际问题展开,先后进行了"粮食适宜碾磨度""军粮标准化""5410豆制代乳粉"以及"野菜营养"等研究。1952年我国出版第一版《食物成分表》,并于1955年和1957年进行了修订;1955年开始制定"每日膳食中营养素供给量(RDA)";1956年《营养学报》创刊;1959年对全国26省(直辖市、自治区)的50万人进行了四季膳食调查;1963年中国生理科学会修订了膳食供给量建议,成为新中国成立后第一个营养标准。

第四阶段:发展时期,1978年至今,中国营养学进入一个空前发展时期。在建立专业机构队伍、进行科学研究、防治营养缺乏病等方面做了大量工作,取得了显著成绩。营养学研究经过长期的发展,已经形成了一个系统的、包含多个研究领域的独立学科。在宏观和微观两个方面的研究工作都得到不断地扩展和深入。

二维码1-3　四十年四十行　注册营养师(视频)

1982年、1992年、2002年进行了我国第二、三、四次全国营养调查,2010—2013年进行了全国营养与健康状况监测;1988年中国营养学会修订了每人每日膳食营养素供给量;2000年公布我国第一部《膳食营养素参考摄入量(DRIs)》,标志着我国营养学在理论研究和实践运用的结合方面又迈出了重要的一步;2013年完成2013年版《中国居民膳食营养素参考摄入量》的编写、修订;1989年首次发布中国居民膳食指南,此后分别于1997年、2007年、2016年进行了修订;1977年和1981年出版了新的二、三版《食物成分表》,1989年和1991年出版了全国值和分省值两册,2002年和2004年根据国际组织INFOODS的规范和标准修订和出版,2019年再次更新出版《食物成分表》第六版;1997年国务院办公厅发布《中国营养改善行动计划》;2001年发布《中国食物与营养发展纲要2001—2010》;2008年完成国民营养条例草案;2010年出台营养改善工作管理办法;2014年发布《中国食物与营养发展纲要2014—2020》;2015年国家卫生和计划生育委员会发布《中国居民营养与慢性病状况报告(2015年)》;2017年国务院办公厅印发《国民营养计划(2017—2030年)》,从我国国情出发,立足我国人群营养健康现状和需求,明确了今后一段时间内国民营养工作的指导思想、基本原则、实施策略和重大行动。所有这些营养学上的丰碑都促使我国营养学事业走上和谐与健康的高速发展之路。

三、营养与健康的关系

营养是维持人体生命活动的必要条件,是保证身体健康的物质基础,也是人体康复的重要条件。现代营养学研究表明,食品营养与健康的关系十分密切。合理膳食不仅能够增进健康,还可作为防治疾病的手段。

(一)营养是维持健康的基础

1.维持人体组织构成

构成人体的基本单位是细胞,细胞构成组织,组织构成器官,器官构成人体系统。构成细胞的物质来源于我们所摄取的食物中的营养素,任何组织都是由营养素组成的,因此,生长发育、组织修复、延缓衰老都与营养状况有关。从胎儿期起,直至成年,营养对组织器官的正常发育都起着重要作用。孕妇的营养状况直接关系到胎儿发育,如先天性畸形;而胎儿的发育不良又会关系到其成年期的慢性病发生。在成年期,细胞也是不断更替,需要正常的营养素供给。充裕的营养素还可使体内有所储备,以应付各种特殊情况下的营养需求。

2. 维持人体生理功能

人体各种器官的正常功能均有赖于营养素通过神经系统、酶、激素来调节,其中脑功能、心血管功能、肝肾功能、免疫功能尤为重要。营养素中的蛋白质、脂类和碳水化合物可以提供能量,以维持体温并满足各种生理活动及体力活动对能量的需要;维生素和矿物质是人体必不可少的物质,如缺少会导致代谢过程障碍、生理功能紊乱、抵抗力减弱以及引发多种病症;水参与体内所有的新陈代谢活动。

3. 维持心理健康

身心健康是指除保持正常器官的生理功能外,能保持较好的心理承受能力。现已证明,营养素不仅构建神经系统的组织形态,而且直接影响各项神经功能的形成。儿童表现为学习认识能力,即智力的发育,成人表现为应激适应能力及对恶劣环境的耐受能力。当今社会竞争激烈、工作节奏快、人际关系复杂、工作压力大造成的心理应激很强。在这种情况下,心理因素也会诱发器质性病变,故而维持心理健康显得尤为重要。

4. 预防疾病发生

营养素的缺乏或过多都会发生疾病。营养素缺乏可以是摄入不足的原发性,也可以是其他原因引起的继发性。在临床上,除了直接由于缺乏引起的各种症状外,还可诱发其他合并症。营养素过多会引起急慢性的中毒反应,也可引起许多慢性非传染性疾病的发生。肥胖是营养过多的最普遍表现,也是心脑血管病、糖尿病、肿瘤等慢性病的危险因素。合理摄取营养,防止营养素缺乏或过多,也就预防了缺乏诱发的并发症与过多引起的慢性病。

(二)营养对人群健康的影响

1. 满足不同生理条件下人群的营养需要

婴幼儿、青少年、孕产妇、老年人因其生理状况不同而对营养有特殊需求。如DHA(二十二碳六烯酸)对婴幼儿智力和视力发育有极大的影响,铁对青少年的体力与智力发育有重要作用,叶酸可以预防胎儿先天性神经管畸形,维生素D和钙有利于保持老年人骨质健康。因此,在制定这些特殊人群的膳食指南时,需要强调某些食物的选择,从而确保其所需营养素的摄入。

2. 增强特殊环境下人群的抵抗力、耐受性、适应性

人体在感染、中毒,或缺氧、高温、失重、深潜等恶劣环境下及特殊劳动条件下,整体营养状况及某些个别营养素对增强抵抗力、耐受性、适应性有重要作用。现已证明,一些微量营养素在这些条件下的需求量高于一般情况下的正常人群,许多生物活性物质在这些条件下的特殊功能,为供应这类人群的膳食提供了食物选择的依据。

3. 辅助各种疾病的治疗

营养状况影响人体免疫功能,对患者抗感染、减少并发症、加速康复有重要作用。如创伤的患者在愈合过程中,营养状况影响组织的再生与修复;肿瘤患者放疗、化疗时,保持其营养状况,能够加速患者白细胞和血小板的恢复,对其康复更有利。

4.预防营养素的缺乏与过多及相关的疾病

营养素缺乏的表现不一定有明显的症状,而往往通过血、尿测定才能发现。营养素过多除高剂量时可引起中毒症状外,还常影响其他营养素的吸收利用与代谢,不经仔细检查很容易遗漏。一些慢性疾病的预防已从人群干预试验得到验证,对于这类疾病中某些有先期表现而尚未诊断为疾病的人群,营养素早期干预或纠正不合理膳食往往更容易见到成效。

综上所述,营养与健康的关系可以归纳为三点:第一,营养必须通过食物中所含的营养素及其他活性物质发挥作用,讲营养不能脱离食物及膳食;第二,营养素必须通过正常的生理过程发挥作用,讲营养要考虑各种营养素的吸收利用及代谢过程;第三,营养的目标是维持健康、预防疾病、加速康复。

二维码 1-4　健康
管理师职业简介

四、中国居民营养与健康现状

营养是人类维持生命、生长发育和健康的重要物质基础,事关国民素质提高和经济社会发展。

(一)我国居民膳食营养与体格发育状况

1.膳食能量供给充足,体格发育与营养状况总体改善

居民膳食营养状况总体改善。2012 年我国居民每人每天平均能量摄入量为 2 172 kcal,蛋白质摄入量为 65 g,脂肪摄入量为 80 g,碳水化合物摄入量为 301 g,三大营养素供能充足,能量需要得到满足。全国 18 岁及以上成年男性和女性的平均身高分别为 167.1 cm 和 155.8 cm,平均体重分别为 66.2 kg 和 57.3 kg。与 2002 年相比,居民身高、体重均有所增长,尤其是 6~17 岁儿童青少年身高、体重增幅更为显著。成人营养不良率为 6.0%,比 2002 年降低 2.5 个百分点。儿童青少年生长迟缓率和消瘦率分别为 3.2% 和 9.0%,比 2002 年降低 3.1 和 4.4 个百分点。6 岁及以上居民贫血率为 9.7%,比 2002 年下降 10.4 个百分点。其中,6~11 岁儿童和孕妇贫血率分别为 5.0% 和 17.2%,比 2002 年下降了 7.1 和 11.7 个百分点。

2.膳食结构有所变化,超重肥胖问题凸显

我国城乡居民粮谷类食物摄入量保持稳定,总蛋白质摄入量基本持平,优质蛋白质摄入量有所增加,豆类和奶类消费量依然偏低。脂肪摄入量过多,平均膳食脂肪供能比超过 30%。蔬菜、水果摄入量略有下降,钙、铁、维生素 A、维生素 D 等部分营养素缺乏依然存在。2012 年居民平均每天烹调用盐 10.5 g,较 2002 年下降 1.5 g。《中国居民营养与慢性病状况报告(2020 年)》显示,中国成年居民超重肥胖率超过 50%,6~17 岁的儿童青少年超重肥胖率接近20%,6 岁以下的儿童达到 10%。中国 18 岁及以上居民男性和女性的平均体重分别为 69.6 kg 和 59 kg,与 2015 年发布结果相比分别增加 3.4 kg 和 1.7 kg。城乡各年龄组居民超重肥胖率继续上升,18 岁及以上居民超重率和肥胖率分别为 34.3% 和 16.4%,6~17 岁儿童青少年超重率和肥胖率分别为 11.1% 和 7.9%,6 岁以下儿童超重率和肥胖率分别为 6.8% 和 3.6%。

(二)我国居民慢性病状况

1.重点慢性病患病情况

2012 年全国 18 岁及以上成人高血压患病率为 25.2%,糖尿病患病率为 9.7%,与 2002 年相比,患病率呈上升趋势。40岁及以上人群慢性阻塞性肺病患病率为9.9%。根据2013年全国肿瘤登记结果分析,我国癌症发病率为235/10万,肺癌和乳腺癌分别位居男、女性发病首位,我国癌症发病率呈上升趋势。

2. 重点慢性病死亡情况

2012年全国居民慢性病死亡率为533/10万,占总死亡人数的86.6%。心脑血管病、癌症和慢性呼吸系统疾病为主要死因,占总死亡的79.4%,其中心脑血管病死亡率为271.8/10万,癌症死亡率为144.3/10万(前五位分别是肺癌、肝癌、胃癌、食道癌、结直肠癌),慢性呼吸系统疾病死亡率为68/10万。经过标化处理后,除冠心病、肺癌等少数疾病死亡率有所上升外,多数慢性病死亡率呈下降趋势。

3. 慢性病危险因素情况

吸烟、过量饮酒、身体活动不足和高盐、高脂等不健康饮食是慢性病发生、发展的主要行为危险因素。经济社会快速发展和社会转型给人们带来的工作、生活压力,对健康造成的影响也不容忽视。

国民营养与健康状况是反映一个国家或地区经济与社会发展、卫生保健水平和人口素质的重要指标。良好的营养和健康状况既是经济社会发展的基础,也是经济社会发展的目标。因此,作为一名食品人,我们有责任普及推广营养健康知识,提高国民营养健康素养,做到"健康中国,营养先行"。

【知识拓展】

浅谈"食育"

所谓"食育",就是良好饮食习惯的培养教育。也就是从幼儿期起,给予食物、食品相关知识的教育,并将这种饮食教育延伸到艺术想象力和人格培养上。

"食育"一词,最早于1896年由日本著名的养生学家石冢左玄在其著作《食物养生法》中提出。石冢左玄说:"体育智育才育即是食育。"

2005年日本颁布了"食育基本法",将其作为一项国民运动,以家庭、学校、保育所、地域等为单位,在日本全国范围进行普及推广。此法通过对食物营养、食品安全的认识,食文化的传承、与环境的调和,以及对食物的感恩之心等,来达到"通过食育,培养国民终生健康的身心和丰富的人性"这一目的。

"食育"主要包括以下三方面内容。

一是培养健康的饮食习惯。有些专家认为,从儿童会说话、能简单交流起,就要有意识地向其灌输所有饮食的来源、制作、营养价值,以及怎样吃,吃多少等知识。在连续强化教育中,潜移默化地使其认识偏食的危害,并自觉做到膳食平衡。儿童接受"食育"后,能将健康的饮食习惯延续终生。

二是在饮食中培养艺术想象力。儿童在进食时,往往只图美味。家长和幼教人员应在"食育"过程中,把桌上餐"艺术化"地做一一介绍。比如,一道加入了海带的五香菜串儿,其海带丝可介绍为就像扎在姑娘头上的黑丝带等。儿童对此有兴趣之后,对每一种饮食都会作出极为丰富的艺术联想。

三是在饮食中培养其人生观。在向儿童介绍各种食物的来源和制作时,可结合介绍这些食物的制作需要付出的劳动。当然,让他们参加食物的制作,更会加深其对有劳动才有收获的体会。有的儿童在吃鱼时,怕被刺喉,或者对食物的某种颜色及形状望而生畏,家长便可以"勇敢面对现实"予以鼓励,让他们知道,集中精力,认真慢吃,多多锻炼就可以。在饮食过程中,以多种食物为由头,培养激发儿童的正确人生观,也是"食育"的重要内容。

目前,我国少年儿童面临营养不良和营养失衡双重挑战。除了在个别贫困地区存在食物不足现象外,对营养的重要性认识不够、营养意识差、知识缺乏以及不健康的饮食行为和生活方式是引起营养不良和营养失衡的重要原因。因此,应把营养健康作为素质教育中的一个重要组成部分,将营养教育纳入教育体系中。上海市已将食育课在一些中、小学作为试点课程展开,进行食品安全教育、营养卫生教育等。同时,根据学生的年龄和特征定制符合其年龄层的教案,力图通过活泼易懂的形式让孩子在"玩乐"中"学习",加强对营养知识的接受和理解。

项目 2　营养学生理基础

项目目标

知识目标

熟悉人体消化系统构成、各种消化液的成分及其作用;

掌握食物及营养素被消化吸收的状况;

了解人体结构、代谢物质的排泄。

能力目标

能够合理利用各种食物的消化和吸收,达到营养价值最大化。

一、人体消化系统

人体不断地从外界摄取各种营养素,满足维持生命、生长发育和各种生理功能正常进行的要求,这是由人体的消化系统来完成的。食品中天然的营养物质,如碳水化合物、脂类、蛋白质,一般都不能直接被人体利用,必须先在消化道内分解,转变为葡萄糖、甘油、脂肪酸、氨基酸等小分子物质后,才能透过消化道黏膜的上皮细胞进入血液循环和淋巴循环,供人体组织利用。

将食物由大分子物质分解为小分子物质的过程称为消化。分解后所形成的小分子物质透过消化道黏膜进入血液或淋巴的过程称为吸收。不能被吸收的食物残渣、水和代谢最终产物由消化道末端排出体外的过程称为排泄。食物的消化、吸收和排泄是食物用以满足人体生长发育、能量需要、构成机体组织等不可缺少的 3 个重要生理过程。

消化分为物理性消化和化学性消化。物理性消化又称机械消化,是指消化道对食物的机械作用(包括咀嚼、吞咽和各种形式的蠕动)来磨碎食物,把大块食物磨碎成小块食物,使消化液与食物充分混合,并促使食团或食糜下移等。化学性消化是指消化腺分泌的消化液对食物进行化学分解,把食物中的大分子物质分解成可被吸收的小分子物质。

消化系统由消化道和消化腺两部分组成。消化道是食物通过的管道,又是食物消化、吸收的场所。它是一条自口腔延至肛门的通道,全长 8～10 m。消化腺是分泌消化液的器官,包括唾液腺、胃腺、胰腺、肝脏及小肠腺。

（一）消化道

根据位置、形态和功能的不同，消化道可分为口腔、咽、食道、胃、小肠、大肠和肛门。

1. 口腔

口腔是整个消化系统的门户，位于消化道的起始端，具有摄食、咀嚼、吞咽、协助语言及发音等功能。口腔内主要有舌、牙齿和唾液腺。

二维码 1-5
人体消化系统图

舌的表面粗糙，有许多红色和白色的小乳头，叫作味蕾，具有品尝"五味"的功能。舌能搅拌食物，且能帮助食物往下运送，以利于下咽。

牙齿是消化道最坚硬的部分，具有切断、撕裂和研磨食物的功能。牙齿将食物切碎、磨细，与唾液充分混合拌匀，使唾液中的消化酶开始对食物进行初步消化，形成柔软的食团，便于吞咽。

2. 咽、食道

咽是一前后略扁的漏斗形肌性管道，分为鼻咽、口咽和喉咽 3 部分。咽具有吞咽、呼吸、保护和防御功能以及共鸣作用。

食道又称食管，是消化道最狭窄的部分，为一条又长又直的肌肉管，食物借助重力作用和食道肌肉的收缩作用从咽部输送到胃中。它上端与咽部相连，下端与胃相接，全长约 25 cm，食物经过食道的时间约 7 s。

咽、食道没有食物消化功能，仅作为食物通过的管道，担负着输送食物、水分等承上启下作用。

3. 胃

胃是消化道中袋状膨大的部分，形状和大小随其内容物的多少而有所不同，其总容量 1 000～3 000 mL，是食物暂时停留和消化的场所。胃上入口接食管叫贲门，出口下通十二指肠叫幽门。

胃运动有以下特点。

（1）容受性舒张　容受性舒张是胃特有的运动形式，由进食动作或食物对咽、食管等处感受器的刺激，反射性地引起胃底、胃体平滑肌舒张。食物进入胃后，胃进行容受性舒张运动，方便大量食物的涌入，增加胃容量，暂时贮存食物，防止食糜过快排入小肠。

（2）紧张性收缩　胃壁平滑肌处于一定程度的缓慢持续收缩状态，使胃保持一定程度的形状和位置，防止胃下垂，也使胃腔内保持一定程度的压力，胃液渗入食物中与食物充分混合，完成化学性消化。

（3）蠕动　当食物刺激胃壁时，通过中枢神经引起反射性、有规律的胃壁蠕动，将胃内食物进行磨碎，并和胃液充分混合，形成粥样食糜，并推动胃内容物以适当的速度通过幽门向十二指肠移动。

4. 小肠

小肠是消化道最长的部分，长 5～6 m，盘曲于腹腔内，上连胃幽门，下接盲肠，分为十二指肠、空肠和回肠 3 部分。肝脏分泌的胆汁和胰腺分泌的胰液，通过胆总管和胰腺管在十二指肠上的开口，排到十二指肠内以消化食物。

小肠运动有利于小肠内容物的混合与推进，并将食糜与消化液充分混合，以便消化酶对食物进行消化；使食糜与肠壁紧密接触，挤压肠壁促进血液和淋巴回流，以利于吸收。

5. 大肠

大肠居于腹中,上口在阑尾处与小肠相接,下口紧接肛门。大肠长约 1.5 m,在空肠、回肠的周围形成一个方框。根据位置和特点,大肠分为盲肠、阑尾、结肠、直肠和肛门。结肠又分为升结肠、横结肠、降结肠和乙状结肠 4 部分。

大肠在外形上与小肠有明显的不同,一般大肠口径较粗,肠壁较薄。食物从胃到小肠末端移动需要 30～90 min,而通过大肠则需 1～7 d。小肠内的食物残渣进入大肠,经结肠吸收其中的水分后,逐渐形成粪便。

大肠的主要功能是吸收水分和矿物质,也为消化后的食物残渣提供临时场所。

(二)消化腺

消化腺均由消化管黏膜上皮向黏膜内凹陷形成。消化腺有大小之分。大消化腺有大唾液腺、肝和胰腺,是体内主要的消化腺,位于消化管之外,其分泌物均通过专门的腺导管排入消化管腔内,为管外腺。小消化腺位于消化管壁内,如胃腺、肠腺等,其分泌液直接进入消化道内,为管内腺。消化腺分泌的消化液主要由水、无机盐和少量有机物组成。

1. 唾液腺

唾液腺是口腔内分泌唾液的腺体,主要有 3 对较大的唾液腺,即腮腺、颌下腺和舌下腺,另外还有许多小的唾液腺。唾液腺分泌唾液,可湿润口腔,有利于吞咽和消化。

唾液是无色、无味液体,pH 6.6～7.1,正常人日分泌量为 1～1.5 L。唾液主要成分为水、Na^+、K^+、Ca^{2+}、HCO_3^- 等无机物以及唾液淀粉酶、黏蛋白、溶菌酶等有机物,其中水分约占 99%。

唾液中的水分可润湿和溶解食物,并刺激味蕾引起味觉;唾液中的无机成分主要调节唾液的 pH 为中性环境,为唾液淀粉酶提供最适的生长环境;唾液中的淀粉酶可对淀粉进行初步分解;唾液中的黏蛋白可使食物黏合成团,便于吞咽;唾液中的溶菌酶可杀死进入口腔内的微生物,清洁和保护口腔。

2. 胃腺

胃腺是分泌胃液的腺体,分布在胃黏膜内,包括贲门腺、胃底腺和幽门腺。贲门腺位于贲门区,能分泌黏液和溶菌酶;胃底腺有主细胞、壁细胞、黏液细胞、未分化细胞,能分泌胃酸、胃蛋白酶、内因子及黏液等;幽门腺位于幽门部,分泌溶菌酶和黏液等。

胃液是透明、淡黄色液体,pH 0.9～1.5,正常人日分泌量为 1.5～2.5 L。胃液主要成分为水、HCl、Na^+、K^+ 等无机物以及胃酸、胃蛋白酶、黏液、内因子等有机物。

(1)胃酸 胃酸由胃黏膜的壁细胞分泌,由盐酸构成。胃酸能激活胃蛋白酶原,使之转变为胃蛋白酶,以利于水解蛋白质;可维持胃内的酸性环境,为胃蛋白酶提供适宜的酸性环境,并且使钙、铁等矿质元素处于游离状态,有助于小肠对钙和铁等的吸收;还有抑制和杀灭胃内细菌的作用。胃酸进入小肠后能刺激胰液和小肠液的分泌,并引起胆囊收缩排出胆汁。胃酸分泌过少会引起消化不良,出现明显的食欲减退并有饱闷感等;胃酸过多对胃壁和十二指肠壁有损伤作用。

(2)胃蛋白酶 胃蛋白酶是由胃黏膜的主细胞分泌,以不具活性的胃蛋白酶原的形式存在。胃蛋白酶原在胃酸的作用下转变为具有活性的胃蛋白酶。胃蛋白酶是胃液中的主要消化酶,可对食物中的蛋白质进行初步水解。

(3)黏液 黏液由胃黏膜表面的上皮细胞和胃腺中的黏液细胞分泌,主成分是糖蛋白,其次为黏多糖等大分子。黏液覆盖在胃黏膜的表面，形成一个厚约 500 μm 的凝胶层。黏液呈弱碱性，可中和盐酸和减弱胃蛋白酶的消化作用，故可保护胃黏膜，使其免于受到 HCl 和蛋白酶对胃黏膜的消化作用。黏液具有润滑作用，可保护胃黏膜不受食物中粗糙成分的机械损伤，对胃有保护作用。

(4)内因子　内因子由壁细胞分泌，是相对分子质量为 53 000 的一种糖蛋白。内因子可与维生素 B_{12} 结合，并促进回肠上皮细胞对维生素 B_{12} 的吸收。

3.肝脏

肝脏是分泌胆汁的腺体，是消化道最大的腺体，也是内脏里最大的器官，一般重 1 200～1 600 g，位于腹部右上方，呈红褐色。肝脏是人体解毒的总机关，具有分解细菌、酒精和其他毒素的功能。当毒素侵入时，肝脏里的转氨酶便会将毒素分解，使人体产生抗体，以后再有同样的毒素侵入时，就无法伤害人体了，从而使人体维持一定的免疫系统功能。

胆汁是一种金黄色或橘棕色有苦味的浓稠液体，pH 为 7.4 左右，成人每日分泌 0.8～1 L。胆汁分泌量随着人们的活动、饮食的质和量，以及饮水量的不同而变化，如进餐时肝脏产生的胆汁比平时多得多。胆汁由肝细胞合成，贮存于胆囊，经浓缩后由胆囊排出至十二指肠。胆汁主要成分为水、Na^+、K^+、Ca^{2+}、HCO_3^- 等无机物以及胆盐、胆红素、胆固醇、卵磷脂、黏蛋白等有机物。胆汁中水约占 97%。

碳酸氢盐主要作用是中和十二指肠中的胃酸，使肠黏膜免受强酸的侵蚀，同时也为小肠中的多种消化酶提供了最适 pH。胆汁中不含消化酶，发挥消化作用的是胆盐。胆盐可激活胰脂肪酶，使其催化脂肪水解的作用加速；胆汁中的胆盐、胆固醇和卵磷脂可作乳化剂，使脂肪乳化成细小的微粒，增加了胰脂肪酶的作用面积，使其对脂肪的分解作用大大加速。胆盐可与脂肪酸、甘油一酯结合形成水性复合物以促进这些物质的吸收。胆汁通过促进脂肪的吸收，间接帮助了脂溶性维生素的吸收。胆红素与消化无关，是肝的排泄物，胆汁的颜色就是由胆汁中胆红素的含量决定的。此外，胆汁还是胆固醇排出体外的主要载体。

4.胰腺

胰腺是分泌胰液的腺体。胰腺是一个大的小叶状腺体，位于小肠的十二指肠处，在胃的后方。

胰液是由胰腺的外分泌腺部分所分泌，之后进入胰管，再经与胆管合并成胆总管后又经位于十二指肠处的胆总管开口进入小肠。

胰液是无色无臭弱碱性液体，pH 为 7.8～8.4，成人每日分泌 1～2 L。胰液主要成分为水、Na^+、HCO_3^- 等无机物以及胰脂肪酶、胰蛋白酶、胰淀粉酶等有机物。

胰脂肪酶、胰蛋白酶、胰淀粉酶等多种消化酶分解进入小肠的脂肪、蛋白质、淀粉。

5.肠腺

肠腺是分泌肠液的腺体，是小肠黏膜中的微小腺体。

肠液是无色无臭弱碱性液体，pH 约为 7.6，成年人每日分泌 1～3 L。肠液主要成分为水、Na^+、HCO_3^- 等无机物以及氨基肽酶、麦芽糖酶、乳糖酶、蔗糖酶、α-糊精酶、磷酸酶、肠脂酶等有机物。

肠液中多种消化酶的作用是进一步分解肽类、二糖和脂类，使其成为可被吸收的物质。

二、食物的消化与吸收

(一)食物的消化

1. 碳水化合物的消化

碳水化合物含量最多的食物是谷类和薯类淀粉。存在于动物肌肉与肝脏的碳水化合物称作糖原,也称动物淀粉,为数很少。消化、水解淀粉的酶,称作淀粉酶。

$$碳水化合物的消化(口腔、小肠):淀粉 \xrightarrow{唾液淀粉酶} 麦芽糖 \xrightarrow{酶(肠液、胰液)} 葡萄糖$$

淀粉的消化从口腔开始,被口腔中的唾液淀粉酶水解成糊精和麦芽糖。食物在口腔中停留时间很短,淀粉水解的程度不是很大。当食物进入胃以后,淀粉酶在酸性条件下便失去了活性。

淀粉消化的主要场所是小肠。淀粉在小肠中可被来自胰液中的 α-淀粉酶水解为 α-糊精和麦芽糖。在小肠中含有丰富的 α-糊精酶,可将 α-糊精水解为葡萄糖;麦芽糖可被小肠中的麦芽糖酶水解为葡萄糖,它是人体可以利用的主要单糖。此外,人体摄入的乳糖和蔗糖可被小肠中的乳糖酶和蔗糖酶水解为半乳糖和果糖,然后进一步再被水解为葡萄糖。食品中的糖类通常在小肠上部几乎全部转化成各种单糖。

大豆及豆类制品中含有一定量的棉子糖和水苏糖。棉子糖为三碳糖,由半乳糖、葡萄糖和果糖组成;水苏糖为四碳糖,由两分子半乳糖、一分子葡萄糖和一分子果糖组成。人体内没有水解此类碳水化合物的酶,因此它们不能被消化吸收,滞留于肠道并在肠道微生物作用下发酵、产气,"胀气因素"的称呼便由此而来。大豆在加工成豆腐时,胀气因素大多已被去除。豆腐乳中的根霉可以分解并去除此类碳水化合物。

纤维素是由 β-葡萄糖通过 β-1,4-糖苷键连接组成的多糖,人体消化道内没有 β-1,4-糖苷键水解酶,纤维素不能被消化吸收;膳食纤维中由多种高分子多糖组成的半纤维素、琼脂果胶及其他植物胶、海藻胶等同类多糖类物质,也不能被消化吸收。

2. 脂类的消化

脂类的消化主要在小肠中进行,小肠中存在着小肠液以及由胰腺和胆囊分泌的胰液和胆汁。

$$脂肪的消化(小肠):脂肪 \xrightarrow{胆汁(肝脏)} 脂肪微粒 \xrightarrow{酶(小肠液、胰液)} 甘油+脂肪酸$$

胃首先对脂肪进行初步的乳化,脂肪在胃中被乳化后进入十二指肠,然后由于肠蠕动引起的搅拌作用和胆汁中的胆酸盐的渗入,乳化分散为细小的乳胶粒,从而增加了与脂肪酶的接触面积,促进脂肪的分解。胰液、小肠液含有脂肪酶,可将脂肪分解为甘油和脂肪酸。食物中的三酰甘油酯受胰液和小肠液中脂肪酶的作用首先被分解为脂肪酸和二酰甘油酯,二酰甘油酯再继续分解生成一分子脂肪酸和单酰甘油酯(单酰甘油酯有很强的乳化力),最终被分解为脂肪酸和甘油。脂肪酶解的速度因脂肪酸的长度和饱和度而异。带有短链脂肪酸的三酰甘油酯如黄油,较带有长链脂肪酸的三酰甘油酯易于消化;含不饱和脂肪酸的三酰甘油酯的酶解速度快于含饱和脂肪酸的三酰甘油酯。

脂类不溶于水。因为酶解反应只在疏水的脂肪滴与溶解于水的酶蛋白之间的界面进行，所以乳化成分或分散的脂肪更容易被消化。胆汁中的胆酸盐和胆固醇等都可乳化脂肪。此外，食品乳化剂如卵磷脂等也起着促进脂肪乳化和分散的重要作用。

3.蛋白质的消化

膳食中的单纯蛋白质主要是在胃和小肠中被消化。蛋白质的消化从胃中开始。胃腺分泌的胃蛋白酶原在胃酸作用下，活化成胃蛋白酶。胃蛋白酶可将蛋白质水解为䏡、胨以及少量的肽和氨基酸。胃蛋白酶主要水解由苯丙氨酸或酪氨酸组成的肽键，对亮氨酸或谷氨酸组成的肽键也有一定的作用。此外，胃蛋白酶对乳中的酪蛋白还具有凝乳作用。

$$\text{蛋白质的消化（胃、小肠）：蛋白质}\xrightarrow{\text{酶（胃液、胰液、小肠液）}}\text{氨基酸}$$

胰液中的蛋白酶分为内肽酶和外肽酶两大类。内肽酶将蛋白质分子内部切断，形成分子量较小的䏡和胨。外肽酶从蛋白质分子的游离氨基或羧基的末端逐个将肽键水解而游离出氨基酸。

胰蛋白酶和糜蛋白酶属于内肽酶，通常均以非活性的酶原形式存在于胰液中。无活性的胰蛋白酶原可被小肠液中的肠致活酶激活成具有活性的胰蛋白酶。酸、胰蛋白酶本身和组织液也具有活化胰蛋白酶原的作用。具有活性的胰蛋白酶可以将糜蛋白酶原活化成糜蛋白酶。胰蛋白酶和糜蛋白酶可使蛋白质肽链内的某些肽键水解，但具有各自不同的肽键专一性。例如，胰蛋白酶主要水解由赖氨酸及精氨酸等碱性氨基酸残基的羧基组成的肽键，产生羧基端为碱性氨基酸的肽；糜蛋白酶主要作用于芳香族氨基酸，如由苯丙氨酸、酪氨酸等残基的羧基组成的肽键，产生羧基端为芳香族氨基酸的肽，有时也作用于由亮氨酸、谷氨酰胺及蛋氨酸残基的羧基组成的肽键。

外肽酶主要是羧肽酶 A 和羧肽酶 B。羧肽酶 A 可水解羧基末端为中性氨基酸残基组成的肽键，羧肽酶 B 主要水解羧基末端为赖氨酸、精氨酸等碱性氨基酸残基组成的肽键。因此，经糜蛋白酶及弹性蛋白酶水解而产生的肽，可被羧基肽酶 A 进一步水解，而经胰蛋白酶水解产生的肽，则可被羧基肽酶 B 进一步水解。

大豆、棉籽、花生、油菜籽、菜豆等，特别是豆类中含有的、能抑制胰蛋白酶、糜蛋白酶等多种蛋白酶的物质，统称为蛋白酶抑制剂。这类食物需经适当加工后方可食用。

蛋白质经胰酶水解所得的产物中仅有约 1/3 为氨基酸，其余为寡肽，它们可以被位于肠黏膜细胞的刷状缘及胞液中的寡肽酶所水解。寡肽酶中的氨基肽酶和羧基肽酶可以分别从肽链的氨基末端和羧基末端逐步水解肽键，水解的最终产物为氨基酸。

4.维生素的消化

在人体消化道内没有分解维生素的酶。胃液的酸性、肠液的碱性等变幻不定的环境条件，其他食物成分，以及氧的存在都可能对不同的维生素产生影响。

水溶性维生素在动、植物性食品的细胞中以结合蛋白质的形式存在，在蛋白质消化过程中，这些结合物被分解，从而释放出维生素。脂溶性维生素溶于脂肪，可随着脂肪的乳化与分散而同时被消化。

维生素只有在一定的 pH 范围内，而且往往是在无氧的条件下才具有最大的稳定性。因此，某些易氧化的维生素，如维生素 A 在消化过程中也可能会被破坏。摄入足够量的可作为抗氧化剂的维生素 E，就能减少维生素在消化过程中的氧化分解。

5.矿物质的消化

矿物质在食品中有些是呈离子状态,即溶解状态存在。例如,饮料中的钠、钾、氯3种离子既不生成不溶性盐,也不生成难分解的复合物,它们可直接被机体吸收。

有些矿物质则相反,它们结合在食品的有机成分上。例如,乳酪蛋白中的钙结合在磷酸根上,铁多存在于血红蛋白之中,许多微量元素存在于酶内。人体胃肠道中没有能够将矿物质从这类化合物中分解出来的酶,因此,这些矿物质往往是在食物的消化过程中,慢慢从有机成分中释放出来的,其可利用的程度则与食品的性质,以及与其他成分的相互作用密切相关。虽然结合在蛋白质上的钙容易在消化过程中被分解释放,但是也容易再次转变成不溶解的形式。例如,某些蔬菜所含的草酸,就能与钙、铁等离子生成难溶的草酸盐;某些谷类食品中所含的植酸也可与之生成难溶性盐,从而造成矿物质吸收利用率的下降。

(二)食物的吸收

食品经过消化,将大分子物质变成小分子物质,其中多糖分解成单糖,蛋白质分解成氨基酸,脂肪分解成脂肪酸、单酰甘油酯等,维生素与矿物质则在消化过程中从食物的细胞中释放出来。这些小分子物质只有透过肠壁进入血液,随血液循环到达身体各部分,才能进一步被组织和细胞所利用。食物经分解后透过消化道管壁进入血液循环的过程称为吸收。人体对营养物质的吸收是通过以下方式进行的。

被动转运:包括滤过、扩散和渗透等作用。滤过靠膜两边的流体压力差,如肠腔内压力超过毛细血管压时,水分或其他物质可借压力差滤入毛细血管内。渗透则有赖于半透膜两边存在的压力差,水分从渗透压低的一侧进入渗透压较高的一侧。

主动转运:有些营养物质可由浓度较低的一侧穿过膜向高浓度的一侧转运,需消耗能量及依靠载体协助。物质主动转运中的载体是一种脂蛋白,它具有高度特异性。载体转运物质所需的能量来自ATP。

胞饮作用:通过细胞膜的内陷将物质摄取到细胞内的过程,使细胞吸收某些完整的脂类和蛋白质。这也是新生儿从初乳中吸收抗体的方式。这种未经消化的蛋白质进入体内可能是某些人食物过敏的原因。

吸收情况因消化道部位的不同而不同。口腔和食道一般不吸收任何营养素,胃可以吸收乙醇和少量的水分,结肠可以吸收水分、盐类和部分未被小肠吸收的养分,小肠才是吸收各种营养成分的主要部位。

人的小肠是消化道最长的一段,肠黏膜具有环状皱褶并拥有大量绒毛及微绒毛。绒毛是小肠黏膜的微小突出结构,长度(人类)为0.5～1.5 mm,密度为10～40个/mm,绒毛上还有微绒毛(图1-1)。皱褶与大量绒毛和微绒毛结构,使小肠黏膜拥有巨大的吸收面积(总吸收面积可达200～400 m²),加上食物在小肠内停留时间较长(3～8 h),均为食物成分得以充分吸收(约80%会被吸收)提供了保障。

一般认为,碳水化合物、蛋白质和脂肪的消化产物,大部分是在十二指肠和空肠吸收,当食糜到达回肠时吸收工作已基本完成。回肠被认为是吸收机能的储备,但是它能主动吸收胆酸盐和维生素B_{12}。在十二指肠和空肠上部,水分和电解质由血液进入肠腔和由肠腔进入血液的量很大,交流得较快,因此肠内容物的量减少得并不多,而回肠中的这种交流却较少,离开肠腔的液体也比进入的多,使得肠内容物的量大大减少。

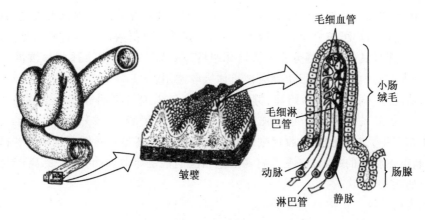

毛细血管

毛细淋巴管

小肠绒毛

皱襞

动脉

淋巴管 静脉

肠腺

图1-1 小肠的皱褶、绒毛及微绒毛模式

1.碳水化合物消化产物的吸收

碳水化合物消化产物的吸收几乎完全在小肠,且以单糖形式被吸收。肠道内的单糖主要有葡萄糖及少量的半乳糖和果糖等。单糖的吸收不是简单的扩散而是耗能的主动过程,通过小肠上皮细胞膜刷状缘的肠腔面进入细胞内再扩散入血液。

单糖的主动转运与Na^+的转运密切相关,当Na^+的主动转运被阻断后,单糖的转运也不能进行。因此,单糖的主动吸收需要Na^+存在,载体蛋白与Na^+和糖同时结合后才能进入小肠黏膜细胞内。

载体蛋白对各种单糖的结合不同,各种单糖的吸收速率也不同。己糖的吸收速度很快,而戊糖(如木糖)的吸收速度则很慢。若以葡萄糖的吸收速度为100,人体对各种单糖的吸收速度如下:D-半乳糖(110)>D-葡萄糖(100)>D-果糖(70)>木糖醇(36)>山梨醇(29)。

2.蛋白质消化产物的吸收

蛋白质消化产物的吸收主要在小肠上段。未经分解的蛋白质一般不被吸收。蛋白质被蛋白酶水解后,其水解产物大约1/3为氨基酸,2/3为寡肽。这些产物在肠壁的吸收远比单纯混合氨基酸快,而且吸收后绝大部分以氨基酸的形式进入门静脉。

蛋白质消化产物吸收机理与单糖相似,是主动吸收,需Na^+的参与。各种氨基酸都是通过主动转运方式吸收,吸收速度很快,它在肠内容物中的含量从不超过7%。试验证明,肠黏膜细胞上具有载体,能与氨基酸及钠离子先形成三联结合体,再转入细胞膜内。三联结合体上的Na^+在转运过程中则借助钠泵主动排出细胞,使细胞内Na^+浓度保持稳定,这有利于氨基酸的不断吸收。

3.脂类消化产物的吸收

脂类消化产物的吸收主要在十二指肠的下部和空肠上部。脂肪消化后形成甘油、游离脂肪酸、单酰甘油酯以及少量二酰甘油酯和未消化的三酰甘油酯。短链和中链脂肪酸组成的三酰甘油酯容易分散和被完全水解。短链和中链脂肪酸循门静脉入肝。长链脂肪酸组成的三酰甘油酯经水解后,其长链脂肪酸在肠壁被再次酯化为三酰甘油酯,经淋巴系统进入血液循环。在此过程中,胆酸盐将脂肪进行乳化分散,以利于脂肪的水解、吸收。

各种脂肪酸的极性和水溶性均不同,其吸收速率也不相同。吸收率的大小依次为:短链脂肪酸>中链脂肪酸>不饱和长链脂肪酸>饱和长链脂肪酸。脂肪酸水溶性越小,胆盐对其吸收的促进作用也越大。甘油水溶性大,不需要胆盐即可通过黏膜经门静脉吸收进入血液。

大部分食用脂肪均可被完全消化吸收、利用。如果大量摄入消化吸收慢的脂肪,很容易使人产生饱腹感,而且其中的一部分尚未被消化吸收就会随粪便排出。那些易被消化吸收的脂肪,则不易令人产生饱腹感,并很快就会被机体吸收利用。

脂肪的消化率一般为95%,奶油、椰子油、豆油、玉米油与猪油等都能全部被人体在6~8 h内消化,并在摄入后的2 h可吸收24%~41%,4 h可吸收53%~71%,6 h达68%~86%。婴儿与老年人对脂肪的吸收速度较慢。脂肪乳化剂不足可降低吸收率。若摄入过量的钙,会影响高熔点脂肪的吸收,但不影响多不饱和脂肪酸的吸收,这可能是钙离子与饱和脂肪酸形成难溶的钙盐所致。

4. 维生素的吸收

维生素的吸收部位主要集中在小肠。如水溶性维生素大部分在小肠上段吸收,一部分则在空肠和回肠被吸收。

水溶性维生素以简单扩散方式被充分吸收,特别是相对分子质量小的维生素更容易被吸收。维生素 B_{12} 需与内因子结合成一个大分子物质才能被吸收。

脂溶性维生素因溶于脂类物质,它们的吸收与脂类相似,脂肪可促进脂溶性维生素吸收。

5. 矿物质的吸收

小肠和大肠的各个部位都可吸收矿物质,吸收速度取决于载体、pH、饮食成分等多种因素。

矿物质可通过单纯扩散方式被动吸收,也可通过特殊转运途径主动吸收。食物中钠、钾、氯等的吸收主要取决于肠内容物与血液之间的渗透压差、浓度差和 pH 差。其他矿物质元素的吸收则与其化学形式、与食品中其他物质的作用,以及机体的机能作用等密切相关。

钠和氯一般以氯化钠(食盐)的形式摄入。人体每日由食物获得的氯化钠为8~10 g,几乎完全被吸收。钠和氯的摄入量与排出量一般大致相当。当食物中缺乏钠和氯时,其排出量也相应减少。根据电中性原则,溶液中的正负离子电荷必须相等,因此,在钠离子被吸收的同时,必须有等量电荷的阴离子朝同一方向,或有另一种阳离子朝相反方向转运,故氯离子至少有一部分是随钠离子一同被吸收的。

钾离子的净吸收可能随同水的吸收被动进行。正常人每日摄入钾为2~4 g,绝大部分可被吸收。

钙的吸收通过主动转运进行,并需要维生素 D。钙盐在可溶状态(即钙为离子状态),且在不被肠腔中任何其他物质沉淀的情况下才被吸收。钙在肠道中的吸收很不完全,有70%~80%存留在粪中,这主要是由于钙离子可与食物及肠道中存在着的植酸、草酸及脂肪酸等阴离子形成不溶性钙盐所致。机体缺钙时钙吸收率会增大。

铁的吸收与其存在形式和机体的机能状态等密切相关。植物性食品中的铁主要以 $Fe(OH)_3$ 与其他物质络合存在,需要在胃酸作用下解离,还原为亚铁离子,方能被吸收。食品中的植酸盐、草酸盐、磷酸盐、碳酸盐等可与铁形成不溶性铁盐,而妨碍其吸收。维生素 C 能将高铁还原为亚铁而促进其吸收。铁在酸性环境中易溶解,且易于吸收。在血红蛋白、肌红蛋白中,铁与卟啉相结合形成的血红素铁,则可直接被肠黏膜上皮细胞吸收,这类的铁既不受植酸盐、草酸盐等抑制因素影响,也不受抗坏血酸等促进因子的影响。机体患缺铁性贫血时,铁的吸收会增加。

6.水的吸收

大部分水分的吸收是在小肠内进行,未被小肠吸收的剩余部分则由大肠继续吸收。小肠吸收水分的主要方式是渗透作用,在吸收其他物质过程中所形成的渗透压是促使水分吸收的重要因素。此外,小肠收缩时使肠腔内流体压力差增高,也可使部分水以滤过方式被吸收。

项目3 能量和宏量营养素

项目目标

知识目标

掌握能量系数、基础代谢(率)、食物特殊动力作用等概念和人体能量消耗的构成;

掌握能量的膳食来源;

了解能量消耗量的测定及估算方法;

了解能量适宜摄入量;

掌握碳水化合物、脂类、蛋白质的种类(或分类)、生理功能、主要膳食来源及摄食不足与过量的危害;

掌握必需脂肪酸、必需氨基酸的含义、种类及生理功能;

熟悉碳水化合物、脂类、蛋白质的推荐摄入量;

熟悉血糖生成指数(GI)含义及其应用;

了解碳水化合物、脂类和蛋白质的组成及在体内的动态变化。

能力目标

能够对蛋白质和脂类营养价值评价及合理应用。

一、能量

能量来维持生命活动,其主要来源于食物中的产能营养素,包括碳水化合物、脂类和蛋白质。这些物质通过被氧化释放能量,以维持人体代谢、神经传导、呼吸、循环及肌肉收缩等功能,同时在产能过程中释放热量维持体温。健康人能量的摄入量与需要量相等。如果能量需要量高于能量摄入量,则导致生长发育迟缓、消瘦、活力消失,甚至死亡;若能量摄入量高于需要量,多余的能量将转化为脂肪贮存在体内,长期过剩将导致超重、肥胖及相关的慢性病等。

(一)能量单位和能量系数

1.能量单位

"能"(energy)在自然界有多种形式,如太阳能、化学能、机械能、电能,它们之间可以相互转换。为了计量上的方便,国际上制定统一的单位,即焦耳(J)。1焦耳(J)是指用1牛顿(N)力把1 kg物体其作用点在力的方向上移动1 m所需要的功,1 000 J等于1"千焦耳"(kJ),1 000 kJ等于1"兆焦耳"(MJ)。

国际上通用的能量单位是焦耳(J)、千焦耳(kJ)和兆焦耳(MJ)。营养学以前习惯使用的能量单位是卡(cal)和千卡(kcal)。1 cal指1 L纯净水由15 ℃上升到16 ℃所需要的能量。1 000 cal称为1 kcal。

两种能量单位的换算如下:

1 kcal=4.184 kJ;　1 kJ=0.239 kcal;　1 000 kcal=4.184 MJ;　1 MJ=239 kcal。

2.能量系数

能量系数:每1 g碳水化合物、脂肪、蛋白质在体内氧化产生的能量值称为能量系数。

每克脂肪在体内氧化时可以释放9 kcal能量,每克蛋白质和碳水化合物在体内氧化时都可以产生4 kcal能量,每克酒精在体内氧化时可以产生7 kcal能量(但酒精不是营养素,对身体组织的生长、维持和修复无益),每克膳食纤维在体内氧化时可以产生2 kcal能量。食物中产能营养素(成分)的能量折算系数见表1-1。

表1-1　食物中产能营养素(成分)的能量折算系数

成　分	折算系数/ (kJ/g)(kcal/g)	成　分	折算系数/ (kJ/g)(kcal/g)
蛋白质	17 (4)	膳食纤维*	8 (2)
脂肪	37(9)	糖醇	10 (2)(赤藓糖醇为0)
碳水化合物	17 (4)	乙醇(酒精)	29 (7)

*膳食纤维的单体成分,如不消化的低聚糖、不消化淀粉、抗性糊精等,也按照8 kJ/g折算。

(二)人体的能量消耗

成人能量消耗主要用于基础代谢、体力活动和食物的热效应,而孕妇、乳母、婴幼儿、儿童、青少年和刚病愈的机体还包括生长发育的能量消耗。

1.基础代谢及其影响因素

(1)基础代谢是经过10～12 h空腹和良好的睡眠、清醒仰卧、恒温条件下(22～26℃),无任何身体活动和紧张的思维活动,全身肌肉放松时所需的能量消耗。此时机体处于维持最基本的生命活动状态,能量消耗仅用于维持体温、心跳、呼吸、各器官组织和细胞功能等最基本的生命活动。

(2)基础代谢的水平用基础代谢率(BMR)来表示,是指人体处于基础代谢状态下,每小时每千克体重(或每1 m² 体表面积)的能量消耗。

(3)影响基础代谢率的因素

①体型与机体构成。相同体重,瘦高体型高于矮胖者;对于群体,平均体重对基础代谢的贡献远大于身高。

②年龄及生理状态。婴幼儿基础代谢率高,随年龄增长下降。

③性别。同龄女性基础代谢低于男性5%～10%

④内分泌。内分泌腺(如甲状腺、肾上腺)分泌异常时,可影响BMR。

⑤应激状态。一切应激状态,如发热、创伤、心理应激等均可使基础代谢升高。

此外,气候、睡眠、情绪以及过多摄食等都可能影响基础代谢。

2.身体活动的能量消耗

除基础代谢外,身体活动能量消耗(PAL)是影响人体总能量消耗的最重要部分,为总能量消耗的15%～30%。身体活动一般分为职业活动、交通活动、家务活动和休闲活动等。人体能量需要量的不同主要是由于身体活动水平的不同所致。

身体活动水平是总能量消耗(TEE)与基础能量消耗(BEE)的比值,用以表示身体活动强度。计算公式为:

$$身体活动水平(PAL) = \frac{总能量消耗(TEE)}{基础能量消耗(BEE)}$$

如静态或轻体力活动者,其身体活动的能量消耗约为基础代谢的 1/3,而重体力活动者,如运动员,其总能量消耗可达到基础代谢的 2 倍或以上。中国人群成人的 PAL 划分为轻体力活动水平(PAL 1.50)、中体力活动水平(PAL 1.75)及重体力活动水平(PAL2.00)3 个等级。表 1-2 为根据 DLW 测定结果估测的生活方式或职业的 PAL。

表 1-2 根据 DLW 测定结果估测的生活方式或职业的 PAL

生活方式	从事的职业或人群	PAL
休息,主要是坐位或卧位	不能自理的老年人或残疾人	1.2
静态生活方式/坐位工作,很少或没有重体力的休闲活动	办公室职员或精密仪器机械师	1.4～1.5
静态生活方式/坐位工作,有时需走动或站立,但很少有重体力的休闲活动	实验室助理,司机,学生,装配线工人	1.6～1.7
主要是站着或走着工作	家庭主妇,销售人员,侍应生,机械师,交易员	1.8～1.9
重体力职业工作或重体力休闲活动方式	建筑工人,农民,林业工人,矿工,运动员	2.0～2.4
有明显的体育运动量或重体力休闲活动(每周 4～5 次,每次 30～60 min)	+0.3(增加量)	

注:PAL 即 24 h 总能量消耗量除以 24 h 基础代谢
资料来源:中国营养学会.中国居民膳食营养素参考摄入量(2013)

3.食物热效应

食物热效应(TEF)也称食物特殊动力作用(SDA),为人体摄食过程中引起的额外能量消耗,是人体在摄食后对营养素的一系列消化、吸收、合成、代谢转化过程中所消耗的能量。不同营养素的 TEF 也有差别,一般碳水化合物为 5%～10%,脂肪为 0%～5%,而蛋白质最高,为 20%～30%。成人摄入的混合膳食,每日由于 TEF 而额外增加的能量消耗,相当于基础代谢的 10%或全日总能耗的 6%。

4.生长发育及怀孕哺乳的能量消耗

正在生长发育的机体如婴幼儿、儿童、少年,需要额外的能量维持机体的生长,包括机体生长发育中新组织的形成及新组织新陈代谢所需的能量。生长发育所需的能量,在出生后前 3 个月约占总能量需要量的 35%,在 12 个月时迅速降到总能量需要量的 5%,出生后第二年约为总能量需要量的 3%,到青少年期为总能量需要量的 1%～2%。孕妇、乳母也需要额外增加能量以满足特殊生理需要。

(三)能量需要量

能量需要量(ER)是指能长期保持良好的健康状态、维持良好的体型、机体构成以及理想活动水平的人或人群,达到能量平衡时所需要的膳食能量摄入量,包括维持儿童的适宜生长发育水平、孕期母体和胎儿的组织生长及哺乳分泌乳汁所需的能量附加量。

1.能量需要量的推算

食物中所含能量约一半以热能形式向外界散发,不能被机体利用,仅有助于体温维持;另一部分约 45%贮存于 ATP 中,供机体能量消耗之用。这些能量经组织细胞利用后,绝大部分最后也将转变为热能而散失。

2.能量的推荐摄入量(DRIs)及来源

(1)能量的推荐摄入量 与各类营养素的推荐摄入量不同,能量的推荐摄入量以平均需要量(EAR)为基础,不增加安全量。根据目前我国经济水平、食物水平、膳食特点及人群活动的特点,结合国内外已有的研究资料,中国居民成人(18～49 岁)膳食 EER (kcal/d)为:轻体力活动水平男 2 250、女 1 800,中体力活动水平男 2 600、女 2 100,重体力活动水平男 3 000、女 2 400。表 1-3 列出了不同年龄、性别、生理状况及身体活动水平人群的膳食能量需要量。

表 1-3　中国居民膳食能量需要量(EER)

年龄/岁 /(生理 状况)	男性身体活动水平(PAL)						女性身体活动水平(PAL)					
	轻(Ⅰ)		中(Ⅱ)		重(Ⅲ)		轻(Ⅰ)		中(Ⅱ)		重(Ⅲ)	
	MJ/d	kcal/d	MJ/d	kcal/d	MJ/d	kcal/d	MJ/d	kcal/d	MJ/d	kcal/d	MJ/d	kcal/d
0～	—	—	0.38[a]	90[b]	—	—	—	—	0.38[a]	90[b]	—	—
0.5～	—	—	0.33[a]	80[b]	—	—	—	—	0.33[a]	80[b]	—	—
1～	—	—	3.77	900	—	—	—	—	3.35	800	—	—
2～	—	—	4.60	1 100	—	—	—	—	4.18	1 000	—	—
3～	—	—	5.23	1 250	—	—	—	—	5.02	1 200	—	—
4～	—	—	5.44	1 300	—	—	—	—	5.23	1 250	—	—
5～	—	—	5.86	1 400	—	—	—	—	5.44	1 300	—	—
6～	5.86	1 400	6.69	1 600	7.53	1 800	5.23	1 250	6.07	1 450	6.90	1 650
7～	6.28	1 500	7.11	1 700	7.95	1 900	5.65	1 350	6.49	1 550	7.32	1 750
8～	6.90	1 650	7.74	1 850	8.79	2 100	6.07	1 450	7.11	1 700	7.95	1 900
9～	7.32	1 750	8.37	2 000	9.41	2 250	6.49	1 550	7.53	1 800	8.37	2 000
10～	7.53	1 800	8.58	2050	9.62	2 300	6.90	1 650	7.95	1 900	9.00	2 150
11～	8.58	2 050	9.83	2 350	10.88	2 600	7.53	1 800	8.58	2 050	9.62	2 300
14～	10.46	2 500	11.92	2 850	13.39	3 200	8.37	2 000	9.62	2 300	10.67	2 550
18～	9.41	2 250	10.88	2 600	12.55	3 000	7.53	1 800	8.79	2 100	10.04	2 400
50～	8.79	2 100	10.25	2 450	11.72	2 800	7.32	1 750	8.58	2050	9.83	2 350
65～	8.58	2 050	9.83	2 350	—	—	7.11	1 700	8.16	1 950	—	—
80～	7.95	1 900	9.20	2 200	—	—	6.28	1 500	7.32	1 750	—	—
孕妇 (1～ 12 周)	—	—	—	—	—	—	7.53	1 800	8.79	2 100	10.04	2 400
孕妇 (13～ 27 周)	—	—	—	—	—	—	8.79	2 100	10.04	2 400	11.29	2 700
孕妇 (≥28 周)	—	—	—	—	—	—	9.41	2 250	10.67	2 550	11.92	2 850
乳母	—	—	—	—	—	—	9.62	2 300	10.88	2 600	12.13	2 900

注:未制定参考值者用"—"表示。[a]单位为 MJ/(kg・d);[b]单位为 kcal/(kg・d)

18～79 岁成人 PAL:Ⅰ=1.50,Ⅱ=1.75,Ⅲ=2.00;80 岁及以上老年人 PAL:Ⅰ=1.45,Ⅱ=1.70

资料来源:WST 578.1—2017 中国居民膳食营养素参考摄入量 第 1 部分

（2）能量的食物来源　碳水化合物、蛋白质和脂类的主要作用是提供能量来满足人体的需要，也被称为产能营养素。碳水化合物和脂肪是最重要的产能营养素；蛋白质具有双重作用，它既能产生能量，也可以为构建机体的组织提供原料。

三大营养素经消化转变成可吸收的小分子物质被吸收入血。这些小分子物质一方面经过合成代谢构成机体组成成分，或更新衰老的组织；另一方面经过分解代谢释放出所蕴藏的化学能。这些化学能经过转化便成为生命活动过程中各种能量的来源，机体在物质代谢过程中所伴随的能量释放、转移和利用则构成了整个能量代谢过程，是生命活动的基本特征之一。

根据中国人的膳食特点和习惯，中国居民成人膳食宏量营养素供能比可接受范围（AMDR）分别为：碳水化合物提供的能量应占总能量的 50%～65%（添加糖<10%E），脂肪占 20%～30%，蛋白质分别为 65 g（男）和 55 g（女）（约 12% E）。年龄越小，脂肪供能占总能量的比重应适当增加，但成年人脂肪的摄入量不宜超过总能量的 30%。

常见食物的能量含量可查阅《中国食物成分表》。根据中国居民膳食平衡宝塔，最高层的油脂类属于能量密度最高的食品，第三层的肉类次之；第一层的谷薯及杂豆类能量密度适中，第三层鱼虾类、奶类能量密度更低些，第二层的蔬菜水果类属于能量密度较低的食品。

【知识拓展】

能量需要量的测定

（1）气体代谢法　又称呼吸气体分析法，也称多氏袋（Douglas bag）法。它也是常用的直接测热法。被测对象在一密闭的气流循环装置内进行特定活动，通过测定装置内的氧气和二氧化碳浓度变化，得到氧气的消耗量，求出呼吸熵（RQ），按每升氧气产热可计算出热量消耗量。其测量结果准确、可靠，被视为气体代谢法的金标准。

（2）双标记水法（DLW）　它是让受试者喝入定量的双标记水，在一定时间内（8～15 d）连续收集尿样，通过测定尿样中稳定的双标记同位素及消失率，计算能量消耗量。此法适用于任何人群和个体的测定，无毒无损伤，但费用高，需要高灵敏度、高准确度的同位素质谱仪及专业技术人员，近年主要用于测定个体不同活动水平（PAL）的能量消耗值，是测量自由活动状态下 TEE 最有效、最可靠的方法。

（3）心率监测法　用心率监测器和多氏袋法同时测量各种活动的心率和能量消耗量，推算出心率—能量消耗的多元回归方程，通过连续一段时间（3～7 d）监测实际生活中的心率，可参照回归方程推算受试者每天能量消耗的平均值。此法可消除一些因素对受试验者的干扰，但心率易受环境和心理的影响，目前仅限于实验室应用。

（4）运动感应器测量法　运动感应器最常见的是计步器和加速度计，其原理是通过佩戴运动感应器，获得相应的肢体运动或加速度信息，进而计算 TEE 和 AEE。

二、碳水化合物

碳水化合物（CHO），也称糖类，是自然界最丰富的能量物质。碳水化合物由碳、氢、氧 3 种元素组成，分子式中氢和氧的比例恰好与水相同（2:1），如同碳和水的化合物，因而得名，是人体的主要能量来源。

二维码 1-6　糖类（视频）

(一)食物中碳水化合物的种类

碳水化合物按照聚合度(DP)分为 3 类:糖、寡糖和多糖。膳食纤维是碳水化合物的重要组成部分,包括了上千个不消化的化合物,如部分寡糖和非淀粉多糖等(表 1-4)。

表 1-4　主要的膳食碳水化合物分类[a]

分类(聚合度)	亚组	组成
糖(1~2)	单糖	葡萄糖、半乳糖、果糖
	双糖	蔗糖、乳糖、麦芽糖、海藻糖
	糖醇	山梨醇、甘露醇
寡糖(3~9)	异麦芽低聚寡糖	麦芽糊精
	其他寡糖	棉子糖、水苏糖、低聚果糖
多糖(≥10)	淀粉	直链淀粉、支链淀粉、变性淀粉
	非淀粉多糖	纤维素、半纤维素、果胶、亲水胶质物

[a] FAO/WHO, 2007

1. 糖

糖是指聚合度为 1~2 的碳水化合物,包括单糖和双糖,糖醇则是糖的水解产物。

(1)单糖　单糖是最简单的碳水化合物,每分子含碳原子数 3~7 个,食品中最常见的单糖是葡萄糖和果糖。

①葡萄糖。葡萄糖主要存在于各种植物性食品中,也是人体空腹时唯一游离存在的六碳糖。血液中的葡萄糖即血糖浓度保持恒定具有重要的生理意义。自然界中的葡萄糖存在于水果和蜂蜜当中,多个葡萄糖分子能够结合成为多糖,如淀粉。人体利用的葡萄糖主要由淀粉水解而来,还可来自于蔗糖、乳糖等的水解。

②果糖。果糖几乎总是与葡萄糖同时存在于植物中,菊科植物中含量尤多,如洋蓟和菊苣中。果糖是蔗糖和碳水化合物的组成成分之一,是所有的糖中最甜的一种,其甜度是蔗糖的 1.2~1.8 倍。食物中的果糖在体内的代谢不会刺激胰岛素的分泌。

(2)双糖　双糖也称为"二糖",是由 2 个单糖分子通过糖苷键连接而形成的化合物的统称。最重要的双糖是蔗糖、麦芽糖和乳糖。

①蔗糖。植物茎、叶中都可以产生蔗糖。甘蔗和甜菜为工业上制蔗糖的主要原料。蔗糖水解后生成 1 分子葡萄糖和 1 分子果糖。日常食用的绵白糖、砂糖、红糖都是蔗糖。

②麦芽糖。自然界中似乎并不存在天然的麦芽糖,它是淀粉酶水解淀粉的产物,在饴糖、高粱饴、玉米糖浆中大量存在,是食品工业中重要的糖质原料。

③乳糖。乳糖主要存在于人和哺乳动物的乳汁中,它由葡萄糖和 β-半乳糖结合,甜度只有蔗糖的 1/6。乳糖是婴儿主要食用的碳水化合物。乳糖较难溶于水,在消化道中吸收较慢,有利于保持肠道中最合适的肠菌总数,并能促进钙的吸收,故对婴儿有重要的营养学意义。乳糖(牛奶里主要的糖分)、蔗糖(白糖)与麦芽糖(麦芽)、半乳糖和果糖(图 1-2 中粗框显示的)是慢速释放糖,而葡萄糖是快速释放糖。由于麦芽糖会被机体迅速消化为两个葡萄糖分子,因此释放能量的速度比乳糖和蔗糖都快。双糖释放能量差异见图 1-2。

(3)糖醇　糖醇广泛存在于植物中。因为糖醇的代谢不需要胰岛素参与,故常用于糖尿病

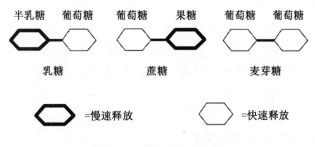

图 1-2　双糖释放能量差异

人膳食。在食品工业上,糖醇是重要的甜味剂和湿润剂,如甘露醇、麦芽糖醇、乳糖醇、木糖醇和混合糖醇等。

2.低聚糖

低聚糖也称寡糖,是由 3～9 个单糖分子通过糖苷键构成的聚合物,目前已知的几种有重要功能的寡糖有异麦芽低聚糖、海藻糖、低聚果糖、低聚甘露糖、大豆低聚糖等。其甜度通常只有蔗糖的 30%～60%。低聚糖因难于消化且具有低热值性,不易形成龋齿,能促进肠道双歧杆菌生长繁殖,抑制腐败菌,并具有降低胆固醇与中性脂肪等重要的生物活性。部分难消化低聚糖的摄取量见表 1-5。

表 1-5　部分难消化低聚糖的摄取量(以体重 60 kg 计)　　　　　　g/d

项目	乳果糖	低聚果糖	大豆低聚糖	低聚半乳糖	低聚异麦芽糖
最小有效剂量	2	3	2	2	10
日常摄取量	2～3	5～10	10	10	15
最大无作用剂量	36	18	13.2	18	90

资料来源:尤新.功能性发酵制品[M].北京:中国轻工业出版社,2000

3.多糖

多糖为聚合度(DP)≥10 的碳水化合物,结构极复杂,数量种类庞大,是重要的能量贮存形式(如淀粉和糖原),也是细胞骨架类物质(如纤维素、半纤维素等)。多糖在性质上与单糖和低聚糖不同,一般不溶于水,无甜味,不形成结晶,无还原性。在酶或酸的作用下,水解成单糖残基数不等的片段,最后成为单糖。

多糖按照组成和消化性能分为淀粉多糖和非淀粉多糖。淀粉是由葡萄糖聚合而成的均一性可消化多糖,因聚合方式不同,分为直链淀粉和支链淀粉,是重要的能量来源。非淀粉多糖是一类具有糖类的结构但很难或不能为人体所利用的纤维素,包括膳食纤维和粗纤维。

【知识拓展】

不同类型的糖对人体血糖影响不同

水果含有被叫作果糖的简单糖,和葡萄糖以及蔗糖一样,它不需要消化的过程,可以很快进入血液。但是与葡萄糖和蔗糖不同,果糖被归为缓慢释放能量的碳水化合物,这是因为果糖在体内需要先被转化为葡萄糖再参与代谢,这一过程有效地减小了对新陈代谢的影响。乳糖的情况也是一样,它由葡萄糖和半乳糖组成,葡萄糖释放能量的速度很快,但是半乳糖的释放速度比较慢。有些水果,如葡萄和椰枣,由于含有纯的葡萄糖,因此能量释放的速度很快;苹果主要含有果糖,所以热量的释放速度比较慢;香蕉同时含有果糖和葡萄糖,所以会比较快地升高血糖水平。

(二)碳水化合物在体内的动态变化

食物中的碳水化合物主要为淀粉及少量双糖、单糖。多糖必须通过体内消化酶水解为单糖后再被利用。葡萄糖是人体利用的主要单糖,一部分进入血液循环,形成血糖,被运往各个组织器官,提供能量;另一部分被转化为糖原或脂肪贮存。

血糖是衡量体内碳水化合物变化的重要指标,它一直处于动态变化之中,健康人体空腹血糖浓度为 $3.8 \sim 6.1$ mmol/L。血糖在体内的动态平衡是由来源和消耗两方面决定的。血糖主要来源于食物中碳水化合物的分解,空腹时则来自体内糖原的分解或糖异生作用(生糖氨基酸、甘油、乳酸和丙酮酸在体内可转变为葡萄糖,因与糖酵解方向相反,故称糖异生)。糖的主要去路是被血液运往各个器官分解代谢提供能量,少部分则以糖原形式贮存于肝脏、肌肉等组织中。肌糖原是骨骼肌随时可动用的贮备能源,用来满足骨骼肌的需要。肝糖原也是一种贮备能源,但贮存量不大,主要用于维持血糖水平的相对稳定。成人体内贮藏的糖原约 370 g。当血糖充足时,部分血糖可转化为脂肪或某些氨基酸(表 1-6)。

表 1-6　成人组织中糖和糖原的含量

组织	占组织量/%	总含量/g
肌糖原	0.07	245
肝糖原	6.00	108
血液和细胞外液中的糖	0.08	17
机体碳水化合物总量	—	370

维持血糖浓度的相对稳定对机体的持续供能非常重要,因为大脑、肺组织及红细胞等只能依靠血糖供给能量。脑组织消耗的能量较多,但贮存的糖原极少,所以脑功能对血糖水平有很大的依赖性,血糖水平过低可引起抽搐甚至昏迷。

【知识拓展】

人体血糖调节机制

人体具有高效调节血糖的机制,即使在饥饿早期或较长时间运动后,血糖含量也保持在正常范围。调节血糖的主要组织器官为肝脏和肌肉组织,同时神经系统和某些激素也间接或直接地参与调节血糖水平。

胰岛素有降低血糖的功能,肾上腺素、胰高血糖素等则可升高血糖浓度,它们对血糖的调节主要通过影响各器官的糖代谢而实现。两类激素相互联系相互制约,共同维持血糖浓度的相对恒定。

(三)碳水化合物的生理功能

1.提供和贮存能量

膳食碳水化合物是人类最经济和最主要的能量来源,能量的 55%～65% 由碳水化合物提供。糖原是肌肉和肝脏碳水化合物的贮存形式,肝脏约贮存机体内 1/3 的糖原。碳水化合物在体内释放能量较快,供能也快,是神经系统和心肌的主要能源,也是肌肉活动时的主要燃料,对维持神经系统和心脏的正常供能,增强耐力,提高工作效率都有重要意义。如大脑每日需要消耗 100 g 以上葡萄糖,所以正常血糖水平对维持心脏、神经系统的功能非常重要。胰岛素是机体促进糖原合成的主要激素,胰岛素信号途径在促进肌糖原合成中起着重要调节作用。

2.构成机体组织

碳水化合物是构成机体组织的重要物质,并参与细胞的组成和多种活动。每个细胞都有碳水化合物,其含量为 2%～10%。例如:糖脂是细胞膜与神经组织的组成部分;糖蛋白是许多重要功能物质,如酶、抗体、激素的一部分;蛋白多糖是构成软骨、骨骼和角膜的组成成分;核糖和脱氧核糖是遗传物质 RNA 和 DNA 的主要成分之一。

3.保肝解毒作用

当碳水化合物摄入充足时,可增加体内肝糖原的贮备,机体抵抗外来有毒物质的能力增强。肝脏中的葡萄糖醛酸能与许多有害物质如细菌毒素、酒精、砷等结合,排出体外,起到解毒作用,具有保护肝脏的功能。不消化的碳水化合物在肠道菌的作用下发酵所产生的短链脂肪酸(SCFA)有着较好的解毒和促进健康作用。

4.节约蛋白质作用

膳食中碳水化合物供应不足时,机体为了满足自身对葡萄糖的需要,则通过糖异生作用产生葡萄糖。由于脂肪一般不能转变成葡萄糖,所以主要动用体内蛋白质,甚至是器官中的蛋白质,故可能对人体及各器官造成损害。摄入足够量的碳水化合物时,则能防止体内或膳食蛋白质转变为葡萄糖,减少蛋白质的消耗,即所谓节约蛋白质作用。

5.抗生酮作用

碳水化合物提供的能量不足时,机体就需要消耗大量的脂肪补充能量消耗,这时脂肪的代谢将不完全,会产生过多的酮体,以致发生酮血症和酮尿症。膳食中充足的碳水化合物可以防止上述现象的发生,因此称为碳水化合物的抗生酮作用。

6.增强肠道功能

非淀粉多糖是一类不能被机体小肠消化利用的多糖类物质,但能刺激肠道蠕动,增加结肠发酵率,促进某些有益菌群的增殖,有利人体肠道的健康。

(四)糖代谢异常及血糖指数

1.糖代谢异常

(1)高血糖　空腹血糖＞130 mg/dL。原因可能是生理性的如饮食性糖尿或情感性糖尿,血糖可暂时性升高。内分泌障碍或肾阈降低出现肾性糖尿则是病理性的。

(2)低血糖　血糖＜70 mg/dL。功能性低血糖可能会在葡萄糖来源减少或需要量增加时出现。有时内分泌失调或某些重要器官发生损害可引起病理性低血糖。血糖浓度过低,脑组织可因能源短缺而出现头晕、心悸、出冷汗并有饥饿感。

（3）乳糖不耐受　有些成人体内半乳糖酶缺乏，不能把乳糖在小肠内水解为单糖，当摄入较多牛奶或其他乳制品时，不能正常消化而出现急性腹痛和腹泻反应等代谢紊乱症状，叫乳糖不耐症。主要原因包括：先天性缺少或不能分泌半乳糖基酶；某些药物如抗癌药物或肠道感染而半乳糖基酶分解、减少；年龄增加，半乳糖基酶水平不断降低。这种症状可通过乳糖的经常摄入，使半乳糖基酶在肠道内逐渐形成而加以改变。

二维码 1-7　血糖
生成指数（视频）

2.血糖生成指数

血糖生成指数简称血糖指数（GI），指碳水化合物使血糖升高的相对能力，它是一定时间（2 h）内含 50 g 有价值碳水化合物的食品餐后血糖反应曲线下的面积与含等量碳水化合物的标准食品餐后血糖反应曲线下的面积之比乘以 100 所得的数值，其计算方法如下：

$$GI = \frac{含有\ 50\ g\ 可利用碳水化合物的食物的餐后血糖应答}{50\ g\ 葡萄糖（或白面包）的餐后血糖应答} \times 100$$

GI 是用来衡量某种食物或某种膳食组成对血糖浓度影响的一个指标。GI 高的食物或膳食，表示进入胃肠后消化快、吸收完全，葡萄糖迅速进入血液，血糖浓度波动大；反之则表示在胃肠内停留时间长，释放缓慢，葡萄糖进入血液后峰值低，下降速度慢，血糖浓度波动小。

一般含糖分较高或是消化吸收快的食物，如精制米面，水果中的西瓜、芒果、凤梨、香蕉、荔枝、龙眼等 GI 较高；而含纤维质较多的食物，如糙米、燕麦或全麦食品以及番茄、葡萄柚及大部分的蔬菜，GI 较低。根据 GI 划分，GI 在 70 或以上称高 GI 食品，在 56～69 之间称中等 GI 食品，在 55 或以下为低 GI 食品。部分食物的 GI 见表 1-7。

表 1-7　部分食物的血糖生成指数（葡萄糖＝100）

食物	GI	食物	GI	食物	GI	食物	GI	食物	GI
蔗糖	65	油条	75	炸薯条	60	黄瓜	15	葡萄	43
果糖	23	馒头（精制小麦粉）	85	甘薯（红，煮）	77	番茄	15	全脂牛奶	27
麦芽糖	105	面条（硬质小麦粉细）	55	黄豆（浸泡）	18	芋头	48	橙汁（纯果汁）	50
蜂蜜	73	大米饭（粳米，精米）	90	豆腐（炖）	32	苹果	36	冰激凌	61
巧克力	49	白面包	75	绿豆	27	桃	28	可乐饮料	40

资料来源：杨月欣.中国食物成分表 标准版 6 版，2018

近年来，运动营养研究指出，在比赛前吃低 GI 的碳水化合物食物有助于维持运动时的持久力，包括有助于减少运动前及运动中血液的乳酸量和维持运动中血糖及血脂肪酸于较高水平，从而增加持久力。

【知识拓展】

血糖指数（GI）是最好的指标吗？

了解每种食物的 GI 值是非常有用的，但是却存在误导的问题：比较一下就会发现巧克力和芋头的 GI 值基本一样，难道你不认为芋头更利于身体的健康吗？你的想法完全正确。在测定食物 GI 时,给一个人的食物的量不管实际到底有多少,含的碳水化合物均为 50 g。芋头中的碳水化合物含量是相当少的(12.7%)。吃相当于巧克力 7 倍重的芋头,才能摄入和吃巧克力一样多的碳水化合物,或者达到对体重相同的影响。这个矛盾就是食物 GI 值会误导我们的原因。

食物的血糖负荷(GL)可以解决这个矛盾。它是在食物中碳水化合物含量以及食物血糖值的基础上得出的结果。它既考虑了碳水化合物的数量,也考虑了它的质量。这个指标真正显示出一份食物对你的血糖的影响。你会发现燕麦是最好的谷物,全麦面包比其他面包种类好,糙米比精白米好,全谷意大利面比精制面条好;煮马铃薯比烤马铃薯好,所有的豌豆、菜豆和小扁豆的 GL 值都很低;最好的水果是浆果、李子、苹果和梨,而最不好的是椰枣、葡萄干和香蕉。

在你进食 GL 值比较低的碳水化合物食物的同时,最好再加上一些蛋白质,这样就能更好地稳定血糖水平。举例来说,可以糙米加上鸡肉或者全麦意大利面加上三文鱼,黑麦面包或者燕麦蛋糕配合炒蛋。食物中的纤维成分也可以降低它的 GL 值,所以我们推荐高膳食纤维的食物,包括菜豆和糙米。进食方式也非常重要。就保持血糖水平稳定而言,少量多次的"羊吃草"式进食,远远优于"狼吞虎咽"的进餐方式。

(五)碳水化合物的推荐摄入量(DRIs)和食物来源

1.碳水化合物的推荐摄取量

膳食中碳水化合物供给量与民族饮食习惯、生活水平、劳动性质及环境因素等有关。人体对碳水化合物的需要量,常以占总供能量的百分比来表示,建议中国居民膳食碳水化合物的参考摄入量为总能量摄入量的 50%~65%(宏量营养素可接受范围 AMDR)(1 岁以下婴儿除外),限制纯热能食物如糖的摄入量(占比<10%E),4 岁以前禁食糖,4 岁以后每天单纯糖最大摄入量要小于 50 g,多食用谷类为主的多糖食物。

2.碳水化合物的食物来源

碳水化合物的来源应包括复合碳水化合物淀粉、不消化的抗性淀粉、非淀粉多糖和低聚糖等碳水化合物,限制纯能量食物如糖的摄入量,以保障人体能量和营养素的需要及改善胃肠道环境和预防龋齿的需要。

膳食中淀粉的主要来源是粮谷类和薯类食物。粮谷类食物一般含碳水化合物 60%~80%,薯类含量为 15%~30%,豆类为 40%~60%。单糖和双糖的来源主要是蔗糖、糖果、甜食、糕点、甜味水果、含糖饮料和蜂蜜等。供给膳食碳水化合物最好是淀粉类的复合糖,要避免摄入过多的单糖、双糖等简单糖。原因主要是在摄入单糖、双糖时,不能取得除糖以外的其他营养素。

动物性食品只有肝脏含有糖原,乳中有乳糖,其他则含量甚微。乳糖是哺乳动物乳腺分泌的一种特有的碳水化合物,一般仅存在于奶制品中。乳糖在不同动物的乳中含量略有不同,常见的几种动物乳中的乳糖浓度为:人奶为 7.0%,牛奶为 4.7%,马奶为 2.6%,绵羊奶为 4.4%,山羊奶为 4.6%。

3.碳水化合物缺乏与过量的危害

正常人群中完全缺乏碳水化合物的膳食或缺乏碳水化合物症状是不存在的,偶尔的低血糖也可以很容易得到纠正,但日常在低碳膳食减肥人群中,可以观察到呕吐、便秘和口臭等症状。

高碳水化合物和低脂膳食,可提高血脂含量,增加心血管疾患发生的危险;长期的高碳水化合物摄入对糖尿病发生和发展不利。

三、脂肪和其他脂类

脂类是脂肪和类脂的总称,是一类不溶于水而易溶于有机溶剂的非极性化合物,是人体必

二维码 1-8　脂类的告白(视频)

需的宏量营养素之一,也是一类具有重要生物学作用的有机化合物。正常人体所消耗能量的 40%～50% 来自体内的脂肪,其中包括从食物中摄取的碳水化合物所转化成的脂肪。在短期饥饿的情况下,则主要由体内的脂肪供给能量。脂肪也是重要的能源物质,但它不能在人体缺氧条件下供给能量。伴随着居民膳食结构的变迁,膳食脂肪摄入量明显增加,膳食脂肪提供的能量在城市已达到甚至超过 35%,与脂肪过量摄入有关的慢性病,如肥胖、心脑血管疾病、肿瘤等发病率也显著上升,故对膳食脂肪参考摄入量及其与健康的关系必须重新审视。

(一)脂类的组成和分类

1.脂肪

脂肪指中性脂肪,由一分子甘油和三分子脂肪酸组成,故称三酰甘油或甘油三酯。它约占脂类的 95%,包括油类(oils)和脂肪类(fats),是自然界最丰富的脂。脂肪大部分分布在皮下、大网膜、肠系膜以及肾周围等脂肪组织中,常以大块脂肪组织形式存在。日常食用的动植物油脂如猪油、牛油、豆油、花生油、棉籽油和菜籽油等均属中性脂肪。

2.脂肪酸

脂肪酸是构成甘油三酯、磷脂的基本单位。常见的分类如下。

(1)高等动植物脂肪中的脂肪酸碳链长度多在 C_{14}～ C_{22},且多为偶数。按脂肪酸碳链长度可分为:

A.长链脂肪酸(LCFA)。含 14～24 个碳原子。

B.中链脂肪酸(MCFA)。含 8～12 个碳原子。

C.短链脂肪酸(SCFA)。含 2～6 个碳原子。

(2)根据碳链上有无双键和双键数目,脂肪酸分为饱和脂肪酸和不饱和脂肪酸,后者包括单不饱和脂肪酸和多不饱和脂肪酸两类。

A.饱和脂肪酸(SFA)。其碳链中不含双键;中、短链脂肪酸因碳原子数目少,熔点较低、水溶性较高,在肠道不需要胆汁乳化而易于消化吸收,经门静脉入肝脏代谢,能迅速产生能量。随碳原子数目的增加,熔点逐渐增高,如牛羊的体脂及黄油必须经胆汁乳化才能消化吸收。

二维码 1-9　常用食用油脂中主要脂肪酸构成

B.单不饱和脂肪酸(MUFA)。其碳链中只含一个不饱和双键。油酸是最常见的 MUFA,在动物脂肪和植物油中广泛存在。

C.多不饱和脂肪酸(PUFA)。其碳链中含两个或多个双键。

(3)按不饱和脂肪酸第一个双键的位置将其分为 ω-3、ω-6、ω-9(又称为 n-3、n-6、n-9)等系列脂肪酸。不饱和脂肪酸的第一个不饱和双键所在碳原子的序号是 3,则为 ω-3(或 n-3)系脂肪酸,依次类推。

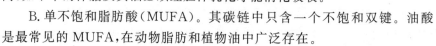

　　由不同脂肪酸组成的脂肪,其理化特性不同,TG 的熔点也随脂肪酸的碳链长度和饱和程度的增加而升高。如含有 2～3 个长链饱和脂肪酸的 TG 熔点可达到甚至超过 55℃,在常温下为固态,常称为脂;而含有 2～3 个不饱和脂肪酸的脂肪,在常温下多为液态,可以流动,常称为油。

　　(4)按脂肪酸空间结构可分为:

　　A.顺式脂肪酸(CFA)。其联结到双键两端碳原子上的两个氢原子在碳链的同侧(图 1-3);

　　B.反式脂肪酸(TFA)。其联结到双键两端碳原子上的两个氢原子在碳链的不同侧(图 1-4)。

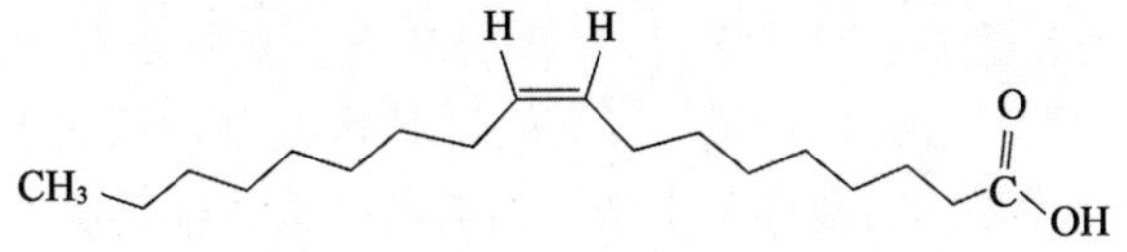

图 1-3　顺式脂肪酸(油酸)结构

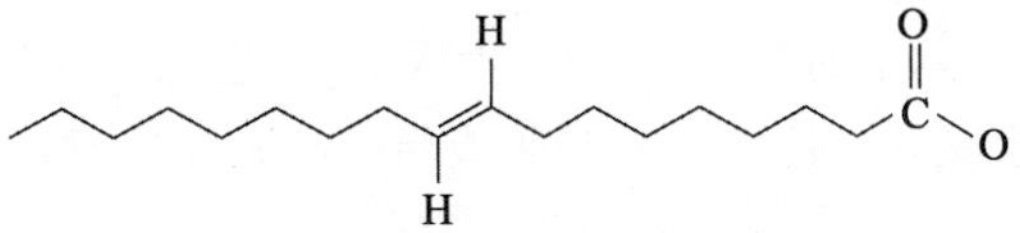

图 1-4　反式脂肪酸(反油酸)结构

　　天然食品中的油脂,其脂肪酸结构多为顺式脂肪酸。人造黄油是植物油经氢化处理后而制成的,在此过程中,植物油的双键与氧结合变成饱和键,并使其形态由液态变为固态,同时其结构也由顺式变为反式。研究表明,反式脂肪酸可以使血清低密度脂蛋白胆固醇(LDL-C)升高,而使高密度脂蛋白胆固醇(HDL-C)降低,因此有增加心血管疾病的危险。过多摄入反式脂肪酸可使血液胆固醇增高,从而增加心血管疾病发生的风险。每天摄入反式脂肪酸不应超过 22 g,应少于每日总能量的 1%。美国等国家已经禁止在食物中添加反式脂肪酸,如植物奶油等。

　　3.类脂

　　类脂指那些性质类似油脂的物质,主要包括磷脂、糖脂和固醇等。类脂在体内的含量较恒定,即使在肥胖患者含量也不增多;同时,在饥饿状态也不减少,故有“固定脂”或“不动脂”之称。

　　(1)磷脂　磷脂是含有磷酸根、脂肪酸、甘油和氮的化合物。体内除甘油三酯外,磷脂是最多的脂类。磷酸甘油脂由 1 分子甘油与 2 分子脂肪酸和 1 分子磷酸及含氮化合物构成,也称为甘油磷脂或磷酸甘油酯,存在于各种组织、血浆,并有小量贮存于体脂库中,它是构成细胞膜的物质,并与机体的脂肪运输有关。由胆碱构成的磷脂称为磷脂酰胆碱,即卵磷脂,存在于血浆中。由脂肪酸与鞘氨醇或二氢鞘氨醇以酰胺键结合而成,含磷酸者为鞘磷脂,神经鞘磷脂存在于神经鞘中。

　　(2)糖脂　糖脂是含有碳水化合物、脂肪酸和氨基乙醇的化合物,也是构成细胞膜所必需的。

　　(3)类固醇及固醇　类固醇中含有自由羟基者视为高分子醇,称为固醇。常见的固醇有动物组织中的胆固醇和植物体内的植物固醇,又称为植物甾醇。

(二)脂类的生理功能

1.供给能量

脂肪是人体重要的能量来源,合理膳食能量中的 20％～30％ 由脂肪供给。每克脂肪体内氧化可供给能量 37.67 kJ (9 kcal),故脂肪是食物中能量密度最高的营养素。人体细胞除红细胞和某些中枢神经系统外,均能直接利用脂肪酸作为能源。

2.构成人体组织

脂肪是构成人体成分的重要物质。其中,中性脂肪占体重的 10％～20％,构成体脂肪组织,其含量可因体力活动和营养状况而变化,被称为动脂。其主要存在人体皮下结缔组织、腹腔大网膜、肠系膜等处。类脂占总脂量的 1％～5％,是构成细胞膜的基本成分,其含量稳定,不受机体活动和营养状况的影响,被称为定脂。如磷脂是构成细胞膜的主要成分,类脂是构成身体组织和一些重要的生理活性物质等。

3.促进脂溶性维生素吸收

脂肪是脂溶性维生素的溶媒,可促进脂溶性维生素的吸收。有些食物脂肪含有脂溶性维生素,如鱼肝油、奶油含有丰富的维生素 A 和维生素 D,麦胚油富含维生素 E。脂肪可刺激胆汁分泌,协助脂溶性维生素吸收。膳食缺乏脂肪或脂肪吸收障碍时,会引起体内脂溶性维生素不足或缺乏。

4.维持体温、保护脏器

脂肪是热的不良导体,在皮下可阻止体热散失,有助于御寒,维持体温的恒定。在器官周围的脂肪,有缓冲机械冲击的作用,可固定和保护器官。

5.提供必需脂肪酸

必需脂肪酸亚油酸(n-6)和 α-亚麻酸(n-3)必须靠膳食脂肪提供,必需脂肪酸的衍生物具有多种生理功能,如二十二碳六烯酸(DHA,n-3)、ARA(n-6)是脑、神经组织及视网膜中含量最高的脂肪酸,故对脑及视觉功能发育有重要的作用。EFA 还能显著地降低 TG 和 VLDL 水平,发挥调节血脂的作用。

6.提高膳食感官性状,增加饱腹感

脂肪可使膳食增味添香,其在胃内停留时间较长,使人不易感到饥饿。

【知识拓展】

人体内的脂类物质

贮存脂:主要指存在于人体皮下结缔组织、腹腔大网膜、肠系膜等处的甘油三酯,是体内过剩能量的贮存形式。长期摄能过多、活动过少可使人发胖。

结构脂:存在于细胞膜和细胞器中,主要成分为磷脂、鞘脂及胆固醇等。它们在各器官和组织中含量比较恒定,即使长期饥饿也不会被动用。磷脂是所有细胞的组成成分。胆固醇是人体细胞的重要组成成分,在体内有重要生理功能。

血浆脂蛋白,也称载脂蛋白。据密度大小可分为 4 类。

①乳糜微粒(CM)。由小肠上皮细胞合成,主要成分为膳食脂肪,其作用在于运输外源性甘油三酯到肝和脂肪组织代谢,不受饮食影响。

②极低密度脂蛋白(VLDL)。主要由甘油三酯构成,但磷脂和胆固醇含量比乳糜微粒多,主要由肝合成,负责将甘油三酯由肝脏送往全身脂肪组织或其他组织贮存。

③低密度脂蛋白(LDL)。肝内产生的主要成分为胆固醇的一类载荷脂肪的特殊蛋白质。它是将胆固醇由肝脏送到各组织中作为制造细胞膜和某些激素的原料。当血浆中 LDL 浓度增高时,预示存在动脉粥样硬化的潜在危险。

④高密度脂蛋白(HDL)。由大量蛋白质、磷脂和少量胆固醇及甘油三酯等组成,肝脏和小肠都能合成 HDL。它在血浆中的浓度比较恒定,不受膳食中饱和脂肪酸和胆固醇的影响,主要作用是从组织中清除不需要的胆固醇,并送往肝脏代谢处理后排出。因此,HDL 可防止脂质在动脉壁沉积,保护心血管系统。要增加 HDL/LDL 比,可通过过量体重的降低、坚持体育运动、食用低动物脂肪和低胆固醇食物、适量酒精及服用药物如安妥明和烟酸(应在医生指导下)等方法调整。

(三)必需脂肪酸

1.必需脂肪酸的种类

人体能合成多种脂肪酸,包括 SFA、MUFA 和 PUFA,但亚油酸(LA,$C_{18:2}$,n-6)和 α-亚麻酸(ALA,$C_{18:3}$,n-3)是人体需要而不能自身合成的,必须依赖食物提供的脂肪酸,称为**必需脂肪酸**(EFA)。此外,人体也不能将 n-6 系脂肪酸转化成 n-3 系脂肪酸。

亚油酸作为其他 n-6 系列脂肪酸的前体可在体内转变生成 γ-亚麻酸、花生四烯酸(ARA,$C_{20:4}$)等 n-6 系的长链多不饱和脂肪酸。含亚油酸丰富的食物有玉米、红花籽、葵花籽和芝麻等。

α-亚麻酸则作为 n-3 系脂肪酸的前体,在体内可转变生成二十碳五烯酸(EPA,$C_{20:5}$)、二十二碳六烯酸(DHA,$C_{22:6}$)等 n-3 系脂肪酸。含 α-亚麻酸丰富的食物由亚麻籽、大麻籽、南瓜籽、核桃和冷水鱼等。

2.必需脂肪酸的生理功能

人类对 EFA 的研究已经历了半个多世纪,但对其生理作用尚未完全知晓,已知的作用有以下几个。

(1)构成线粒体和细胞膜的重要组成成分 人体缺乏必需脂肪酸时磷脂合成受阻,会增加皮肤细胞对水的通透性,使毛细血管的脆性和通透性增加,皮肤可出现由水代谢严重紊乱引起的湿疹病变(皮炎),并可出现血尿。

(2)合成前列腺素的前体 亚油酸衍生的花生四烯酸是前列腺素的前体,前列腺素可控制脂肪组织中甘油三酯的水解,促进局部血管扩张,影响神经刺激的传导等,作用于肾脏影响水的排泄等。

(3)参与胆固醇代谢 胆固醇需要和亚油酸形成胆固醇亚油酸酯后,才能在体内转运,进行正常代谢。如果必需脂肪酸缺乏,胆固醇则与一些饱和脂肪酸结合,由于不能进行正常转运代谢,而在动脉沉积,形成动脉粥样硬化。

(4)参与精子形成 必需脂肪酸长期缺乏可使生殖力下降,出现不孕症,哺乳过程也发生障碍。但成人很少发生缺乏,因为要耗费贮藏在体内脂肪组织中的亚油酸的一半约需要26 个月。

(5)维持正常视觉功能 α-亚麻酸的衍生物二十二碳六烯酸(DHA),在视网膜光受体中含量丰富,是维持视紫红质正常功能的必需物质。α-亚麻酸缺乏时,可引起光感受器细胞受损,视力减退。长期缺乏 α-亚麻酸时,对调节注意力和认知过程也有不良影响。

(6)其他　必需脂肪酸有保护由于 X 射线、高温引起的一些皮肤伤害的作用,这可能是由于新生组织生长时需要亚油酸,受伤组织的修复过程也需要亚油酸。

【知识拓展】

DHA 适宜补充量

必需脂肪酸对增强视力、维持视力正常有良好作用。但是,过多摄入必需脂肪酸,也可使体内氧化物、过氧化物增加,同样对机体产生不利影响。欧洲食品安全局(EFSA)同意在产品上标注 DHA 促进婴幼儿视力发育,但不允许宣称能优化婴幼儿及青少年大脑发育,并特别标明对于 0～12 个月婴儿,日摄入 100 mg DHA 才能发挥其促进视力发育的功效;如饮用婴幼儿配方奶粉,则奶粉中 DHA 占脂肪酸总量不应低于 0.3% 才能获得此功效。作为一种食品营养强化剂,在我国儿童配方乳粉中 DHA 占总脂肪酸含量的百分比必须≤0.5%,DHA 添加过高违法,过低则达不到欧盟所指的有益视力健康的标准。

(四)脂类在体内的代谢

1.脂肪在体内的代谢

脂肪的消化主要在小肠进行,在胰液和胆汁作用下,与胆盐混匀乳化。一部分被脂肪酶水解成甘油和脂肪酸,吸收时又重新合成具有本身特性的甘油三酯;另一部分未经水解或部分水解的油脂微粒可直接被肠壁吸收,经淋巴系统进入血液循环,由脂蛋白运送分布全身,成为血脂的主要部分;小部分短链及中链脂肪酸、甘油三酯可经门静脉进入肝脏。

肝是脂类代谢的重要场所。脂类的改造、合成、分解、酮体的生成、脂蛋白的代谢都在肝中进行。这些代谢过程发生障碍,肝脏脂类代谢会失去平衡而发生酮尿症、脂肪肝等疾病。冠心病与脂质代谢紊乱也有密切关系。

2.人体贮藏脂肪相当部分由糖转化而来

食物所含脂肪只是构成体内脂肪的原料,其中的脂肪酸必须在肠壁、肝脏和脂肪组织中进行碳链加长与饱和度改造,才能变为贮藏脂。吸收后的脂肪大部分贮藏于脂肪组织作为能源贮备,需要时才动用。

3.脂肪代谢的调节

脂类代谢受神经与激素的调节,如肾上腺素、生长激素、促肾上腺皮质激素、甲状腺素等促进体脂释放游离脂肪酸;而胰岛素、前列腺素则促进体脂合成。此外,膳食组成和机体的营养状态也影响脂类在体内的代谢过程。

【知识拓展】

磷脂、胆固醇在体内的转运与利用

磷脂随食物进入消化道,在小肠被磷脂酶水解为甘油、脂肪酸、磷酸和胆碱(或乙醇胺)后再被吸收;约 25％ 未经水解直接随乳糜微粒进入体内,其吸收机制与脂肪相似。

食物中胆固醇及酯需在胆汁和脂肪的存在下才能被肠道吸收,在小肠黏膜与脂蛋白结合,随乳糜微粒进入血液,平均吸收 500～800 mg/d。血中胆固醇一部分直接排入肠道;另一部分在肝内合成胆汁酸经胆道排入肠,大部分重吸收,进行肝肠循环;还有少量胆固醇在性腺及肾上腺皮质中转化为性激素和肾上腺皮质激素。正常人血液中胆固醇浓度为 150～280 mg/100 mL。

胆固醇代谢受食物因素影响,如豆固醇、谷固醇、食物纤维、姜等可减少其吸收,牛奶可抑制其生物合成,大豆可增加其排泄,蘑菇可改变血浆和组织间胆固醇的平衡。

(五)脂肪的推荐摄取量(DRIs)及食物来源

脂肪摄入过多,可导致肥胖、心血管疾病、高血压、癌症(乳腺癌、大肠癌等)发病率增高。中国营养学会建议成人脂肪摄入量应占总能量的 20％～30％。成年人亚油酸的适宜摄入量为占总能量的 4％,AMDR 为占总能量的 2.5％～9％;α-亚麻酸的适宜摄入量为占总能量的 0.6％,AMDR 为占总能量的 0.5％～2％。

1.膳食脂肪的推荐摄取量

随着膳食脂肪供能比的增加,人群超重率、肥胖率、2 型糖尿病患病率及血胆固醇水平随之增加。我国居民膳食推荐青少年、成年人、老人和孕妇膳食脂肪 AMDR 为 20％ E～30％E(4 岁以下婴幼儿除外)。我国推荐 0～6 月龄婴儿脂肪的 AI 为 48％E,7～12 月龄婴儿膳食脂肪的 AI 为 40％E,1～3 岁幼儿膳食脂肪 AI 定为 35％E。

2.膳食脂肪酸适宜摄入量

膳食脂肪酸适宜摄入量根据中国居民膳食宏量营养素的可接受范围 U-AMDR(见附录 1 中附表 3)。

(1)饱和脂肪酸 推荐成人、老年人、孕妇及乳母 SFA 的 U-AMDR 为＜10％E,4～17 岁人群 SFA 的 U-AMDR 为＜8％E。

(2)单不饱和脂肪酸 控制总脂肪供能＜30％,SFA 在＜10％E 或＜8％E,满足 n-6 PU-FA、n-3 PUFA 适宜摄入量前提下,其余膳食脂肪供能由 MUFA 提供。

(3)n-6 多不饱和脂肪酸 推荐我国 7～17 岁儿童青少年、成年人、老年人、孕妇和乳母 n-6 PUFA 的 AI 为 4％E,AMDR 为 2.5％E～ 9％E。过量亚油酸摄入会影响到 6～15 岁儿童的免疫功能,限制亚油酸摄入很有必要。

(4)n-3 多不饱和脂肪酸 成年人、老年人、孕妇乳母及 7～17 岁儿童青少年的 AI 为 0.60％E;推荐 0～6 月婴儿 ALA 的 AI 为 500 mg/d,供能为总能量的 0.87％。推荐 7～12 月龄婴儿 α-亚麻酸的 AI 为 510 mg/d,为总能量的 0.66％,

(5)EPA 和 DHA 鉴于亚麻酸在人体内转化为 DHA 的效率有限,加上我国居民居住地域多数远离海岸,膳食 EPA 和 DHA 来源较少,因此,对那些处于脑发育关键期并对 DHA 有特别需要的人群,如胎儿、婴儿及幼儿推荐 DHA 的适宜摄入量(AI)为 100 mg,孕妇、乳母推荐 EPA 和 DHA 的适宜摄入量(AI)分别为 250 mg 和 200 mg。

3.膳食脂肪评价及食物来源

通过膳食调查获得一定时间内消耗食物的种类和数量,通过食物日平均摄入量,计算膳食总脂肪和主要脂肪酸的摄入量或构成百分比,与推荐的参考摄入量进行比较,初步判断每日膳食脂肪及主要脂肪酸摄入量是否合理。人类膳食脂肪主要来源于动物的脂肪组织和肉类以及坚果和植物的种子。

二维码 1-10　常见
食物中脂肪含量

　　（1）畜禽等动物脂肪组织和肉类　主要含饱和脂肪酸和单不饱和脂肪酸（水产品例外），胆固醇含量较多。

　　（2）植物油（种子）　主要含不饱和脂肪酸（椰子油、棕榈油例外）。亚油酸普遍存在于植物油中，α-亚麻酸在豆油和紫苏籽油、亚麻籽油中较多。鱼贝类含 EPA 和 DHA 较多。磷脂含量较多的食物为蛋黄、肝脏、大豆、麦胚和花生等。

　　胆固醇丰富的食物是动物脑、肝、肾等内脏和蛋类，肉类和奶类也含有一定量的胆固醇。

四、蛋白质和氨基酸

在一般情况下，人体主要是利用碳水化合物和脂肪氧化供能。但在某些特殊情况下，人体所需能源物质供能不足，如长期不能进食或能量消耗过多时，体内的糖原和贮存脂肪已大量消耗之后，将依靠组织蛋白质分解产生氨基酸来获得能量，以维持必要的生理功能。

（一）蛋白质的组成

蛋白质（protein）是一切生命的物质基础。它是由氨基酸通过肽键连接起来的生物大分子，并具有复杂的立体结构，是生物体细胞和组织的基本组成成分，是在各种生命活动中起关键作用的物质。蛋白质在遗传信息的控制、高等动物的记忆及识别等方面具有十分重要的作用。

二维码 1-11　神奇的
蛋白质（视频）

1.蛋白质的成分

蛋白质除主要含碳（50%～55%）、氢（6.7%～7.3%）、氧（19%～24%）、氮（13%～19%）4 种元素外，有的蛋白质还含硫（0%～4%）和磷。此外，少量蛋白质还含有铁、铜、锌、碘及硒等微量元素。

2.蛋白质的折算系数

蛋白质是人体氮的唯一来源，碳水化合物和脂肪不能代替蛋白质。大多数蛋白质的含氮量相当接近，平均约为 16%。因此，在任何生物样品中，每克氮相当于 6.25 g 蛋白质（即 100÷16），其折算系数为 6.25。常用凯氏定氮法测定食物样品中的含氮量，可以算出其中蛋白质的大致含量：

$$样品中蛋白质的百分含量＝每克样品中含氮量(g)×6.25×100\%$$

（二）蛋白质的分类

蛋白质的化学结构非常复杂，营养学根据营养价值的高低将蛋白质分类如下。

1.完全蛋白质

这类蛋白质必需氨基酸种类齐全、数量充足、比例适当，不但能维持成人的健康，而且能促进儿童生长发育。动物来源的蛋白质大多为完全蛋白质，如奶中的酪蛋白、乳白蛋白，蛋类中的卵白蛋白、卵黄磷蛋白，肉类中的白蛋白、肌蛋白和大豆中的大豆蛋白等。

2. 不完全蛋白质

这类蛋白质所含必需氨基酸种类不全,当仅用这种蛋白质作为唯一蛋白质来源时,不能促进机体生长,甚至不能维持其生存,如玉米胶蛋白、动物蹄筋胶质和肉皮中的胶质蛋白,豌豆中的豆球蛋白等。

3. 半完全蛋白

这类蛋白质所含必需氨基酸种类齐全,但有的数量不足、比例不平衡,依其作为唯一蛋白质来源时,能维持机体生命,但不能促进机体生长发育,如小麦、大麦中的麦胶蛋白等。

(三)氨基酸

氨基酸是组成蛋白质的基本单位,是分子中具有氨基和羧基的一类化合物,它们具有共同的基本结构。氨基酸是羧酸分子的 α 碳原子上的氢被一个氨基取代的化合物,故又称 α-氨基酸。

1. 氨基酸的分类

组成蛋白质的氨基酸有 20 多种,但绝大多数的蛋白质只由 20 种氨基酸组成,在营养学上分为必需氨基酸、非必需氨基酸和条件必需氨基酸(表 1-8)。

必需氨基酸(EAA)是指不能在体内合成或合成速度不够快,不能满足机体的需要,必须由食物供给的氨基酸。已知人体的必需氨基酸有 9 种,包括赖氨酸、亮氨酸、异亮氨酸、蛋氨酸、苯丙氨酸、苏氨酸、色氨酸和缬氨酸,而组氨酸对婴幼儿是必需的。非必需氨基酸并非体内不需要,只是可在体内合成,食物中缺少了也无妨。半胱氨酸和酪氨酸可分别由蛋氨酸和苯丙氨酸转化而来,当膳食中半胱氨酸和酪氨酸充足时,可减少蛋氨酸和苯丙氨酸的消耗,因此有人将这两种氨基酸称为半必需氨基酸。在计算食物必需氨基酸组成时,可将蛋氨酸和半胱氨酸、苯丙氨酸和酪氨酸分别合并计算。

表 1-8 人体的必需氨基酸

必需氨基酸	非必需氨基酸	条件必需氨基酸
异亮氨酸 Isoleucine(Ile)	天冬氨酸 Aspartic acid(Asp)	半胱氨酸 Cysteine(Cys)
亮氨酸 Leucine(Leu)	天冬酰胺 Asparagine (Asn)	酪氨酸 Tyrosine (Tyr)
赖氨酸 Lysine(Lys)	谷氨酸 Glutamic acid (Glu)	
蛋氨酸 Methionine(Met)	谷氨酰胺 Glutamine(Glu)	
苯丙氨酸 Phenylalanine(Phe)	甘氨酸 Glycine(Cly)	
苏氨酸 Threonine(Thr)	脯氨酸 Proline (Pro)	
色氨酸 Tryptophan(TrP)	丝氨酸 Serine (Ser)	
缬氨酸 Valine(Val)	精氨酸 Arginine(Arg)	
组氨酸 Histidine(His)	胱氨酸 Cystine (Cys-Cys)	
	丙氨酸 Alanine(Ala)	

2. 限制氨基酸

某一种或几种必需氨基酸缺少或数量不足,将使食物蛋白质合成为机体蛋白质的过程受到限制,因此限制了此种蛋白质的营养价值。食物蛋白质的必需氨基酸组成与参考蛋白质相比较,缺乏较多的氨基酸称限制氨基酸,缺乏最多的一种称为第一限制氨基酸(LAA)。如谷类限制性氨基酸为赖氨酸,其次为蛋氨酸;而大豆、花生、牛奶、肉类相对不足的限制性氨基酸为蛋氨酸,其次为苯丙氨酸。此外,小麦、大麦、燕麦和大米还缺乏苏氨酸(第二限制氨基酸),玉米缺色氨酸(第二限制氨基酸)。

食物蛋白质氨基酸组成与人体必需氨基酸需要量模式接近的食物,在体内的利用率就高,反之则低。例如,动物蛋白质中的蛋、奶、肉、鱼等以及大豆蛋白质的氨基酸组成与人体必需氨基酸需要量模式较接近,所含的必需氨基酸在体内的利用率较高,故称为优质蛋白质。其中鸡蛋蛋白质的氨基酸组成与人体蛋白质氨基酸模式最接近,在比较食物蛋白质营养价值时常作为参考蛋白质。

【知识拓展】

具有特殊功效的肽与氨基酸

(1)牛磺酸　牛磺酸广泛存在于中枢神经系统、视网膜、肝、骨骼肌、心肌、血细胞、胸腺及肾上腺等中,尤以脑组织和心脏的浓度为高。它可保护视网膜,维护视网膜光感受活性;是体内氧化物质的清除剂,可维护许多细胞特别是白细胞的抗氧化活性,使组织免受自由基的损伤;可与胆碱结合形成硫磺胆酸,参与脂类的消化吸收,降低血小板聚积;可改善肝功能、抑制血压上升、增强心脏收缩力、提高胰岛素活性等。牛磺酸在营养上非常重要,但在体内可由蛋氨酸、半胱氨酸合成。当体内牛磺酸不足时还可通过肾脏重吸收和减少排泄,以维持体内含量的稳定。从食物中获得的过量牛磺酸从尿中排出,一般不会缺乏,人工喂养婴儿须适当补充。含牛磺酸较高的食物有海产品、畜禽肉及其内脏。禽类中黑肉高于白肉,海产品高于禽畜肉。植物中仅藻类含牛磺酸,谷物、水果和蔬菜等都不含牛磺酸。

(2)精氨酸　精氨酸是人体非必需氨基酸,但在机体发育不成熟或严重应激条件下,如缺乏精氨酸,机体便不能维持氮平衡与正常生理功能,会导致血氨过高,甚至昏迷。精氨酸可刺激垂体分泌生长激素,对促进儿童生长有作用。精氨酸还可促进胶原组织的合成,有促进伤口愈合的作用。补充精氨酸能增加胸腺重量,防止胸腺的退化,促进胸腺中淋巴细胞的生长。吞噬细胞的活力也与精氨酸有关,加入精氨酸后,可活化其酶系统,使之更能杀死肿瘤细胞或细菌等靶细胞。补充精氨酸还能减少患肿瘤动物的肿瘤体积,降低肿瘤的转移率,提高动物的存活时间与存活率。精氨酸还可增加肝脏中精氨酸酶活性,有助于将血液中的氨转变为尿素排泄出去。

(3)谷氨酰胺　它是人体含量最多的一种非必需氨基酸。在剧烈运动、受伤、感染等应激条件下,谷氨酰胺需要量远大于机体合成谷胺酰胺的能力,使体内谷胺酰胺含量降低,蛋白质合成减少,出现小肠黏膜萎缩与免疫功能低下现象。谷氨酰胺是生物合成核酸的必需物质,是器官与组织之间碳氮转移的载体,是蛋白质合成与分解的调节器,是肾脏排泄氨的重要物质,是小肠黏膜内皮细胞、肾小管细胞、淋巴细胞、肿瘤细胞与成纤维细胞能量供应的主要物质,是防止肠衰竭的最重要营养素,也是目前为止人体是否发生肠衰竭的唯一可靠指标。

(4)谷胱甘肽(GSH)　它是由谷氨酸、半胱氨酸和甘氨酸通过肽键连接的三肽,有较强的还原性,在体内可清除自由基,防止体内活性物质氧化。对放射线、抗肿瘤药物所引起的白细胞减少有保护作用,对有毒化合物、重金属等有解毒作用,还可抑制由于乙醇侵袭而出现的脂肪肝的发生。

(四)氮平衡

人体必须从食物中摄取一定量的蛋白质以维持生命和生长。在正常情况下,成人体中的蛋白质相对稳定,虽然蛋白质不断地分解与合成,组织细胞不断地更新,但蛋白质总量却维持动态平衡。由于直接测定食物中所含蛋白质和体内消耗的蛋白质较为困难,因此,常以通过测定人体摄入氮和排出氮的量来衡量蛋白质的动态平衡。氮平衡(nitrogen balance)是指氮的摄入量和排出量的关系。氮平衡常用于蛋白质代谢、机体蛋白质营养状况评价和蛋白质需要量研究。

氮平衡状态可用下式表示:

$$B = I - (U + F + S)$$

式中:B 为氮平衡;I 为摄入氮;U 为尿氮;F 为粪氮;S 为皮肤等氮损失。

当摄入氮和排出氮相等时为零氮平衡,健康成年人应维持零氮平衡并富余5%。

如果摄入氮量大于排出氮量,$B>0$,称正氮平衡,如生长期的婴幼儿和青少年,孕期及恢复期的病人,以及运动、劳动等需要增加肌肉时应保证适当的正氮平衡,满足蛋白质有一部分变成新组织的需要。

如果摄入氮量小于排出氮量,$B<0$,称负氮平衡。膳食中如果蛋白质长期供给不足,或人体处于长期饥饿、患病及老年状态,蛋白质摄入量低而体内蛋白质合成减少或分解加剧,消耗增加,氮的排出量超过摄入量,一般处于负氮平衡,应尽量避免。

(五)蛋白质的生理功能

蛋白质是组成一切器官和细胞的重要成分之一,除了提供机体部分能量外,还参与体内的一切代谢活动。蛋白质是生命的物质基础。

1.构成人体组织

蛋白质是构成生物细胞原生质的重要组成成分,如胶原蛋白、弹性蛋白等在骨骼、肌腱和结缔组织中成为身体支架;细胞核蛋白在生长增殖过程中发挥一定作用。

人体组织中的蛋白质始终处于合成和分解的动态平衡之中。人体每天约有3%的蛋白质参与代谢,不同年龄的人合成代谢率不同,婴幼儿和儿童蛋白质的代谢速度最快。机体生长发育及补充新陈代谢所损失的氮,都需要从食物获得氮源,食物只有提供含必需氨基酸种类齐全、配比适当的蛋白质,才能保证机体的生长和发育。

2.合成多种重要生理功能的物质

蛋白质在体内构成多种具有重要生理活性物质的成分,是新陈代谢必不可少的。许多激素,如胰岛素、肾上腺素、甲状腺素等都是含氮物质,这些物质的合成必须有足够的蛋白质供给;酶的本质是蛋白质,如体内淀粉酶、蛋白酶等,起催化和调节机能作用;一些维生素是由氨基酸转变而来,如色氨酸可转化成烟酸;携带和运输氧的血红蛋白及参与一切生化反应的酶等其本质均为蛋白质,它们保证人体生命活动能够有条不紊地进行。

3.维持机体内环境及增强免疫力

蛋白质的特殊结构和性质,决定其在体内的多种生理功能。如血液中的白蛋白、球蛋白参与调节和维持体内的酸碱平衡、胶体渗透压、水分在体内的正常分布,维持内环境的稳定以进行各种代谢活动,如神经冲动的传导、信息传递及思维活动等。免疫球蛋白作为抗体可以抵御外来微生物及其他有害物质的入侵,受体可以识别并特异地与具有生物活性的化学信号物质结合,细胞因子能在细胞间传递信息。包括营养素在内的许多重要物质的转运都与蛋白质和氨基酸有关。

4. 供给能量

蛋白质在体内可被代谢分解,释放出能量,是人体的能量来源之一。每克蛋白质在体内被氧化后可供给人体 16.7 kJ(4 kcal)能量。但蛋白质的这种功能可以由碳水化合物、脂肪所代替,只在体内碳水化合物、脂肪代谢不足以供给能量所需时,蛋白质才分解供给能量,这是蛋白质的次要功能。

(六)食物蛋白质的营养评价

食物中蛋白质营养价值高低受很多因素影响,主要是食品中蛋白质的含量、组成与性质。总的来说,一是从"量"的角度,二是从"质"的角度来进行综合评价。

1. 食物中蛋白质的含量

食物中蛋白质含量是评价食物蛋白质营养价值的基础。对同类食物而言,蛋白质含量越高,其营养价值相对越高,如大米的蛋白质含量为 7%～9%,面粉的蛋白质含量为 10%～12%,燕麦的蛋白质含量可达到 13%～15%。显然,面粉的营养价值比大米要好,燕麦更好。

不同食物中组成蛋白质的氨基酸数量和种类各不相同,两种或两种以上食物蛋白质混合食用,其中所含有的必需氨基酸取长补短,相互补充,达到较好的比例,从而可以提高蛋白质的利用率,称为蛋白质互补作用。例如,玉米、小米单独食用时,赖氨酸含量较低,蛋氨酸相对较高;而大豆中的蛋白质恰恰相反,玉米、小米和大豆混合食用时赖氨酸和蛋氨酸可相互补充;若在植物性食物的基础上再添加少量动物性食物,蛋白质的生物价还会提高。

为充分发挥食物蛋白质的互补作用,在调配膳食时,应遵循以下 3 个原则。

(1)食物的生物学种属越远越好,如动物性和植物性食物之间的混合比单纯植物性食物之间的混合要好。

(2)搭配的种类越多越好。

(3)食用时间越近越好,同时食用最好。

2. 蛋白质消化率

蛋白质消化率指一种食物蛋白质可被消化酶分解的程度。蛋白质消化率越高,则被机体吸收利用的可能性越大,营养价值也越高。蛋白质消化率常用蛋白质中能被消化吸收的氮的数量与该种蛋白质含氮总量的比值来表示。

$$蛋白质消化率 = \frac{摄入氮 - 粪氮}{摄入氮} \times 100\%$$

粪氮:代表食物中不能被消化吸收的氮。

蛋白质消化率的影响因素很多,不仅与食物来源有关,也与人的消化功能等有关。

3. 蛋白质利用率

蛋白质利用率指食物蛋白质消化吸收进入人体内后被利用的程度。测定蛋白质利用率常用蛋白质的生物价(BV)表示,以食物蛋白质在体内被吸收的氮与吸收后在体内储留真正被利用的氮的数量比来表示,即蛋白质被吸收后在体内被利用的程度。

$$BV = \frac{氮储留量}{氮吸收量} = \frac{摄入氮 - (粪氮 - 粪代谢氮) - (尿氮 - 内源尿氮)}{摄入氮 - (粪氮 - 粪代谢氮)} \times 100\%$$

常见食物蛋白质生物价,鸡蛋为94,牛奶为85,鱼为83,牛肉为76,猪肉为74,大米为74,小麦为67。

(七)蛋白质的推荐摄入量(DRIs)及食物来源

1.蛋白质的推荐摄入量

人体蛋白质需要量的衡量依照年龄的不同采用不同的方法,对婴儿是以母乳为基础的测量方法,对成人来说主要以要因加算法和氮平衡法。依照我国的饮食习惯和膳食构成及各年龄段人群的蛋白质代谢特点,中国居民膳食蛋白质推荐摄入量见附录1中附表2,每日摄入的蛋白质以不超过推荐供给量的2倍为宜。

2.蛋白质食物来源

蛋白质的食物来源可分为植物性和动物性两大类。植物蛋白质中,谷类含蛋白质8％左右,是居民的主食,摄入量大,也是膳食蛋白质的主要来源。豆类含丰富的蛋白质,特别是大豆,含量高达35％～40％,氨基酸组成也比较合理,在体内的利用率较高,是植物蛋白质中的优质来源。蛋类含蛋白质11％～14％,乳类(牛奶)一般含蛋白质3％～3.5％,氨基酸组成比较平衡,都是人体优质蛋白质的重要来源,常作为参考蛋白质。肉类包括禽、畜和鱼的肌肉,新鲜肌肉含蛋白质15％～22％。一般而言,动物蛋白质的营养价值优于植物蛋白质。植物蛋白质生理价值一般较动物蛋白质低,但植物蛋白质依然是我国居民重要的蛋白质来源。因此,为提高日常膳食中蛋白质的营养价值,应注意食物多样化,粗细杂粮兼用,防止偏食,使动物蛋白质、豆类蛋白质、谷类蛋白质合理分布于各餐中,以充分发挥蛋白质互补作用,提高蛋白质的利用率。

二维码1-12　常见食物中蛋白质的含量

为改善膳食蛋白质的质量,在膳食中应保证有一定数量的优质蛋白质。一般要求动物蛋白质和大豆蛋白质应占膳食蛋白质总量的30％～50％。老年人对蛋白质的质量应有更高要求,建议优质蛋白质应占总蛋白质摄入量的50％。

3.缺乏与过量的危害

(1)蛋白质缺乏　人体蛋白质丢失＞20％时,生命活动就会被迫停止。这种情况见于贫穷和饥饿引起的人群和肿瘤病人。蛋白质缺乏的临床表现为疲倦、体重减轻、贫血、免疫和应激能力下降、血浆蛋白质含量下降,尤其是白蛋白降低,并出现营养性水肿。蛋白质缺乏在成人和儿童中都有发生,但处于生长阶段的儿童更为敏感,易患蛋白质—能量营养不良(PEM)。PEM一般分为消瘦型、水肿型和混合型。消瘦型主要由于能量严重不足所致,临床表现为消瘦、皮下脂肪消失、皮肤干燥松弛、体弱无力等;水肿型是指能量摄入基本满足而蛋白质严重不足,以全身水肿为其特点,患者虚弱、表情淡漠、生长滞缓、头发变色变脆易脱落、易感染其他疾病;混合型是指蛋白质和能量同时缺乏,兼有程度不等的消瘦型和水肿型临床表现。轻度的蛋白质缺乏主要影响儿童的体格生长,导致体重低和生长发育迟缓。

(2)蛋白质过量　人体将过多的蛋白质进行脱氨分解需要消耗大量水分,会加重肝肾的负担。此外,过多动物蛋白的摄入也造成含硫氨基酸摄入过多,可加速骨骼中钙质的丢失,易产生骨质疏松。健康成人摄入1.9～2.2 g/(kg·d)蛋白质膳食一段时期,会产生胰岛素敏感性下降、尿钙排泄量增加、肾小球滤过率增加、血浆谷氨酸浓度下降等代谢变化。

【知识拓展】

膳食氨基酸参考摄入量

2007 年 WHO/FAO/UNU 考虑了包括氮平衡及稳定性同位素技术等不同方法,研究必需氨基酸需要量的结果,提出了各人群必需氨基酸的 EAR(表 1-9)。婴儿、儿童和青少年必需氨基酸的需要量除了维持体重所需的氨基酸量外,还加上了伴随生长所需氨基酸的量。因此,每种必需氨基酸的平均需要量都比成人高。

表 1-9　2007 年 WHO/FAO/UNU 各人群必需氨基酸的平均需要量　　mg/(kg·d)

年龄/岁	组氨酸	异亮氨酸	亮氨酸	赖氨酸	含硫氨基酸	芳香族氨基酸	苏氨酸	色氨酸	缬氨酸
0.5	22	36	73	64	31	59	34	9.5	49
1～	15	27	54	45	22	40	23	6.4	36
3～	12	23	44	35	18	30	18	4.8	29
11～	12	22	44	35	17	30	18	4.8	29
15～	11	21	42	33	16	28	17	4.5	28
18～	10	20	39	30	15	25	15	4.0	26

项目 4　微量营养素

项目目标

知识目标

掌握矿物质与维生素的基本概念、分类、特点;

掌握各种微量营养素的生理功能、缺乏与过量危害、主要食物来源;

熟悉各种微量营养素的膳食参考摄入量。

能力目标

能够通过查阅 DRIs 表来确定中国居民矿物质及维生素的参考摄入量;

能够通过选择适当食物来预防常见的矿物质与维生素营养缺乏病。

矿物质和维生素因需要量较少,在膳食中所占比重也小,称为微量营养素。

一、矿物质

(一)概述

矿物质在人体内一般以盐的形式存在,所以又叫无机盐。人体组织中含有 20 多种元素,其中 96% 左右是碳、氢、氧、氮构成的有机物和水,其余 4% 左右是矿物质。这些矿物质元素除少量参与有机物的组成(如 S、P)外,大多数以无机盐的形式存在矿物质是人体不可缺少的组成部分。

二维码 1-13　矿氏家族之谜(视频)

1.矿物质的分类

矿物质可分为常量元素和微量元素两大类。

(1)常量元素　常量元素又称宏量元素,其标准含量占人体质量的0.01%以上,每人每日需要量在100 mg以上,如钙、磷、硫、钾、氯、钠、镁等统称为常量元素。按照在人体内含量多少排列,依次为钙、磷、钾、钠、硫、氯和镁。

(2)微量元素　微量元素又称痕量元素,其标准含量占人体质量的0.01%以下,每人每日需要量在100 mg以下。微量元素在体内的量极少,有的甚至只有痕量,其在组织中的浓度只能以 mg/kg 甚至 μg/kg 计,如铁、氟、锌、铜、硅、锡、锰、碘、钼、铬、钴等称为微量元素。

1990 年 FAO/IAEA/WHO 的专家委员会将微量元素共分为三类。

第一类为人体必需的微量元素,有碘(I)、铁(Fe)、锌(Zn)、硒(Se)、铜(Cu)、钼(Mo)、铬(Cr)、钴(Co)8 种;

第二类为人体可能必需的微量元素,有锰(Mn)、硅(Si)、镍(Ni)、硼(B)、钒(V)5 种;

第三类为具有潜在毒性,但在低剂量时,对人体可能具有必需功能的微量元素,包括氟(F)、铅(Pb)、镉(Cd)、汞(Hg)、砷(As)、铝(Al)、锂(Li)、锡(Sn)。

2.矿物质的特点

(1)矿物质在体内不能合成,必须从食物和饮水中摄取　人体每天都有一定量的矿物质随尿、粪便、汗液、毛发与上皮细胞脱落而排出体外,所以必须不断地从膳食中补充。

(2)矿物质在体内分布极不均匀　人体组织中矿物质分布不均匀,如钙和磷主要集中在骨骼与牙齿中,碘主要集中在甲状腺中,铁主要集中于红细胞中。

(3)矿物质相互之间存在协同或拮抗作用　矿物质元素之间的相互作用十分复杂,如膳食中过量的镁干扰钙的代谢,过量的锌可抑制铁的吸收,而过量铁同样抑制锌的吸收。

(4)某些微量元素在体内需要量很少,生理剂量与中毒剂量范围窄,摄入过多易产生毒性　如硒摄入过量会引起中毒,所以对硒的强化应注意不宜用量过大,是否需摄入其强化食品须谨慎。

3.矿物质的生理功能

(1)矿物质是构成人体组织的重要成分　无机盐对组织和细胞的结构具有重要作用。如蛋白质中含有硫、磷、氯等,软组织中含有的钾较多,骨骼和牙齿等硬组织大部分是由钙、磷和镁组成的。

(2)调节细胞膜的通透性　体液中的无机盐离子可以调节细胞膜的通透性,以保持细胞内外液中酸性和碱性的无机离子的浓度,控制水分,维持正常渗透压和酸碱平衡,参与神经活动和肌肉收缩等。

(3)维持神经和肌肉的兴奋性　钾、钠、钙和镁等离子以一定比例存在时,对维持神经、肌肉的兴奋性以及细胞膜的通透性具有重要作用。

(4)组成激素、维生素、蛋白质和多种酶类的成分　有些矿物质是构成酶的辅基、激素、维生素、蛋白质和核酸的成分,或作为多种酶系统的激活剂,参与许多重要的生理功能。例如,甲状腺素含碘,胰岛素含锌,铬是葡萄糖耐量因子的重要组成成分等。氯离子对唾液淀粉酶、镁离子对磷酸转移酶等均有作用。

(二)常量元素

1.钙

钙是人体内含量最多的一种无机元素,一般情况下,占成年人体重的 1.5%～2.0%,体重 60 kg 的成年人体内含钙为 1 000～1 200 g,是人体含量最多的矿物元素。其中,99.3%的钙与磷形成骨盐集中于骨骼和牙齿中,存在形式主要为羟磷灰石,也有部分是非结晶的磷酸钙。人在幼年时期非结晶型的磷酸钙所占的比例比较大,成年后则结晶型羟磷灰石的比例较大;其余不到 1%的钙常以游离状态与柠檬酸螯合或与蛋白质结合,存在于混溶钙池中,即软组织、细胞外液及血液中,并与骨骼中的钙保持动态平衡,维持体内细胞正常生理状态。

二维码 1-14　矿氏家族-
常量元素(视频)

1)生理功能

钙不仅是构成机体完整性不可缺少的组成部分,而且在机体各种生理和生化过程中起着极为重要的作用。

(1)钙是构成骨骼和牙齿的主要成分　骨骼中的钙占总灰分的 40%,钙对维持骨骼的正常生长发育起着重要作用。成骨细胞与黏多糖等构成骨基质,羟磷灰石及磷酸钙沉积于骨基质,形成骨骼及牙齿。正常情况下,骨骼中的钙在破骨细胞的作用下不断地被释放,进入混溶钙池。同时,混溶钙池中的钙不断沉积于成骨细胞中,使骨骼不断更新。骨钙的更新速率随年龄的增长而减慢,幼儿的骨骼每 1～2 年更新一次,成人更新一次则需要 10～12 年。男性 18岁以后,女性更早一些,骨的长度开始稳定,但骨的密度仍继续增加若干年。牙的化学组成类似骨骼,但组织结构和骨骼差异很大,牙本质中无细胞、血管和神经,所以无更新过程。

(2)调节神经和肌肉的兴奋性　钙离子与神经和肌肉的兴奋、神经冲动的传导、心脏的正常搏动等生理活动有密切的关系。钙离子可与细胞膜的蛋白和各种阴离子基团结合,具有调节细胞受体结合和离子通透性,参与神经信号传递物释放,维持神经、肌肉的生理功能的作用。血清钙浓度下降,可使神经和肌肉的兴奋性增高。当血钙浓度过低时,神经、肌肉兴奋增加,会出现抽搐症状。而钙离子浓度过高时,则损害肌肉的收缩功能,引起心脏和呼吸衰竭。

(3)维持所有细胞正常的生理功能　钙作为各种生物膜的结构成分,影响生物膜的通透性和完整性。

(4)促进体内酶的活动　钙离子参与多种酶,如腺苷酸环化酶、磷酸二酯酶、琥珀酸脱氢酶、酪氨酸羟化酶等的激活作用,进而可调节代谢过程及一系列细胞内的生命活动。

2)影响钙吸收的主要因素

钙的吸收主要在有钙结合蛋白的小肠上端,此部位吸收的钙最多。通常膳食中 20%～60%的钙是由肠道吸收进入血液的。膳食中影响钙吸收的因素很多,有的在肠道中对钙的吸收有促进作用,而有的却会抑制人体对钙的吸收。

促进钙吸收的主要因素:①维生素 D 促进钙的吸收。膳食中维生素 D 的存在与量的多少,对钙的吸收有明显影响。尤其是对于婴幼儿,可通过定期补充维生素 A、维生素 D 制剂来促进机体对膳食中的钙的吸收。②蛋白质供给充足,可促进钙的吸收。③乳糖有利于钙的吸收。乳糖与钙形成较容易吸收的可溶性低分子;乳糖被肠道菌分解发酵产酸,肠道 pH 降低,有利于钙的吸收;同时,酸性环境也可促进钙的溶解和吸收。④体力活动可促进钙的吸收,活动很少或长期卧床的老人、病人钙吸收率会降低。

对钙吸收不利的主要因素包括：①粮食、蔬菜等植物性食物含有的植酸、草酸与钙结合形成难溶的盐类，使钙难以被吸收。有的蔬菜草酸含量较高，烹制时应先焯后炒。②高脂膳食和脂肪酸影响钙的吸收。高脂膳食可延长肠道停留和钙与黏膜接触时间，可使钙吸收有所增加，但脂肪酸与钙结合形成脂肪酸钙，则影响钙吸收。③膳食纤维中的糖醛酸残基与钙结合形成不溶性的物质，从而干扰钙的吸收。④一些碱性药物如抗酸药、四环素、肝素等可干扰钙吸收。

3）钙缺乏与过量

（1）钙缺乏　钙缺乏症是较常见的营养性疾病，主要表现为骨骼的病变。年龄不同表现不同的症状。

①小儿佝偻病。佝偻病是婴幼儿或儿童由于严重缺钙或维生素 D，导致全身钙、磷代谢失常而使骨骼钙化不良的一种疾病。其典型的症状为前额突出似方匣、枕秃、鸡胸、脊柱弯曲、O 形腿或 X 形腿、胸骨与肋骨连接处增大以及生长发育迟缓等。

②骨质疏松症。成人钙缺乏可导致骨质疏松，常见于 50 岁以上的老年人，特别是绝经期后的妇女，由于体内激素代谢失调、成年早期缺钙等因素而引起。中老年人随着年龄增加，成骨作用低于破骨过程，出现钙流失，易引起骨质疏松，使骨脆性增大。其症状特点为矿物质减少、背下部疼痛、骨的质量减少并伴随身高缩短、骨质松脆、断裂后恢复很慢。骨质疏松受遗传及多种环境因素，如身体活动、膳食、吸烟甚至精神心理因素的影响，钙只是引起骨质疏松的重要因素之一。

二维码 1-15　借你一双慧眼，看清补钙误区（视频）

（2）钙过量　随着钙强化食品的增多和钙补充剂的使用过量的问题增加，钙过量现象日益增多。成人摄入过多钙，会引起高钙血症与高钙尿症，而且与肾结石患病率增加有直接关系。婴幼儿时期过量补充钙可能造成儿童骨骼过早钙化，影响生长发育。过量钙还会干扰其他矿物质的吸收和利用，如钙过多可抑制铁、锌、镁等的吸收和利用。

4）食物来源

钙的来源以乳及乳类制品最好，不但含量丰富而且吸收率高。牛乳中一般含钙约 1 mg/g，而且牛乳中含有酪蛋白，在肠道蛋白酶的作用下，生成部分酪蛋白磷酸肽。酪蛋白磷酸肽可整合钙离子，使其在肠道中保持溶解状态，利于钙的吸收和利用。豆类、坚果类、虾和一些绿色蔬菜含钙量也较丰富。但由于一些蔬菜中含有草酸，会影响钙的吸收，如菠菜中钙的吸收率只有 5%，但经过焯水后可降低草酸含量，提高钙的吸收率。此外，硬水中也含有相当量的钙，也是钙的良好来源。

部分食物的钙含量见表 1-10。

5）膳食参考摄入量

中国营养学会建议的我国居民膳食钙的推荐摄入量（RNI）为：18～49 岁 800 mg/d，50～64 岁 1 000 mg/d，孕妇 800～1 000 mg/d，乳母 1 000 mg/d。成人钙的可耐受最高摄入量（UL）为 2 000 mg/d。

表 1-10 部分食物的钙含量   mg/100 g 可食部分

食物名称	钙含量	食物名称	钙含量	食物名称	钙含量	食物名称	钙含量
虾皮	991	芝麻籽(白)	620	荠菜	294	黄豆	191
裙带菜(干)	947	虾米	555	紫菜(干)	264	苋菜(绿)	187
全脂奶粉	928	西瓜籽	392	黑木耳(干)	247	甘薯叶	180
芝麻籽(黑)	780	河虾	325	萝卜缨(小)	238	油菜(小)	153
凤尾鱼(熟)	665	金针菜(鲜)	301	雪里蕻	230	酸奶	128

数据来源:杨月欣.中国食物成分表标准版.6版.北京:北京大学医学出版社,2018

2.磷

人体内的磷含量约为体重的 1%。成人体内含磷 400~800 g,占体内矿物质含量的 1/4。其中 85%~90% 以羟磷灰石形式存在于骨骼和牙齿中。另外 10%~15% 的磷与蛋白质、脂类、糖类等结合,参与软骨组织的构成,广泛分布于细胞膜、骨骼肌、皮肤、神经及体液中。

1)生理功能

磷存在于人体的所有细胞中,几乎参与所有生理上的化学反应。人体每一个细胞都含有磷,磷在体内所起的作用居所有矿物元素之首。

(1)磷是构成骨骼和牙齿的重要成分 磷与钙形成的难溶性无机磷酸盐,在骨骼形成过程中,每 2 g 钙需要 1 g 磷,即钙磷比约为 2∶1。磷酸盐与胶原纤维共价结合,在骨的沉积及骨的溶出中起决定性作用,使骨及牙齿结构坚固。因此,磷的重要性与骨、牙齿中钙盐作用相同。

(2)参与许多重要的代谢 磷酸化合物如三磷酸腺苷及磷酸肌酸等为能量载体,参与能量的贮存、转移与供给。在分解代谢中,磷酸化合物是某些物质代谢的重要中间产物,如碳水化合物分解过程中形成的 6-磷酸葡萄糖、磷酸烯醇式丙酮酸等。同时,在能量代谢的过程中,磷也是许多重要酶系统的组成部分及激活剂。

(3)生命重要组成物质的组成成分 磷酸是核酸、磷蛋白、磷脂、大多数辅酶、环腺苷酸、环鸟苷酸等生命重要组成物质的组成成分。

(4)调节机体的酸碱平衡 磷酸盐缓冲体系接近中性,是体内重要的缓冲体系。磷以多种磷酸盐的形式组成机体的缓冲系统,可以通过从尿中排出不同形式和不同量的磷酸盐来调节机体的酸碱平衡。

2)缺乏与过量

磷在膳食中分布广泛,因此磷缺乏在临床上少见。磷缺乏的症状为疲劳、食欲下降和骨骼失去矿物质,婴儿会出现佝偻病样骨骼异常等。磷的缺乏只有在一些特殊情况下才会出现。如仅喂以母乳的早产儿,因人乳含磷量较低,不能满足早产儿骨磷沉积的需要,而可发生磷缺乏,出现佝偻病样骨骼异常。另外,长期使用大量抗酸药或禁食者也可能会出现磷缺乏,主要表现为厌食、贫血、肌无力、骨软化、佝偻病、全身虚弱、对传染病的易感性增加、感觉异常等。

一般情况下,膳食也不易引起磷过量,但若口服或静脉注射大量磷酸盐会引起磷过量,主要为高磷血症。过量的磷可引发低血钙症,导致神经兴奋性增强、手足抽搐和惊厥。

3)食物来源

磷在食物中分布广泛,不同种类的食物,其磷含量也不相同。蛋类、瘦肉、鱼类、干酪及动物肝、肾的磷含量十分丰富,且易吸收。植物性食物,如坚果、油料种子、豆类、海带、紫菜等磷含量也较高。但豆类中的磷主要以植酸磷的形式存在,如不加工处理,利用率较低。此外,膳食中应注意钙与磷的比例,钙磷比值过低会影响钙的吸收,过高会影响磷的吸收。

4)膳食参考摄入量

中国营养学会 2013 年的 DRIs 中,中国居民膳食磷的推荐摄入量(RNI)为:18～ 64 岁 720 mg/d,65～79 岁 700 mg/d,80 岁以上 670 mg/d,孕妇、乳母 720 mg/d。

3. 钾

正常人体内钾总量约为 50 mmol/kg,成年男性略高于女性。钾的化学性质与钠相似,但生理作用与钠相反,钾主要存在于细胞内。细胞内液钠与钾的比例是 1∶10,而细胞外液则是 28∶1。细胞外钾主要以离子态存在,钾和钠离子都能通过细胞膜,以维持其动态平衡。钾是人体必需的营养素,人体中 70% 的钾贮存在肌肉中,10% 贮存于皮肤中,其余贮存于红细胞、脑髓和大型内脏中,骨骼中较少。

1)生理功能

(1)维持细胞内正常的渗透压　钾是生长必需的元素,是细胞内的主要阳离子,因此能维持细胞内液的渗透压。

(2)维持碳水化合物、蛋白质的正常代谢　葡萄糖和氨基酸经过细胞膜进入细胞合成糖原和蛋白质时,必须有适量的钾离子参与。三磷酸腺苷的生成过程中也需要一定量的钾,钾缺乏时糖和蛋白质的代谢将会受到影响。

(3)维持神经肌肉的应激性和正常功能　当血钾浓度降低时,膜电位上升,细胞膜极化过度,应激性降低,发生松弛性瘫痪。当血钾浓度过高时,膜电位降低,致使细胞不能复极化而应激性丧失,可发生肌肉麻痹。

(4)维持心肌的正常功能　钾营养肌肉组织,尤其是心肌。心肌细胞内外的钾浓度与心肌的自律性、传导性和兴奋性有密切关系。缺钾或钾过高均可引起心律失常。在心肌收缩期,钾从细胞内溢出,舒张期内移。若缺钾或钾过多,均可引起钾的迁移,从而使心脏功能严重失常。

(5)维持细胞内外正常的酸碱平衡和电离平衡　钾代谢紊乱时,可影响细胞内外酸碱平衡。当细胞失钾时,细胞外液中钠与氢离子可进入细胞内,引起细胞内酸中毒和细胞外碱中毒;反之,细胞外钾离子内移,氢离子外移,可引起细胞内碱中毒与细胞外酸中毒。同时,钾可对抗食盐引起的高血压,通过利尿、降低肾素释放、扩张血管等降低血压。

2)缺乏与过量

一般从膳食中摄取能满足机体需要,很少出现钾缺乏症。钾缺乏主要是长期摄入不足及损失过多造成的,如呕吐、腹泻、肾上腺皮质机能亢进、高温作业或重体力劳动导致大量出汗等。血清钾的正常范围为 3.5～5.5 mmol/L。当血清钾低于 3.5 mmol/L 时,称为低钾血症。钾缺乏使神经肌肉应激性降低,肌肉无力,心律失常,排尿困难,消化功能紊乱,血管麻痹甚至发生休克。

钾过量主要是摄入过多、肾功能衰竭造成肾排出能力降低、细胞外液容积减少或血液浓缩等造成。血清钾浓度过高时,可出现毒性反应,称为高钾血症,可在神经、肌肉、消化、心血管、泌尿、中枢神经等系统发生功能性或病理性改变,表现为全身软弱无力、面色苍白、肌肉酸痛、肢体寒冷、动作迟钝、嗜睡、神志模糊,进而出现迟缓性瘫痪、肌腱反射消失、心律失常等。

3)食物来源

钾的主要食物来源是水果、蔬菜和肉类,如豆类、瘦肉、乳、蛋、马铃薯、绿叶蔬菜、茶叶、向日葵籽、谷物,水果如香蕉、橘子、柠檬、杏、梅等食物都含钾丰富。

4)膳食参考摄入量

中国营养学会提出中国居民膳食钾的适宜摄入量(AI)为:18 岁以上成人钾的 AI 定为 2 000 mg/d,可耐受最高摄入量(UL)为 2 000 mg/d。

4.钠

钠是人体不可缺少的常量元素之一,约占体重的 0.15%,其中 44%～50% 在细胞外液,40%～47%在骨骼中,细胞内液含量较低,仅 9%～10%。人体的钠可分成两部分,一部分为可交换钠,占总体钠的 70% ～75%,当人体缺钠时,它补充到细胞外液;另一部分为不可交换钠,骨骼中钠的 88%沉积于羟磷灰石晶格中,不易与细胞外液交流动用。可交换钠与血浆中的钠进行着弥散平衡。

1)生理功能

(1)调节体内水分与渗透压　钠主要存在于细胞外液,是细胞外液中的主要阳离子,约占阳离子总量的 90%,与对应的阴离子构成的渗透压,维持体内水量的恒定。体内水量随钠量而变,钠多则水量增加,钠少则减少。体内钠量的调节对内环境稳定起核心作用。当细胞内钠含量增高时,水进入细胞内,使细胞内水量增加,造成细胞肿胀,引起组织水肿;反之,人体失钠过多时,致使钠量降低,水量减少,水平衡改变。

(2)维持酸碱平衡　人体各组织细胞需要适宜的氢离子浓度才能维持各种酶的正常活动。在缓冲系统中,钠离子总量影响着缓冲系统中碳酸氢盐的消长,因此,钠离子量起到了平衡体液酸碱的作用。

(3)增强神经肌肉的兴奋性　钠、钾、钙、镁等离子的浓度平衡,对于维护神经肌肉的应激性都是必需的,钠离子的正常浓度可增强神经肌肉的兴奋性。

(4)维持正常血压　钠调节细胞外液容量,维持血压,细胞外液钠浓度的细小而持续的变化对血压就有很大的影响。人群调查与干预研究证实,膳食钠摄入与血压有关。饮食中钠摄入量与 Na/K 值是影响人群血压水平及产生高血压的重要因素,减少钠或增加钾的摄入对预防高血压有重要意义。

2)缺乏与过量

一般食物中钠含量丰富,不易缺乏。进入体内的钠,大部分通过肾脏随尿排出,只有小部分是身体所需的。在一些特殊情况下,如呕吐、腹泻、大量出汗、多饮水、慢性肾上腺皮质机能减退、肾功能衰竭、烧伤、严重感染等,可能会出现钠缺乏。钠缺乏表现为恶心、呕吐、视力模糊、心率加速、脉搏细弱,严重时可能会出现休克及急性肾功能衰竭而死亡。

二维码 1-16　隐形盐
是什么? 会影响
健康吗?(视频)

二维码 1-17　矿氏家族-
微量元素铁和锌(视频)

正常情况下摄入的过多的钠并不蓄积,但疾病影响肾功能时容易发生钠过多,表现为水肿、体重增加、血容量增大、血压偏高、脉搏增大、心音增强等。研究表明食盐摄入量与高血压发生成正相关。《中国居民膳食指南(2016)》建议成年人每日食盐摄入量不超过 6 g。每日食盐摄入 35~40 g 可引起急性中毒,出现水肿、血压上升、血浆胆固醇升高、脂肪清除率降低、胃黏膜上皮细胞受损等。

3)食物来源

钠在天然食物中含量并不多,人体摄入钠的主要来源为食盐等调味品以及腌制类食物。调查发现,钠的来源中,10%来自食物中所含的天然盐分,90%是食物加工和制造过程中加入的。

4)膳食参考摄入量

中国营养学会建议的我国居民膳食钠的适宜摄入量(AI)为:18~49 岁为 1 500 mg/d,50 岁以上为 1 400 mg/d,孕妇、乳母为 1 400 mg/d。

(三)微量元素

1.铁

铁是人体内含量最多的必需微量元素。对于人体来说,铁是不可缺少的微量元素,也是人们研究最多和了解最深的人体必需微量元素之一。铁缺乏是全球特别是发展中国家最主要的营养问题之一。成人体内铁总量为 3~4 g,相当于一颗小铁钉的质量,占人体重的 0.004%。铁在人体内含量随年龄、性别、营养状况和健康状况的不同而有个体差异。体内铁分为功能铁和贮存铁。功能铁约占 70%,是铁的主要存在形式,它们大部分存在于血红蛋白和肌红蛋白中,少部分存在于含铁的酶和运输铁中,这些铁参与氧的转运和利用。贮存铁约占总铁含量的30%,主要以铁蛋白和含铁血黄素的形式存在于肝、脾和骨髓中。

1)生理功能

(1)参与体内氧的运送和组织呼吸　铁在体内主要作为血红蛋白和肌红蛋白的组成成分,参与氧和二氧化碳的运输。血红蛋白可将氧气运送到机体各组织和器官。铁也是细胞色素、过氧化氢酶和过氧化物酶的组成成分。细胞色素在细胞呼吸过程中起到传递电子的作用,其传递电子的方式是通过血红素辅基中铁原子的还原态和氧化态之间的可逆变化进行的,所以铁在呼吸和生物氧化过程中起重要作用。

(2)维持正常的造血功能　铁与红细胞的形成与成熟有关。铁在骨髓造血组织中与卟啉结合形成高铁血红素,再与珠蛋白合成血红蛋白,从而维持正常的造血功能。缺铁可影响血红蛋白的合成及幼红细胞的增殖。

(3)维持正常免疫功能　铁与正常的免疫功能有关,可以提高机体免疫力。许多与杀菌有关的酶的活力、淋巴细胞的转化、中性粒细胞的吞噬功能都与铁水平有关。缺铁可造成淋巴细胞减少和自然杀伤细胞的活性降低,免疫力下降。

(4)其他功能　研究发现铁还可促进嘌呤与胶原合成、β-类胡萝卜素转化为维生素 A、药物在肝脏内的解毒作用、抗体的产生等。

2)缺乏与过量

铁是人体内含量最多的必需微量元素,在体内发挥着重要的生理功能。铁缺乏可引起缺铁性贫血。尽管铁是地球上最丰富的元素之一,但因食物中的铁大多数是不溶性的,且在小肠中吸收很少,所以,铁缺乏目前是一种世界性的营养缺乏症,在我国患病率也很高,特别是在婴幼儿、孕妇、乳母中更易发生。铁缺乏的儿童易烦躁,对周围不感兴趣,成人则表现为冷漠、呆滞。当血红蛋白继续降低,则出现食欲减退、疲乏无力、头晕、记忆力减退等。少年儿童铁缺乏则身体发育受阻,体力下降,易出现注意力不集中、记忆力下降等现象,进而直接影响学习成绩。

从我国的膳食结构上来看,饮食以植物性食物为主,而植物中的铁含量并不低,占到膳食总铁摄入量的 85% 以上,但植物中的铁多为非血红素铁,人体对这种非血红素铁的吸收率很低,而且,植物性食物中还含有大量植酸、多酚,这些物质可与铁形成难以溶解的化合物,会进一步影响人体对铁的吸收。

身体长期摄入过多的铁可使铁在人体内贮存过多,由于机体无主动排铁的功能,铁在身体中的长期过量蓄积不仅使贮存铁过多,而且当铁不能适当地容纳在贮存部位时,就能损害各种器官。肝脏是铁贮存的主要部位,铁过量也常累及肝脏,成为铁过多诱导损伤的主要靶器官。肝脏中铁过量易导致肝纤维化甚至肝硬化和肝细胞瘤。过量铁通过催化自由基的生成,促进脂蛋白的脂质和蛋白质部分的过氧化反应,形成氧化低密度脂蛋白等作用,参与动脉粥样硬化的形成。除此之外,铁也会影响到胰、心脏和关节以及脑垂体等。

二维码 1-18　怎么吃才补铁?(视频)

3)食物来源

补铁以动物性食物为最好。如动物肝、全血、瘦肉、禽肉等中含铁丰富,且吸收率高,是铁的良好来源。蛋黄含铁量也较高,但因蛋黄含卵黄磷蛋白,会干扰铁的吸收,其吸收率仅为 3%。尽管如此,由于蛋黄易于消化,仍然是婴幼儿补充铁的良好来源。植物食品中海带、芝麻中铁含量很高,各种豆类、黑木耳、芝麻酱中含铁量也比较丰富,蔬菜如油菜、花椰菜、芹菜、韭菜等含铁量较其他蔬菜丰富。维生素 C、肉类、果糖、氨基酸、脂肪可增加铁的吸收,而茶、咖啡、牛乳、植物酸、麦麸等可抑制铁的吸收,所以膳食应注意食物合理搭配,以增加铁的吸收。

4)膳食参考摄入量

由于铁在体内代谢中可反复利用,而且每日从体内的排出量很少,因此只要通过食物加以弥补,即可满足生理需要。中国居民膳食铁的推荐摄入量(RNI)为:18～49 岁女为 20 mg/d,男为 12 mg/d;50 岁以上为 12 mg/d,孕妇为 20～ 29 mg/d,乳母为 24 mg/d。

2.锌

成人体内锌含量约为 2～2.5 g,分布于各种组织器官中,以肝、肾、肌肉、视网膜、前列腺中含量高。通常皮肤、头发和指甲中锌的含量可反映膳食中锌的长期供给水平。

1)生理功能

(1)作为多种酶的组成成分或激活剂　锌与酶的关系极为密切,锌在金属酶中有构成、催化和调节作用。它决定并影响着 80 种以上酶的活性,如碳酸酐酶、碱性磷酸酶、乳酸脱氢酶、羧肽酶、RNA 聚合酶、DNA 聚合酶等。这些酶在组织呼吸以及蛋白质、脂肪、糖和核酸等的代谢中有重要作用。

(2)促进生长发育　锌是 DNA 聚合酶的必需组成部分,锌缺乏会导致 DNA、RNA 及蛋白质合成停滞,影响细胞分裂与生长,进而影响生长发育。因此,缺锌后创伤的组织愈合困难,性器官发育不全或减退,生长发育不良,儿童将出现缺锌性侏儒症。

(3)对皮肤和视力有保护作用　锌可保护皮肤健康,缺锌可引起上皮角质化和皮肤粗糙。

锌在体内可促进视黄醛的合成和构型转化,参与肝中维生素 A 的动员,维持血浆维生素 A 的浓度。缺锌时会影响视力和暗适应能力。

(4)提高免疫功能 锌是维护机体正常免疫功能和防御机能所必需的物质,对淋巴组织、细胞免疫功能和吞噬杀菌作用的影响较大。

(5)其他功能 锌与创伤修复有很大关系。锌可增强组织再生能力,促进伤口愈合,可用于治疗溃疡、炎症、湿疹、皮炎等。锌与唾液蛋白合成味觉素,可增进食欲,所以缺锌会影响味觉和食欲。此外,锌还能延缓衰老。

2)缺乏与过量

缺锌将使各种营养吸收不足,细胞的分裂和增长受阻,生长激素的合成与分泌减少,最终导致生长发育迟缓。儿童发生慢性锌缺乏病时,主要表现为生长停滞。青少年缺锌除生长停滞外,还会表现出性成熟推迟、性器官发育不全、第二性征发育不全等。如果锌缺乏症发生于孕妇,会不同程度地影响胎儿的生长发育,使大脑细胞的正常分裂发育受到阻碍,导致大脑总细胞数低于正常值。人体内缺锌时口腔黏膜上皮细胞易于脱落而阻塞舌头上的味蕾小孔,引起味觉减退、食欲不振,继而使进食减少,使体内进一步缺锌,严重缺锌时表现为异食癖。锌对免疫力的影响较为明显,儿童缺锌会使免疫器官发育不完善,免疫细胞分裂、生长和再生受阻,巨噬细胞吞噬病菌的能力减弱,导致免疫力低下,更容易感染流行性呼吸道和胃肠道疾病。

在锌正常摄入量和产生有害作用之间,有一个相对较宽的范围。一般来说,正常食用食物来源的锌,人体不易发生中毒。锌中毒可能发生于大量外用或服用锌剂,或者使用含锌容器贮存的食品时。中毒的表现为恶心、呕吐、急性腹痛、腹泻和发热。给实验动物以大剂量的锌,可导致其贫血、生长停滞和突然死亡。通常在停止锌的接触或摄入后,锌中毒症状在短期内即可消失。过量锌可干扰铜、铁和其他微量元素的吸收和利用,造成免疫机能损伤。

3)食物来源

锌的来源广泛,普遍存在于各种食物中,但动植物性食物之间,锌的含量和吸收利用率有很大差别。动物性食物一般含锌量较高且吸收率高,如贝壳类海产品、肉类、肝脏、蛋类、牛乳、鱼类。植物性食物中也含有一定量的锌,如豆类、花生、芝麻及果蔬水果类,但含锌量较低,并且易与植酸和草酸结合,不能被身体充分吸收。谷物碾磨越细,锌丢失越多,如小麦加工成精面粉大约 80% 锌被去掉,豆类制成罐头比新鲜大豆锌含量损失 60% 左右。发酵谷物制品因植酸有一部分被水解,锌的吸收率高于未发酵制品。

4)膳食参考摄入量

我国居民膳食锌的推荐摄入量:18 岁以上男性为 12.5 mg/d,女性为 7.5 mg/d,孕妇为 9.5 mg/d,乳母为 12 mg/d。

3. 碘

碘是人体的必需微量元素之一,正常成人体内含碘 25～50 mg,其中 70%～80% 存在于甲状腺。甲状腺含碘量随年龄、摄入量及腺体的活动性不同而有差异。碘是甲状腺素-四碘甲腺原氨酸(T4)和三碘甲腺原氨酸(T3)合成必不可少的成分,两者在代谢上具有重要作用。机体需要的碘可从饮水、食物及食盐中获得。

二维码 1-19 矿氏家族-微量元素碘和硒(视频)

1)生理功能

碘在体内主要参与甲状腺的合成,其生理作用也是通过甲状腺素的作用表现出来的。

(1)参与能量代谢　在三大产能物质蛋白质、脂肪、碳水化合物的代谢中,碘促进氧化和氧化磷酸化过程;促进分解代谢、能量转换,增加氧耗量,加强产热作用,这些均在心、肝、肾及骨骼肌中进行,而对脑的作用不明显。此外,碘还参与维持和调节体温的活动,保持正常的新陈代谢和生命活动。

(2)促进生长发育　发育期儿童的身高、体重、肌肉、骨骼的增长和性发育都必须有甲状腺激素的参与,此时期碘缺乏可致儿童生长发育受阻。侏儒症的一个最主要病因就是缺碘。同时,甲状腺素使糖、脂肪的氧化加强,为蛋白质合成及机体的生长发育提供充足的能量。

(3)促进神经系统的发育　在胚胎发育期和出生后早期,神经元的迁移及分化,神经突起的分化和发育,尤其是树突、树突棘、触突、神经微管以及神经元联系的建立,髓鞘的形成和发育都需要甲状腺激素的参与。缺碘会影响智力的发育。

(4)其他功能　体内许多重要的酶的激活都需要甲状腺素的活化;碘能促进维生素的吸收和利用。另外,胡萝卜素转变成维生素 A 都离不开甲状腺素。

2)缺乏与过量

碘缺乏症是世界性的疾病。饮食中碘缺乏或长期摄入含抗甲状腺素因子的食物,可造成地方性甲状腺肿(简称地甲肿)与地方性克汀病(简称地克病)。缺碘临床表现取决于缺乏程度、机体发育阶段、机体对缺碘的反应性或代偿适应能力等,碘缺乏还可引起更多的亚临床克汀病和儿童智力低下的发生。

地方性甲状腺肿,俗称"粗脖根""大脖子病",中医称为"瘿",甲状腺肿大而使颈部肿胀,这是由于膳食中碘供给不足,甲状腺合成甲状腺激素不足,甲状腺激素能对垂体分泌促甲状腺激素(TSH)产生反馈作用,甲状腺激素分泌不足则导致垂体分泌过量的 TSH,刺激甲状腺增生肥大。此病多发生于远离海洋的内陆山区或不易被海风吹到的地区。甲状腺肿大多发生在儿童期、女性发育期及妊娠期。

克汀病也称呆小症,流行于地甲肿较严重的病区,主要是由于胎儿期及婴儿期严重缺碘,导致甲状腺功能不足引起的不可逆性神经损伤。克汀病表现出智力低下、生长发育停滞、身材矮小、运动神经功能障碍,出现下肢痉挛瘫痪等。采用碘化食盐方法,可以有效预防碘缺乏。

碘摄入过量可造成高碘甲状腺肿,常见于发生摄入含碘高的饮水、食物,以及在治疗甲状腺肿等疾病中使用过量的碘制剂等情况。主要症状为心率加速、气短、急躁不安、失眠、多汗及食欲亢进。

3)食物来源

人类从食物中摄入的碘为一日碘总摄入量的 $80\%\sim90\%$,其次为饮水与食盐。海洋生物含碘量很高,如海带、紫菜、海鱼、干贝、淡菜、海蜇、龙虾等。陆生动物性食物碘含量高于植物性食品,蛋、奶含碘量相对稍高,其次为肉类、淡水鱼。植物含碘量是很低的,特别是水果和蔬菜。

二维码 1-20　碘盐吃这么多年了,还需要继续吃吗?(视频)

4)膳食参考摄入量

我国居民膳食碘的 RNI:14 岁以上为 120 $\mu g/d$,孕妇为 230 $\mu g/d$,乳母为 240 $\mu g/d$。

4.硒

硒在人体内遍布各组织器官和体液,肾中含量最高,肝脏次之,血液中相对低些,脂肪组织中含量最低。硒在组织内主要以硒和蛋白质结合的复合物形式存在。硒的摄取与土壤的硒含量密切相关。

1)生理功能

(1)抗氧化功能　硒作为谷胱甘肽过氧化物酶(GSH-Px)的组成成分。该酶在机体内特异性地催化还原型谷胱甘肽与过氧化物进行氧化还原反应,清除自由基,防止过氧化物在细胞内堆积,从而保护生物膜免受损害,维持细胞的正常功能。有研究表明,硒能延缓衰老,减少抑郁、疲劳等,还能提高视力、防治白内障,从而提高老年人的生活质量。

(2)保护心血管和心肌的健康　硒是维持心脏正常功能的重要元素。硒对心肌纤维、小动脉及微血管的结构及功能有重要作用,可降低心血管病的发病率。人体血硒水平的降低,会造成有害物质沉积增多、血压升高、血管弹性降低、血流速度变慢、送氧功能下降,从而诱发心脑血管疾病等。缺硒可导致以心肌损害为特征的克山病。

(3)提高人体免疫力　硒能够增强免疫系统对进入体内的病毒、异物及体内病变的识别能力,提高免疫系统 B 细胞的抗体合成、T 细胞的增殖,调节抗体水平,使巨噬细胞的吞噬、杀菌能力提高 2 倍。免疫系统依靠产生活性氧来杀灭外来微生物或毒物。补硒还可提高宿主抗体和补体的应答能力。

(4)有毒重金属的天然解毒剂　硒与金属有很强的亲和力,在体内与金属如汞、甲基汞、镉及铅等结合形成金属硒蛋白质复合物而解毒,起到解毒和排毒的作用。

(5)抗肿瘤的作用　硒是微量元素中的"抗癌之王",既能抑制多种致癌物质的致癌作用,又能及时清理自由基,使其不能损坏细胞膜结构而趋向癌变。补硒可使肝癌、肺癌、前列腺癌和结直肠癌的发生率及总的癌症发生率和死亡率明显降低,且原先硒水平越低的个体,补硒效果越好。

2)缺乏与过量

硒缺乏是发生克山病的重要原因。克山病是一种地方性心肌病,在我国最初发生于黑龙江省克山县,因而命名为克山病。临床表现主要有心脏增大、急性或慢性心功能不全和各种类型的心律失常,急重病人可猝死。我国学者发现克山病的发病与硒的营养缺乏有关,并且已用亚硒酸钠预防取得成功,于 1973 年首次提出并证明硒是人类的一种必需微量元素。近年我国在大骨节病的防治中观察到大骨节病也与缺硒有关。大骨节病表现为骨端软骨细胞变性坏死、肌肉萎缩和发育障碍、行走无力。

硒过量可引起中毒。我国湖北省恩施市的地方性硒中毒,与当地水土中硒含量过高,致粮食、蔬菜、水果中含硒量高有关。陕西紫阳县也发生过吃高硒玉米而引起中毒的例子,也与当地水土中硒含量过高,致粮食、蔬菜、水果中含硒量高有关。硒中毒特征为头发、眉毛、指甲脱落,皮肤损伤,牙齿腐蚀和神经系统异常等,严重者可致死亡。高浓度的硒可导致突变并对细胞内遗传物质有损伤作用,甚至引起细胞癌变。

3)食物来源

硒在食物中的含量差别很大,这主要与所在区域内土壤与水体硒含量有关。硒的良好来源是海洋食物和动物的肝、肾及肉类。谷类和其他种子的硒含量依赖它们生长的土壤硒含量，蔬菜和水果的含硒量很少。营养学家提倡补充有机硒，如硒酵母、硒蛋、富硒蘑菇、富硒麦芽、富硒天麻、富硒茶叶、富硒大米等。

4）膳食参考摄入量

我国居民膳食硒的推荐摄入量：14 岁以上为 60 μg/d，孕妇为 65 μg/d，乳母为 78 μg/d。

5.铜

正常人体内的含铜总量为 100～150 mg，广泛分布于各种组织中。各器官组织中的铜浓度，以肝、肾、心、头发和脑中最高，脾、肺、肌肉、骨次之，腺体如脑垂体、甲状腺和胸腺含量最低。

1）生理功能

（1）维护正常的造血功能　铜参与铁的代谢，铜蓝蛋白可催化 Fe^{2+} 氧化成 Fe^{3+}，促进运铁蛋白生成，因此促进铁的吸收和运输。同时，铜蓝蛋白能促进血红素和血红蛋白的合成，对机体的造血功能起着积极的作用。

（2）铜是人体许多重要酶的组成成分　铜在体内与十余种氧化酶的活性有关，因此也以这些酶的形式进行能量代谢、血红蛋白合成以及结缔组织的胶原合成等生化过程。如酪氨酸酶、赖氨酸氧化酶、超氧化物歧化酶等，它们分别影响人体的黑色素形成、结缔组织和弹性组织的结构以及机体解毒。

（3）维护中枢神经系统的功能　含铜酶大部分属于氧化酶类。例如，细胞色素氧化酶能促进神经髓鞘的形成，多巴胺-β-羧化酶、酪氨酸酶则参与神经递质儿茶酚胺的生物合成。这些酶类因而对中枢神经系统的功能、智力及精神状态、防御功能及内分泌功能等均有重要影响。铜缺乏可引起脑组织萎缩，灰质和白质变性，神经元减少，导致神经系统功能异常。

（4）促进骨骼、血管和皮肤健康　铜参与赖氨酸氧化酶的组成，铜酶赖氨酰氧化酶促进骨骼、血管和皮肤胶原纤维与弹性蛋白中共价交联的形成，维持组织的弹性和结缔组织的正常功能。缺铜时骨骼结构疏松易碎，心脏、主动脉和大血管中弹性蛋白含量降低，组织张力降低，易发生动脉瘤和血管破裂。

（5）影响正常的能量代谢　机体的生物转化、电子传递、氧化还原、组织呼吸等多种过程都离不开铜。铜与胆固醇代谢、糖代谢、心脏功能、免疫功能、激素分泌等有关。

（6）维持毛发正常的色素和结构　铜酶酪氨酸酶能催化酪氨酸转为多巴胺，进而转化为黑色素。缺铜时，黑色素生成障碍，使毛发脱色，毛发角化，出现具有钢丝样头发的卷发症。

2）缺乏与过量

正常膳食可满足人体对铜的需要，不易出现缺乏。铜缺乏一般由一些疾病引起，如长期腹泻、长期完全肠外营养、铜代谢障碍等。缺铜时，细胞色素氧化酶的活性会降低，传递电子和激活氧的能力也下降，从而导致生物氧化的中断，最终造成组织缺氧，体内的淋巴细胞、巨噬细胞、中性白细胞的生成和功能都受影响，皮肤也会由于胶原和弹性蛋白含量降低而发生相应的病变。因此，铜缺乏时会引发贫血、嗜中性白细胞减少、含铜超氧化物歧化酶减少、心律不齐、神经变性、胆固醇升高、骨质疏松等症状。

铜对于大多数哺乳动物来说是相对无毒的。人体急性铜中毒主要是由于误食铜盐或食用与铜容器或铜管接触的食物或饮料（包括碳酸水、柠檬柑橘类果汁等），会导致口腔有金属味、流涎、上腹疼痛、恶心、呕吐及严重腹泻,摄入更多会引起溶血性贫血、肝衰竭、肾衰竭、休克、昏迷或死亡。

3)食物来源

铜广泛存在于各种食物中。牡蛎中含量最高,动物肝、肾、鱼、坚果与干豆类等是铜的丰富来源;蟹肉、马铃薯、紫菜等是铜的较多来源;稻米、油脂、水果、蔬菜、奶及奶制品等含铜较少。

4)膳食参考摄入量

中国营养学会推荐铜的 RNI 值为:14 岁以上为 0.8 mg/d,孕妇为 0.9 mg/d,乳母为 1.4 mg/d。

6.铬

铬是人体必需的微量元素,在体内含量很少,仅为 6 mg 左右,主要以三价铬的形式存在。铬主要存在于骨、皮肤、脂肪组织等。人体组织的铬含量随年龄增长而降低,因此,常出现老年人缺铬现象。

1)生理功能

(1)增强胰岛素功能　铬是人体内葡萄糖耐量因子的重要组成成分,能增强胰岛素的作用。三价铬通过 GTF 与胰岛素、膜受体间形成三元配合物而发挥其生理作用,使胰岛素能充分发挥作用,促进葡萄糖的利用及转化,维持机体正常的葡萄糖耐量。人体对铬的需要量虽少,其却发挥了重要的血糖调节剂的作用。

(2)影响蛋白质的合成和人及动物的生长发育　甘氨酸、丝氨酸和蛋氨酸等合成蛋白质时,需要铬参与。在 DNA 和 RNA 的结合部位发现有大量的铬,说明铬在核酸的代谢或结构中发挥了作用。铬缺乏会导致动物生长发育停滞。

(3)有效预防心血管病的发生　铬通过影响人体脂肪代谢与胆固醇代谢,具有提高高密度脂蛋白和载脂蛋白 A 的浓度及降低血清胆固醇的作用,使胆固醇氧化物不易过量沉积在血管中,从而预防动脉硬化的发生。

2)缺乏与过量

铬缺乏的原因主要是摄入不足或消耗过多。人体缺铬会使糖代谢紊乱,细胞敏感性减弱,胰岛素受体数目减少,亲和力降低,引起葡萄糖耐量降低,生长停滞,动脉粥样硬化和冠心病发病率增高。人体严重缺铬时,会出现体重减轻、发育不良、末梢神经疼痛等症状。有研究显示,近视眼的发生和糖尿病人的白内障都与人体缺铬有关。

一般膳食摄入较少出现铬中毒现象。

3)食物来源

铬的良好来源是整粒的谷类、肉类、海产品,但是谷类经加工精制后铬的含量大大减少。豆类、坚果类、黑木耳、紫菜等也含丰富的铬。乳类、水果、蔬菜中铬含量低。

4)膳食参考摄入量

中国营养学会推荐铬的 AI 值为:14 岁以上为 30 $\mu g/d$,孕妇为 31～36 $\mu g/d$,乳母为 37 $\mu g/d$。

二、维生素

(一)维生素概述

维生素是指维持人体生命活动必需的、无热量的、食物中所含有的微量的有机小分子化合物。维生素在体内的含量很少,但在人体生长、发育、代谢过程中却发挥着重要作用。

二维码1-21 奇妙的
维生素(视频)

1.维生素的特点

①维生素是以其本体的形式或可被机体利用的前体形式存在于天然食物中,但含量极微。

②大多数维生素不能在体内合成或合成甚少,也不能大量贮存,所以必须由食物供给。

③维生素既不是构成组织的原料,也不提供能量。虽然每日生理需要量很少,但在调节物质代谢过程中起着十分重要的作用。

④维生素常以辅酶或辅基的形式来发挥调节机体各方面的生理功能。

⑤人体一般仅需少量的维生素就能满足正常的生理需要。但若供给不足,就会影响相应的生理功能,严重时会产生维生素缺乏病。

2.维生素命名

维生素有不同的命名方法:可按其被发现的先后以拉丁字母顺序命名,如维生素A、维生素B、维生素C、维生素D等(但维生素K是按照其营养功能名称的第一个字母命名的);可按生理功能命名,如抗坏血酸、抗干眼病因子等;也可按化学结构命名,如视黄醇、核黄素等。

3.维生素分类及特点

按维生素的溶解性不同分为脂溶性维生素和水溶性维生素两类。

脂溶性维生素包括维生素A、维生素D、维生素E、维生素K。脂溶性维生素溶于脂肪及脂溶剂中,在食物中与脂类共同存在,在肠道吸收时也与脂类吸收有密切关系。脂溶性维生素只能够溶解贮存在脂肪组织中,故排泄率不高,可在体内长期大量地贮存,长期摄入过多可在体内蓄积以至引起中毒。

水溶性维生素包括维生素B_1、维生素B_2、烟酸、维生素B_6、维生素B_{12}、叶酸、泛酸、胆碱、生物素及维生素C等。水溶性维生素不溶于脂肪及脂溶剂,易溶于水,容易在烹调加工中损失。水溶性维生素可以轻易地溶于体内水溶液中,产生毒害作用的可能性很小,摄入过量一般不会引起中毒,但常会干扰其他营养素的代谢。水溶性维生素在体内无大量贮存,往往需要每天摄入。

4.维生素缺乏与不足的常见原因

1)膳食供给不足

由于生活条件差、膳食结构单调、偏食以及不合理加工,使得摄入膳食中维生素的量不足。

2)机体吸收障碍

胆汁分泌不足,可引起脂溶性维生素吸收障碍。患慢性消耗性疾患的病人,长期腹泻,可导致各种维生素吸收减少。

3)生理需要量增加

儿童生长发育阶段、妊娠期、乳母授乳期、减肥期间、一些特殊工种或重体力活动以及熬夜、吸烟、酗酒、紧张的学习等对维生素需要量增加。

4)维生素摄入不平衡

各种维生素之间、维生素与其他营养素之间保持平衡非常重要。某些维生素过多或过少都会影响机体对其他维生素的吸收,如高剂量维生素 E 的摄入可干扰维生素 K 的吸收利用。

5)其他原因

如长期缺乏阳光照射,体内维生素 D 将合成不足;长期服药可抑制肠道产维生素的细菌生长等。

(二)脂溶性维生素

1. 维生素 A

1)理化性质

维生素 A 又称为抗干眼病因子或视黄醇,纯品为黄色晶体,性质活泼,易被空气氧化及紫外线照射所破坏。维生素 A 仅存在于动物性食物中,植物食品中的部分类胡萝卜素在体内转化为维生素 A,被称为维生素 A 原,其中 β-胡萝卜素活性最高。

二维码 1-22　脂溶性维生素 A(视频)

维生素 A 和胡萝卜素溶于脂肪,不溶于水,对热、酸和碱稳定,一般的烹调方法对它的影响很小,但易被氧化破坏,特别在高温条件下更易被破坏,紫外线也可促进其氧化破坏。食物中含有磷脂、维生素 E 和抗坏血酸或其他抗氧化剂时,维生素 A 和胡萝卜素都非常稳定。

2)生理功能

(1)维持正常视觉功能,防止夜盲症　人视网膜中有杆状细胞和锥状细胞,可以维持昼夜的正常视力。其中杆状细胞内含的感光物质为视紫红质,对弱光敏感,与暗视觉有关。所以,维生素 A 也有眼睛维生素之称。

(2)维护上皮组织的健康　维生素 A 参与糖基转移酶系统的功能,对糖基起到运载作用,以保持黏膜上皮细胞中糖蛋白的正常合成。当维生素 A 缺乏时会出现上皮组织萎缩、皮肤干燥、角化过度、脱屑、腺体分泌减少、角膜溃疡等病症。

(3)促进生长发育　动物的生长发育与视黄醇对基因的调控有关。维生素 A 有助于细胞增殖与生长,是机体生长的要素,对婴幼儿生长发育特别重要。维生素 A 还能促进动物生长和骨骼发育,维护头发、牙齿和牙床的健康。当缺乏时,可能出现生长停滞、发育不良等现象。

(4)抗氧化、抗癌作用　胡萝卜素有很好的抗氧化作用,能通过提供电子抑制活性氧的生成,达到清除自由基的目的,使得它在延缓衰老、防治心血管疾病和肿瘤方面发挥作用。近年来发现维生素 A 能防止多种类型的上皮癌的发生和发展,防止化学物质引起肿瘤发生或转移,抑制肿瘤细胞的生长和分化。

(5)预防贫血　维生素 A 可促进血红蛋白合成,改善铁的吸收和运输,预防缺铁性贫血。

3)缺乏与过量

缺乏维生素 A 易患夜盲及干眼病,严重者可致失明。夜盲症是人类缺乏维生素 A 最早出现的症状之一。患者夜间视力减退,暗适应能力下降且暗适应时间延长。缺乏维生素 A 还可出现眼干燥不适,继而眼结膜和角膜失去光泽和弹性,眼球向两侧转动时可见球结膜折叠形成与角膜同心的皱纹圈,即为毕脱氏斑,重者可失明。维生素 A 缺乏时也会出现上皮组织萎缩、皮肤干燥、角化过度、脱屑、腺体分泌减少、角膜溃疡等症状,口腔及消化道、呼吸道和泌尿生殖道的黏膜失去滋润和柔软性,使细菌易于侵入,儿童易合并发生呼吸道感染和腹泻,味觉、嗅觉减弱,食欲下降。维生素 A 缺乏时还可出现头发枯干、皮肤粗糙、记忆力减退、心情烦躁及失眠。生长发育受阻,特别是儿童缺乏时,可能出现生长停滞、发育不良等现象。

过量摄入维生素 A 可引起急性、慢性及致畸毒性,严重者可导致死亡。维生素 A 在体内过多时,由于排出比例不高,导致在体内蓄积引起中毒,一般摄入量超过需要量的 5～10 倍会引起急、慢性中毒。急性中毒可出现恶心、呕吐、头痛、眩晕、视觉模糊、嗜睡、厌食等症状;慢性中毒可出现脱发、皮肤瘙痒、肌肉僵硬、疲劳、体无力、昏迷、易激动、腹痛等症状。若孕妇在妊娠早期每天大剂量摄入维生素 A,可能导致流产、胚胎发育不良、出生缺陷等。

过量摄入胡萝卜素可出现高胡萝卜素血症,易出现类似黄疸的皮肤。此外,还有维生素 A 过多致胎儿畸形的报道。普通膳食一般不会引起维生素 A 过多,其过量主要是由于摄入维生素 A 浓制剂引起的。

4)食物来源与膳食参考摄入量

维生素 A 在动物性食物中含量丰富,以动物肝脏、鱼肝油、鱼卵、乳类、禽蛋等为最好的来源。植物性食物中含有 β-胡萝卜素,深绿色或红黄色的蔬菜和水果等都有丰富的胡萝卜素,如胡萝卜、菠菜、雪里蕻、辣椒、韭菜、番茄、油菜、甘薯、杏、香蕉、柿子、柑橘等。

中国营养学会建议的我国居民膳食维生素 A 的推荐摄入量(RNI)为:18 岁以上男性为 800 μgRAE/d,女性为 700 μgRAE/d,孕妇为 700～770 μgRAE/d,乳母为 1 300 μgRAE/d。

二维码 1-23　脂溶性维生素 D、维生素 E(视频)

2.维生素 D

1)理化性质

维生素 D 为固醇类衍生物,具抗佝偻病作用,又称抗佝偻病维生素。维生素 D 是存在于动植物组织中的固醇类化合物,其中维生素 D_3(胆钙化醇)和维生素 D_2(麦角钙化醇)是维生素 D 家族中最重要的成员,维生素 D_2 是由植物中的麦角固醇经阳光中紫外线照射转化来的,而维生素 D_3 则是由皮肤中的 7-脱氢胆固醇经阳光中的紫外线照射转化而来的。

维生素 D 是一种脂溶性维生素,不溶于水,性质稳定,在中性及碱性条件下对热稳定,在一般的贮藏与烹调过程中不受破坏。但是对光敏感,脂肪酸败也可引起维生素 D 的破坏。

2)生理功能

维生素 D 可提高肌体对钙、磷的吸收,使血浆钙和血浆磷的水平达到饱和程度。人体若缺乏维生素 D,机体不易吸收钙、磷,而适量维生素 D 的摄入,有助于维持血浆钙、磷水平,满足骨钙化过程的需要,进而促进生长和骨骼钙化,促进牙齿健全。同时,通过促进重吸收减少钙、磷的丢失,从而保持血浆中钙、磷的浓度。维生素 D 能促进皮肤的新陈代谢,增强对湿疹、疖疮的抵抗力。服用维生素 D 对于癣病、湿疹、疖疮、斑秃、皮肤结核等皮肤病具有一定的预防和治疗作用。维生素 D 防止氨基酸通过肾脏时的损失,具有免疫调节作用,可以改变机体对感染的反应等。

3)缺乏与过量

维生素 D 缺乏症主要有:①佝偻病(俗称小儿软骨病)。它是由于维生素 D 缺乏引起的钙、磷代谢紊乱而造成的代谢性骨骼疾病。临床表现以多汗、夜惊、烦躁不安和骨骼改变为特征,如婴儿"弓形腿",小儿"鸡胸"等,同时囟门闭合延迟、骨盆变窄和脊柱弯曲,牙齿萌出推迟。佝偻病主要是膳食摄入维生素 D 不足、消化吸收障碍或人体日光照射不足而引起的。②骨质软化症。成年人缺乏维生素 D,导致钙吸收不良,使已成熟的骨骼脱钙而发生骨质软化症,易发人群为孕妇、乳母,主要表现为骨质软化,容易变形,孕妇骨盆变形可导致难产。③骨质疏松症。老年人缺乏维生素 D 和钙易出现骨质疏松,同时影响钙的吸收,造成血清钙水平降低时可引起手足痉挛,表现为肌肉痉挛、小腿抽筋等。

过量摄入维生素 D 会引起中毒。通常膳食的维生素 D 来源不会造成过量,若大剂量滥用维生素 D 制剂或浓缩鱼肝油,则极易发生维生素 D 中毒症。中毒症状主要为高钙血症、高钙尿症、异常口渴、眼睛发炎、皮肤瘙痒、厌食、嗜睡、呕吐、腹泻、关节疼痛等。尿钙过高易引起肾结石。若婴幼儿初期摄入维生素 D 过多,可导致头盖骨和缝合线前钙化,脑发育成长没有余地,从而影响智力发育。

4)食物来源与膳食参考摄入量

一般的食物维生素 D 含量不丰富。维生素 D 主要来源于海鱼、肝、乳制品、禽蛋,尤其鱼肝油中含量最为丰富,而植物性食物中含量极少。经常晒太阳是获得维生素 D 的最好来源,尤其是婴幼儿。

中国营养学会建议,我国居民膳食维生素 D 的推荐摄入量(RNI)为:1~64 岁 10 μg/d,65 岁以上为 15 μg/d,孕妇为 10 μg/d,乳母为 10 μg/d。

3. 维生素 E

1)理化性质

维生素 E 又称生育酚,1924 年被首次正式命名,是最主要的抗氧化剂之一。维生素 E 是浅黄色油状液体,是生育酚与三烯生育酚的总称,在自然界共有 8 种化合物,即 α、β、γ、δ-生育酚,α、β、γ、δ-生育三烯酚,其中以 α-生育酚的生物活性最大。维生素 E 可溶于脂肪和乙醇等有机溶剂,不溶于水,食物中的维生素 E 对热、酸稳定,对碱不稳定;对氧敏感,易被氧化。在一般烹调过程中损失不大,但在高温油炸时,维生素 E 活性明显降低。油脂酸败可加速维生素 E 的破坏。维生素 E 在早期研究过程中发现与生殖有关,因此被命名为生育酚。

2)生理功能

(1)抗氧化作用 维生素 E 是一种强抗氧化剂,在体内保护细胞膜的完整性和正常功能,使其免受过氧化物的损害,特别在细胞膜上与超氧化物歧化酶、谷胱甘肽过氧化物酶一起构成体内抗氧化系统,清除体内的自由基,净化血液,保护生物膜及其他蛋白质免受自由基攻击,从而起到保护血管、心脏、眼睛等器官和预防多种疾病的作用。同时,维生素 E 与维生素 C、β-胡萝卜素、硒等有很好的抗氧化协同作用。

(2)维持生育功能 动物试验发现维生素 E 与雄性动物的精子生成和雌性动物的生育能力有关,临床上常用维生素 E 治疗不孕症、先兆性流产和习惯性流产等。

(3)预防心脑血管疾病 维生素 E 能保护血管,改善血流状况,减少血小板聚集、扩张血管、改善血液循环,从而防止动脉粥样硬化斑块的产生,降低心肌梗死及中风的危险性,预防心脑血管疾病。

(4)抗衰老、增强免疫力 组织衰老时细胞内常出现脂褐素沉着现象。维生素 E 具有消除体内自由基,维持神经、肌肉的兴奋性,减少组织内脂褐素的产生,改善皮肤弹性以及延迟性腺萎缩、防衰老等作用。

(5)防癌及增强免疫作用 维生素 E 还能降低乳腺癌、肺癌、肠癌及膀胱癌的发病率,其原理可能与维生素 E 抑制肿瘤细胞分化、生长的相关酶活性有关,也可能是与维生素 E、维生素 C 的协同作用阻断了致癌物的生成。维生素 E 能阻止致癌物质亚硝胺的生成,维持血液白细胞的正常功能,从而对防止癌症、增强机体免疫起到积极作用。

3)缺乏与过量

维生素 E 广泛存在于食物中,且维生素 E 在人体组织内易储留,不需每天摄入,因此维生素 E 的缺乏较少见。但低体重早产儿、脂肪吸收障碍者等易发生维生素 E 缺乏症。维生素 E 缺乏时出现视网膜病、溶血性贫血、肌无力、神经衰退性病变、尿中肌酸排出增多、生殖机能障碍等。

维生素 E 的毒性相对较小。大多数成人都可以耐受 $100 \sim 800$ mg/d 的维生素 E,而没有明显的毒性症状和生化指标改变。大剂量摄入可出现中毒症状,如短期胃肠道不适、肌无力、视觉模糊、头痛和极度疲乏等,但停止摄入,症状一般能自行消失。

4)食物来源与膳食参考摄入量

维生素 E 广泛存在于植物油中,所有的高等植物的叶子和种胚中均含有维生素 E。绿色植物中的维生素 E 含量高于黄色植物。维生素 E 含量丰富的食物有植物油、麦胚、坚果、种子、豆类及其他谷物,而蛋类、肉类、一般果蔬中含量相对较低。所以谷类食物和植物油脂类是维生素 E 的主要食物来源。总体来看,动物油脂维生素 E 含量低于植物油,但在鱼油中维生素 E 含量丰富。

中国营养学会建议的我国居民膳食维生素 E 的适宜摄入量(AI)为:14 岁以上(包括孕妇)均为 14 mg α-TE/d,乳母为 17 mg α-TE/d。

4.维生素 K

1)理化性质

维生素 K 又称凝血维生素,是一类能促进血液凝固的萘醌衍生物。天然存在的维生素 K 为黄色油状物,人工合成的则是黄色结晶粉末,所有的维生素 K 都耐热,但易遭酸、碱、氧化剂和光的破坏。食品加工对维生素 K 的损失较少。

2)生理功能

维生素 K 的主要生理功能是控制血液凝固。它是 4 种凝血蛋白(凝血酶原、转变加速因子、抗血友病因子和司徒因子)在肝内合成必不可少的物质。因此,当维生素 K 缺乏时,血液凝固时间会延长。

同时,维生素 K 也在人体骨代谢中起重要作用,并与骨髓的形成和修复有关。在骨骼形成中,有一个关键蛋白质的合成需要维生素 K 参与,维生素 K 与维生素 D 的存在,确保了这种蛋白质的正常合成。

3)缺乏与过量

人体中维生素 K 的来源有两个方面:一方面由肠道细菌合成,占 $50\% \sim 60\%$;另一方面来自食物,占 $40\% \sim 50\%$。维生素 K 广泛存在于各种食物中,因此一般正常人都不会缺乏。但当胆道梗阻或严重腹泻,或长期服用抗生素则可能引起维生素 K 的缺乏,此时应注意补充。另外,对于新生婴儿来说,因肠道中细菌还未繁殖起来,不能自身合成维生素 K,若母乳中缺乏维生素 K,则不能满足 6 个月以内婴儿的需要,可能会出现维生素 K 缺乏症。维生素 K 缺乏时会延长血液凝固时间而造成出血过多。

天然形式的维生素 K 不会产生毒性,甚至大量服用也无毒。

4)食物来源与膳食参考摄入量

维生素 K 广泛分布于植物性食物和动物性食物中,绿叶蔬菜中的含量最高,如菠菜、莴苣、甘蓝等。另外,在动物肝脏、肉、蛋、奶类、小麦、青豌豆等中都含有维生素 K。因为人体对维生素 K 的需要量低,大多数食物都可以满足机体的需要,所以人体一般不会缺乏维生素 K。

中国营养学会制定的膳食营养素参考摄入量中维生素 K 的适宜摄入量(AI)为:18 岁以上均为 $80\ \mu g/d$,孕妇为 $80\ \mu g/d$,乳母为 $85\ \mu g/d$。

二维码 1-24 水溶性维生素(视频)

(三)水溶性维生素

水溶性维生素易溶于水,在体内很少贮存,过量不易引起中毒,但每日必须通过食物进行补充。水溶性维生素主要包括 B 族维生素和维生素 C。

1. 维生素 B_1

1)理化性质

维生素 B_1 又称硫胺素、抗脚气病因子或抗神经炎素,1911 年从米糠中分离出来,1926 年其结构被确定,并用人工方法合成。维生素 B_1 为白色结晶,易溶于水,微溶于乙醇,不溶于脂溶性溶剂,微弱臭,味苦,在酸性溶液中稳定,碱性环境中不稳定,特别是加热时极易分解破坏,故应置于遮光、凉处保存,不宜久储。在食品加工过程中,如果加碱会导致维生素 B_1 被破坏。

2)生理功能

(1)构成辅酶　维生素 B_1 的主要功能是以辅酶形式在体内参与两个重要反应,即 α-酮酸的氧化脱羧反应和磷酸戊糖途径的转酮醇作用。TPP(焦磷酸硫胺素)是维生素 B_1 的活性形式,在体内参与三大营养素的分解代谢和能量的产生。

(2)维护消化系统的正常功能　维生素 B_1 参与神经递质乙酰胆碱的代谢和合成,可增强神经传导性,利于胃肠蠕动和消化液的分泌。维生素 B_1 对儿童生长发育的影响较维生素 A 更为显著。维生素 B_1 能促进肠胃蠕动,增加消化液分泌,有利于提高食欲和增加食物摄取量,可促进儿童生长发育。

(3)对神经组织的作用　维生素 B_1 以 TPP 形式参与糖类的分解代谢,若维生素 B_1 供应不足,则导致 TPP 合成量不足,糖代谢受阻,丙酮酸、乳酸在体内蓄积,使糖的有氧氧化受阻,进而影响能量代谢,导致神经组织供能不足和脑的功能下降,可能出现相应的神经系统病变和功能异常。例如,脚气病、神经炎症都与维生素 B_1 的缺乏有关。

(4)维持正常的心脏功能　维生素 B_1 缺乏会导致流入组织的血液量增加,心脏输出负担过重,或心脏能量代谢不全,导致心脏功能失调。

3)缺乏与过量

引起维生素 B_1 缺乏的原因主要有:①以精白米面为主食的地区,缺乏杂粮补充时,就容易造成维生素 B_1 缺乏。②机体吸收或利用功能障碍。如大量饮酒、长期腹泻、酗酒以及肝肾疾病也会影响维生素 B_1 的吸收与利用。③在一些天然食物中,含有抗硫胺素因子(如生鱼片及软体动物内脏中含有硫胺素酶),会造成硫胺素的分解破坏,因此吃大量生鱼的人也有可能会缺乏维生素 B_1。④加工食品时加入过量碱,也会造成大量维生素 B_1 破坏。⑤孕妇、乳母、高温下工作的人群,以及发热、甲亢的病人,也需要相应增加维生素 B_1 的摄入。

维生素 B_1 缺乏在临床上以消化系统、神经系统和心血管系统的症状为主。初期症状有疲乏、淡漠、恶心、食欲差、急躁、忧郁、沮丧、腿麻木和心电图异常等。按其形态和症状一般分成以下几类。

A. 干性脚气病。以多发性神经炎症为主,出现上行性周围神经炎,表现为指、趾麻木,肌肉乏力和疼痛、萎缩,腓肠肌压痛,胃肠神经受累使胃肠蠕动减弱,致食欲减退、消化不良。

B. 湿性脚气病。以水肿和心脏症状为主,由于心血管系统功能障碍,出现水肿、心悸、气促等,若不及时处理,会造成心力衰竭。

C. 婴儿脚气病。常发于乳母膳食缺乏维生素 B_1 所喂养的 2～5 月龄的婴儿,主要表现有哭声微弱、声嘶、心跳过速、吐奶等,严重者可因呼吸或心力衰竭而死亡。

维生素 B_1 过量中毒很少见,摄取过多时,即由尿排出,安全性很高。在口服或皮下、肌内、静脉内注射剂量达每日推荐摄入量的 100～200 倍时,可能出现头痛、惊厥、心律失常等现象。

4)食物来源与膳食参考摄入量

维生素 B_1 广泛存在于天然食物中,但含量随食物种类而异,且受收获、贮存、烹调、加工等条件的影响。其良好来源是动物的内脏和瘦肉,其次为小麦粉、小米、玉米、大米、豆类、坚果等粮谷类食物;蔬菜、水果和鱼类中含量较少。目前谷物仍为我国传统膳食中摄取维生素 B_1 的主要来源。值得注意的是,80%的谷类中的维生素 B_1 存在于外皮和胚芽中,因此,若过分精细加工、过分水洗、烹调时弃汤、加碱、高温等均可使之大量丢失。

由于维生素 B_1 与糖、脂肪、乙醇代谢密切相关,因此,随着能量消耗的增加,硫胺素的需求量逐渐增加。中国营养学会制定的膳食营养素参考摄入量中维生素 B_1 的推荐摄入量(RNI)为:18 岁以上男均为 1.4 mg/d,女均为 1.2 mg/d,孕妇为 1.2～1.5 mg/d,乳母为 1.5 mg/d。

2. 维生素 B_2

1)理化性质

维生素 B_2 又称核黄素,纯品为橘黄色针状结晶并有高强度的荧光,微溶于水,溶于水中呈黄绿色。在酸性和中性溶液中对热稳定,在碱性溶液中则很容易被破坏。食物中的维生素 B_2 有结合和游离两种形式,但以结合形式为主,多以黄素单核苷酸(FMN)和黄素腺嘌呤二核苷酸(FAD)形式与蛋白质形成复合物,具有较高的稳定性,因此在食物加工蒸煮过程中损失较少。

2)生理功能

(1)参与代谢   维生素 B_2 的主要功能是作为辅酶促进代谢。核黄素是黄素单核苷酸(FMN)和黄素腺嘌呤二核苷酸(FAD)的组成成分,与特定蛋白质结合,形成黄素蛋白,是很重要的递氢体,参与体内生物氧化和能量代谢,在氨基酸、脂肪酸碳水化合物代谢中逐步释放能量供细胞利用,对三大营养素的代谢非常重要。

(2)维持皮肤和黏膜的健康   维生素 B_2 具有强化肝功能、调节肾上腺素的分泌、保护皮肤毛囊黏膜及皮脂腺的功能,可以维护皮肤和黏膜的完整性,促使皮肤、指甲、毛发的正常生长。

(3)改善抗氧化防御系统功能   维生素 B_2 可提高机体对环境的应激适应能力。FMN 和 FAN 作为谷胱甘肽还原酶的辅酶,参与体内抗氧化防御系统,进而提高机体对环境的应激适应能力。

(4)其他方面   维生素 B_2 与体内铁的吸收、贮存和动员有关,在防治缺铁性贫血中发挥重要作用;具有利尿、防癌、降血脂、维持哺乳动物正常生殖功能和改善心功能等作用。有研究表明,维生素 B_2 还有增进视力,减轻眼睛疲劳的作用。

3)缺乏与过量

膳食中长期缺乏维生素 B_2 会导致细胞代谢异常。维生素 B_2 缺乏常表现为眼、口腔和皮肤的炎症反应,因而有"口腔—生殖综合征"之称。主要临床症状有:口角裂纹、口腔黏膜溃疡、嘴唇肿胀、地图舌等;皮肤症状为丘疹或湿疹性阴囊炎,脂溢性皮炎等;眼部出现睑缘炎、角膜毛细血管增生等。维生素 B_2 缺乏常干扰铁在体内的吸收、贮存及动员,致铁量下降,严重可造成缺铁性贫血。维生素 B_2 长期缺乏可影响儿童生长发育,妊娠期缺乏可导致胎儿骨骼畸形。

维生素 B_2 为正常细胞代谢所需要的辅酶,在能量代谢过程中很快被消耗掉。因此,每天都需要从膳食中不断摄入。过量的维生素 B_2 可从粪便和尿中排出,所以几乎无毒性。

4)食物来源与膳食参考摄入量

维生素 B_2 广泛存在于各类食物中。动物性食品较植物性食品含量高,如肝、肾、心、蛋类、乳、瘦肉、鳝鱼等含量较高。植物性食品中豆类食物、绿叶蔬菜和野菜,如菠菜、韭菜、油菜中也含有一定量的维生素 B_2 ,但其他植物性食物含量较低,精米、精面中含量很低。

中国营养学会制定的膳食营养素参考摄入量中维生素 B_2 的推荐摄入量(RNI)为:18 岁以上男均为 1.4 mg/d,女均为 1.2 mg/d,孕妇为 1.2~1.5 mg/d,乳母为 1.5 mg/d。

3.维生素 B_6

1)理化性质

维生素 B_6 包括吡哆醇、吡哆醛和吡哆胺 3 种衍生物,它们都具有维生素 B_6 的生物活性,而且可以相互转变。吡哆醇主要存在于植物性食物中,吡哆醛、吡哆胺主要存在于动物性食物中。这 3 种衍生物都是白色晶体,易溶于水,微溶于脂溶性溶剂,对热和酸相当稳定,但氧化作用、碱及与紫外线接触都可使其破坏,因此,食品加工、贮存中维生素 B_6 损失较大。

2)生理功能

维生素 B_6 是多种辅酶的组成成分。维生素 B_6 的重要功能是作为磷酸吡哆醛(PLP)辅酶参加多种代谢反应。它是多种辅酶的组成成分,参与蛋白质、氨基酸、糖原脂肪酸和核酸代谢。此外,维生素 B_6 还涉及神经系统中许多酶促反应,可提高神经递质的水平。与肝糖原的分解及体内某些激素,如胰岛素、生长激素的分泌有关。同时,维生素 B_6 对动物和人的免疫系统也有影响,还能促进铁和锌的吸收。

3)缺乏与过量

维生素 B_6 在各类食物中广泛存在,人体肠道细菌也可合成一部分。维生素 B_6 严重缺乏较罕见,轻度的缺乏较为常见。维生素 B_6 的缺乏症为:易患失眠、步行困难、皮肤炎症等,可导致眼、鼻与口腔周围皮肤脂溢性皮炎,颈部、前臂和膝部出现色素沉着,唇裂、舌炎及口腔炎症;个别有神经精神症状,表现为易激动、抑郁甚至神志错乱等;在缺乏早期还可能出现色氨酸代谢失调,引起低色素性小细胞性贫血,伴有血清铁的升高。维生素 B_6 缺乏对幼儿的影响比成年人大,幼儿可出现烦躁、肌肉抽搐、惊厥、呕吐、腹痛以及体重下降等。

经食物获取的维生素 B_6 没有副作用,而通过补充剂长期给予大剂量维生素 B_6 会引起严重毒副作用,主要表现为神经毒性和光敏感反应。

4)食物来源与膳食参考摄入量

维生素 B_6 广泛存在于各种食物中,但一般含量不高。比较而言,动物肝脏、畜肉、鸡肉、鱼类、大豆、燕麦、蘑菇、花生、胡桃等含量较多,蔬菜、瓜果含量较低。人体肠道内微生物能合成维生素 B_6 ,因此,一般认为人体不易缺乏维生素 B_6 。

考虑我国居民膳食模式的特点,中国营养学会制定的膳食营养素参考摄入量中维生素 B_6

的推荐摄入量(RNI)为：14～49 岁均为 1.4 mg/d,50～80 岁为 1.6 mg/d,孕妇为 2.2 mg/d,乳母为 1.7 mg/d。

4. 维生素 B_{12}

1)理化性质

维生素 B_{12} 又称为氰钴胺素、抗恶性贫血维生素。它是唯一含有金属元素钴的维生素,是维生素中最大、最复杂的,也是迄今为止发现最晚的 B 族维生素(1948 年被发现)。维生素 B_{12} 为粉红色针状结晶,溶于水和乙醇,在弱酸环境中稳定,遇强光、紫外线及二价铁时极易分解破坏,但快速高温消毒损失较小,在普通的烹调过程损失率约为 30%。

2)生理功能

(1)作为甲基的载体及化合物的异构　维生素 B_{12} 辅酶作为甲基的载体参与同型半胱氨酸甲基化生成蛋氨酸的反应。维生素 B_{12} 缺乏时,同型半胱氨酸转变为蛋氨酸受阻,可引起血清同型半胱氨酸水平升高,还可影响糖与脂肪酸的正常代谢。

(2)促进蛋白质的合成作用　维生素 B_{12} 具有活化氨基酸的作用和促进核酸的生物合成,也可促进蛋白质的合成。它对婴幼儿的生长发育有重要作用。

(3)维持正常的造血功能　维生素 B_{12} 能促进红细胞的发育和成熟,使机体造血机能处于正常状态,从而预防恶性贫血。人体缺乏时可引起巨红细胞性贫血,即恶性贫血。

3)缺乏与过量

维生素 B_{12} 主要作用于人体的血液及神经系统等。维生素 B_{12} 缺乏多因吸收不良引起,膳食维生素 B_{12} 缺乏较为少见。膳食缺乏多见于素食者,由于不吃肉食而发生维生素 B_{12} 缺乏。老年人、胃酸过少和胃切除患者可引起维生素 B_{12} 的吸收不良,缺乏维生素 B_{12} 的主要表现有以下方面。

(1)巨幼红细胞性贫血即恶性贫血　缺乏维生素 B_{12} 可能影响体内的所有细胞,但对细胞分裂快的组织影响最为严重,如影响骨髓的生血组织可产生巨红细胞性贫血(恶性贫血)。常见症状为消化不良、虚弱、头晕、背痛、四肢刺痛,严重时还会出现神态呆滞、精神或其他神经失常、肝功能障碍、脑障碍等。

(2)对神经系统的损害　维生素 B_{12} 缺乏会使甲基化反应受阻,导致神经系统损害,主要引起斑状、弥散性的神经脱髓鞘。所以,缺乏维生素 B_{12} 可引起神经系统损害,出现精神抑郁、记忆力下降、四肢震颤等神经症状。

(3)高同型半胱氨酸血症　维生素 B_{12} 缺乏会导致高同型半胱氨酸血症。由于同型半胱氨酸不能转变为蛋氨酸而在血液中堆积,可引起同型半胱氨酸水平升高,可促使心脏病发作、栓塞性脑卒中和周围血管闭塞。

一般来说,通过正常饮食获得的维生素 B_{12} 既能满足机体的生理需要,也不容易摄入过多。注射过量的维生素 B_{12} 会产生毒副作用,如哮喘、荨麻疹、湿疹、面部浮肿等。

4)食物来源与膳食参考摄入量

维生素 B_{12} 主要食物来源为动物肝脏、肾、心脏、肉类、鱼、蟹类、蛋类、禽类、干酪等,乳及乳制品中含量较少,豆制发酵食品也含有一定数量,植物性食品基本不含维生素 B_{12}。

中国营养学会制定的膳食营养素参考摄入量中维生素 B_{12} 的推荐摄入量(RNI)为：14 岁以上均为 2.4 mg/d,孕妇为 2.9 mg/d,乳母为 3.2 mg/d。

5.叶酸

1)理化性质

叶酸,又称为叶精、抗贫血因子、维生素 M、维生素 U 等,为 B 族维生素之一,是一种在自然界中广泛存在的维生素,因在绿叶中含量丰富,故名叶酸。纯净的叶酸为淡黄色结晶状粉末,微溶于水,中性及碱性环境中稳定,加热至 100℃,维持 1 h 也不会被破坏。食物中的叶酸烹调加工后损失率可达 50%～90%。

2)生理功能

天然存在的叶酸大多具有多个谷氨酸,生物活性形式为四氢叶酸(THFA),是一种辅酶。在人体内叶酸以四氢叶酸的形式发挥辅酶作用。

(1)参与核酸的合成　膳食中的叶酸在体内代谢转化为四氢叶酸,参与嘌呤和胸腺嘧啶的合成。通过这些代谢转变以合成许多重要物质,特别是 RNA、DNA 及蛋白质。

(2)参与蛋白质的合成　叶酸可促进各种氨基酸间的相互转变,从而在蛋白质的合成中起着重要的作用。

(3)叶酸能携带和提供制造神经鞘和构成传递神经冲动化学物质的主要原料,能促进胎儿大脑和神经系统的正常发育,有助于红细胞的形成。临床上利用叶酸预防和治疗先天性痴呆患儿。

(4)叶酸对于细胞分裂和组织生长具有极其重要的作用。

3)缺乏与过量

各类食物中都含有叶酸,而且人体肠道中微生物也可合成一部分,所以很少有人缺乏,但当需要量增加或身体损失过多时可发生。例如,食物烹调加工中损失过多,或因病服用一些药物,或孕妇以及代谢率增加等情况下会出现缺乏症。

叶酸与核酸、蛋白质及神经介质的合成密切相关,在维护神经系统发育、促进血红蛋白的生成、增强皮肤活力等方面有重要功能。叶酸缺乏症表现有以下方面。

(1)巨幼红细胞性贫血　叶酸缺乏时,骨髓幼红细胞 DNA 合成减少,红细胞的发育和成熟受到影响,分裂速度降低,红细胞比正常的大而少,并且发育不全,从而发生巨幼红细胞性贫血。主要症状为红细胞和白细胞减少,还可能引起智力退化等。

(2)孕妇叶酸缺乏是引起胎儿神经管畸形的主要原因　胎儿神经管是胎儿的中枢神经系统,是胚胎发育成脑、脊髓、头颅背部和脊椎的部位。叶酸携带和提供的"一碳单位"是合成神经鞘和神经递质的主要原料,因此叶酸缺乏会影响神经系统的发育。同时,叶酸缺乏还可引起孕妇先兆子痫、胎盘早剥、自发性流产等。

二维码 1-25　为什么怀孕需要补充叶酸?(视频)

(3)高同型半胱氨酸血症　半胱氨酸是蛋氨酸的中间代谢产物,在体内由蛋氨酸转甲基后生成。蛋氨酸代谢过程中若缺乏叶酸等辅助因子,会使同型半胱氨酸向蛋氨酸转换受阻,导致同型半胱氨酸堆积,形成高同型半胱氨酸血症。患有高同型半胱氨酸血症的母亲生育神经管畸形儿的概率较大,并可影响胚胎早期心血管发育。高同型半胱氨酸血症是心血管疾病的危险因素。

叶酸是水溶性维生素,一般不会引起中毒,但长期大剂量服用叶酸可产生毒副作用,主要表现为:干扰锌的吸收,胎儿发育延迟;干扰抗惊厥药物的作用,诱发病人惊厥发作;干扰维生素 B_{12} 缺乏的早期诊断,导致神经系统受损等。

4）食物来源与膳食参考摄入量

叶酸广泛存在于各类食物中，动物性食物中动物内脏，如肝、肾含量丰富；植物性食物中绿叶蔬菜、水果、豆类、胚芽含量丰富；其次，肉、蛋、鱼、谷类都含有一定量叶酸。

中国营养学会制定的膳食营养素参考摄入量中叶酸的推荐摄入量（RNI）为：14 岁以上均为 400 μg DFE/d，孕妇为 600 μg DFE/d，乳母为 550 μg DFE/d。

6. 烟酸

1）理化性质

烟酸又名尼克酸、维生素 PP、抗癞皮病因子，包括尼克酸和烟酰胺两种，在体内主要形式是具有生理活性的烟酰胺。烟酸在体内很容易转变成烟酰胺，它们在体内具有类似的生理活性，均溶于水和乙醇，但不溶于乙醚。烟酰胺比尼克酸溶解性好，都是无色或白色的针状晶体，对热、光、酸、碱及空气都较稳定，是维生素中最稳定的一种。一般烹调和贮存时，损失破坏少，但会随水洗而流失。

2）生理功能

（1）辅酶Ⅰ（NAD）与辅酶Ⅱ（NADP）的组成成分　烟酸在体内以辅酶Ⅰ和辅酶Ⅱ的形式作为辅基参与脱氢酶的组成，在代谢中起重要作用，如参与蛋白质核糖基化过程，与 DNA 复制、修复和细胞分化有关。

（2）葡萄糖耐量因子的组成成分　葡萄糖耐量因子是由三价铬、烟酸、谷胱甘肽组成的一种复合体，可能是胰岛素的辅助因子，有增加葡萄糖的利用及促使葡萄糖转化为脂肪的作用。

（3）降低血清胆固醇和扩张末梢血管水平　大剂量的烟酸抑制体内脂肪组织的脂解作用，减少胆固醇、甘油三酯和游离脂肪酸进入血浆，有降低血浆胆固醇和脂肪的作用，并具有扩张血管的作用。

3）缺乏与过量

烟酸缺乏会导致糖代谢受阻，神经细胞得不到足够的能量，致使神经功能受影响，癞皮病是其典型缺乏病。癞皮病起病缓慢，轻度症状为疲劳、乏力、工作能力减退、记忆力差以及经常失眠。癞皮病最常见的症状为皮炎（dermatitis）、腹泻（diarrhoea）、痴呆（dementia），即所谓的"3D"症状。皮炎主要表现为接触阳光的裸露部位皮肤出现对称性色素斑皮疹，与晒斑相似，继之皮肤折叠部位也发生皮炎，并可转为慢性。发炎部位皮肤变为暗红色或棕色，有脱屑现象，继发感染可发生糜烂。当胃肠黏膜受影响时患者会出现食欲不振、消化不良、呕吐、腹泻或便秘等症状。神经系统症状包括失眠、头痛、抑郁、淡漠、疲劳及丧失记忆力，甚至发展成为痴呆症。

烟酸是 B 族维生素中人体需要量最多者，一般的食源性烟酸摄入不会引起中毒。过量摄入烟酸的不良反应包括皮肤发红、高尿酸血症、肝和眼异常，严重者可出现肝炎、肝性昏迷、脂肪肝等。

4）食物来源与膳食参考摄入量

烟酸及其衍生物广泛存在于动物和植物性食物中。植物性食物中存在的主要是烟酸，动物性食物中以烟酰胺为主。动物性食物，如肝、肾、瘦肉、白色家禽肉、鱼肉等中烟酸含量丰富，牛乳和鸡蛋中烟酸的含量虽然很低，但色氨酸含量高，进入人体可以转化为烟酸。植物性食物,如全谷、咖啡、茶和各种绿叶蔬菜等也是烟酸的重要来源。

加工对谷类中的烟酸影响较大,因为有 $80\% \sim 90\%$ 的烟酸存在于种子皮中。玉米含烟酸远远高于小麦粉,但以玉米为主食的人群容易发生癞皮病,主要是因为玉米中的烟酸为结合型,吸收利用率低。如果用碱处理玉米,可将结合型的烟酸水解成为游离型的烟酸,易被机体利用,但其他维生素可能有损失。

烟酸的参考摄入量应考虑能量的消耗和蛋白质的摄入情况。中国营养学会制定的膳食营养素参考摄入量中烟酸的推荐摄入量(RNI)为:$18 \sim 49$ 岁男为 15 mg NE/d,女为 12 mg NE/d,孕妇为 12 mg NE/d,乳母为 15 mg NE/d。

7. 维生素 C

1)理化性质

维生素 C 又称抗坏血酸。人体自身不能合成维生素 C,必须依靠食物供给。维生素 C 为白色晶体,极易溶于水,微溶于乙醇,不溶于脂溶性溶剂,化学性质较活泼,是最不稳定的一种维生素。因此,食物在加碱处理或用水蒸煮时维生素 C 会流失或被破坏。

2)生理功能

(1)促进胶原蛋白合成,利于组织创伤口更快愈合 胶原蛋白占身体蛋白质的 1/3,生成结缔组织,构成身体骨架,如骨骼、血管、韧带等,决定皮肤及血管的弹性,保护大脑,并且有助于人体创伤的愈合。维生素 C 在胶原蛋白合成中有特殊作用,对伤口愈合、骨质钙化、增加微血管致密性及降低其脆性等方面有重要作用。当维生素 C 缺乏时,胶原蛋白合成障碍,从而导致坏血病。

(2)参与合成神经递质 维生素 C 在肾上腺皮质髓质中的含量丰富,有助于两种神经递质(去甲肾上腺素和 5-羟色胺)的生物合成,防止机体疲劳。

(3)改善铁、钙和叶酸的利用 维生素 C 能使难以吸收的三价铁还原为易于吸收的二价铁,从而促进了铁的吸收。维生素 C 还可以使叶酸转变成有生物活性的四氢叶酸,对预防恶性贫血有积极意义。

(4)发挥水溶性强抗氧化剂作用 维生素 C 主要作用在体内水溶液中,可与脂溶性抗氧化剂协同作用,使体内氧化还原过程得以正常进行,有助于保护 DNA、蛋白质以及细胞膜的完整性。维生素 C 能清除体内自由基,防止自由基对人体的伤害,具有抗衰老、预防多种疾病的作用。

(5)降低血液胆固醇 维生素 C 参与肝脏内胆固醇的羟化作用,促进胆固醇形成胆酸,从而降低血液中胆固醇的含量,对预防心血管疾病有一定的作用。

(6)解毒与抗癌作用 维生素 C 对铅、汞、镉、砷等重金属离子有一定的解毒作用,同时能促进机体抗体的形成,提高白细胞的吞噬能力,提高机体的免疫功能。另外,许多研究表明,维生素 C 可阻断致癌物 N-亚硝基化合物的合成,从而预防癌症。

3)缺乏与过量

维生素 C 缺乏症又称坏血病,是由于人体长期缺乏维生素 C 所引起的全身性疾病,以出血倾向和骨骼病变为其主要表现。

出血表现为毛细血管脆性增加,微血管容易破裂,血液流到邻近组织,牙龈肿胀与出血,牙齿松动、脱落,皮肤出现瘀血点与瘀斑,严重时在胃、肠道、鼻、肾脏及骨膜下面均可有出血现象,甚至有颅内出血等,也可引起关节疼痛和胀痛,严重者会出现死亡。胶原蛋白的合成需要维生素 C 参加,如果维生素 C 缺乏,胶原蛋白就不能正常合成,影响骨骼正常发育,导致骨质疏松、细胞连接障碍。另外,由于维生素 C 能使难以吸收利用的三价铁还原成二价铁,促进肠道对铁的吸收,提高肝脏对铁的利用率,能治疗缺铁性贫血。因此,若缺乏维生素 C 还可发生轻度贫血,使人体的免疫力和机体的应激能力下降,同时还与炎症、动脉硬化、肿瘤等多种疾病有关。

维生素 C 几乎无毒,量多时可通过尿排出。但若摄入量过大,持续时间又长,可能会对某些代谢带来副作用。当摄入量超过 1 g,尿酸排出明显增加;当摄入量超过 2 g,可引起渗透性腹泻;长期摄入过多,可能会出现恶心、腹部疼挛、腹泻、腹胀等症状,也可由于草酸排泄增多而形成尿结石。小儿生长时期过量补充维生素 C,容易产生骨骼疾病,甚至会导致红细胞大量破裂,出现溶血等严重现象。

4)食物来源与膳食参考摄入量

维生素 C 主要来源于新鲜蔬菜和水果。颜色深的果蔬通常维生素 C 的含量都比较高,颜色浅的果蔬维生素 C 含量略低些。维生素 C 含量比较高的果蔬有:辣椒、菠菜、豆苗、韭菜、苋菜、苜蓿、猕猴桃、柑橘、山楂、红枣、樱桃、番石榴等。动物肝脏中含有少量维生素 C。

中国营养学会制定的膳食营养素参考摄入量中维生素 C 的推荐摄入量(RNI)为:14 岁以上均为 100 mg/d,孕妇为 100~115 mg/d,乳母为 150 mg/d。

项目5　水、膳食纤维及其他膳食成分

项目目标

知识目标

掌握水的生理作用及缺乏与过量的危害;

掌握膳食纤维定义、分类、生理功能、缺乏与过量的危害及主要食物来源;

熟悉水及膳食纤维的推荐摄入量;熟悉植物化学物的种类及对人体的主要生物学作用;

了解人体内水平衡的重要性。

能力目标

能够科学饮水及合理摄食富含膳食纤维食物,促进身体健康。

一、水

(一)水在人体中的含量及分布

水分占成人体重的 50%~70%。人体内含水量与年龄、性别有关,年龄越小,体内含水比例越高,一般男性体内含水百分数较女性多。新生儿的含水量可达体重的 80%,成年男子的含水量约为体重的 60%,成年女子为 50%~55%。人体内的水与蛋白质、碳水化合物或脂肪相结合,形成胶体状态。

二维码 1-26　水的告白(视频)

水在体内的分布并不均匀,人体总水量的 55％是细胞内液,16％是细胞间液,7.5％在血浆中,其余的水分布在骨骼、软骨及结缔组织中。人体内各部分的体液渗透压相同。其中,水分可经常透过细胞膜或毛细血管壁进行自由交换,但各部分的总量维持稳定,并保持动态平衡。

(二)水的生理作用

水对人类赖以生存的重要性仅次于氧气。一个绝食的人失去体内全部脂肪、半数蛋白质,还能勉强维持生命,但失去体内含水量的 20％,很快就会死亡。没有水的存在,任何生命过程都无法进行,水在营养物质代谢及全部生命活动中发挥着不可少的功能。

1.水是细胞的重要组成成分

水是人体含量最多和最重要的组成成分,是维持生命、保持细胞形态、构成各种体液所必需的。水广泛存在于人体各组织中,特别是新陈代谢旺盛的组织中,例如血液、肾脏、肝脏、肌肉、大脑、皮肤等。

2.参与机体物质代谢

水直接参与体内的物质代谢,促进各种生化反应和生理活动的进行。水流动性强,许多物质都能溶于水,并解离为离子状态,发挥重要的生理功能。不溶于水的蛋白质、脂肪分子可悬浮水中形成胶体或乳浊液,便于机体消化吸收和利用。水还是体内输送养料和排泄废物的媒介。水把氧气、营养物质等运送到组织细胞,以利营养素的消化和吸收,又可以把代谢废物、有害物质通过呼吸、蒸发及粪便、尿液途径排出体外。没有水就无法维持血液循环、呼吸、消化、吸收、分泌、排泄等生理活动,体内新陈代谢也无法进行。

3.调节体温

水的比热容大,热容量也大。水能吸收较多的热而其本身的温度变化不大,因而不致使体温由于内外环境的改变而发生显著变化。人体通常由蒸发、出汗来调节体温的恒定。当外界气温升高或体内生热过多时,水的蒸发可使皮肤散热。天冷时,水储备热量大,人体不致因外界温度低而使体温发生明显的波动。水是血液主要成分,可通过血液循环把物质代谢产生的热迅速均匀地分散到全身各处。

4.润滑作用

水可以滋润皮肤而保持其柔软性、伸缩性,泪液可以防止眼球干燥,唾液和胃液有助于食物吞咽和在胃肠道内消化;水的黏度小,关节滑液可用以减少关节摩擦,防止机体损伤,并可使器官运动灵活。

(三)人体内水的平衡

人体内水的平衡对维持内环境的稳定有非常重要的作用。人体通过水的摄入与排泄维持水的平衡。

1.体内水分的来源

人体水的来源包括饮用水、食物水和代谢水。其中,饮用水和食物水是人体水的主要来源。饮用水包括白开水、茶、咖啡、汤、乳和其他各种饮料,它们含水量大。食物水指食物中含有的水分,一部分以自由水形式存在,另一部分以结合水形式存在,它们都可以被身体吸收利用。食物不同,其含水量也不相同。代谢水是指食物中的蛋白质、脂肪和碳水化合物在人体内

二维码 1-27 怎样喝水才健康？（视频）

氧化过程中产生的水,即 1 g 蛋白质、1 g 脂肪、1 g 碳水化合物可分别产生 0.41 g、1.07 g、0.60 g 的代谢水。荤素搭配的膳食每提供 100 kcal 热量大约产生 12 g 的代谢水,如摄取 2 500 kcal 能量,则体内生物氧化产生的代谢水约 300 mL。

人体水的需要量随体重、年龄、环境温度及劳动强度不同有很大差异。一般而言,年龄越大每千克体重需要的水量相对较少,婴幼儿及青少年的需水量在不同阶段也不相同,到成年后相对稳定。《中国居民膳食指南》(2016 版)推荐成年人每天饮用水量为 1 500～1 700 mL。《中国居民膳食营养素参考摄入量》(2013 版)推荐孕妇每天的总水适宜摄入量(包括膳食中的水分和饮用水)为 3 000 mL,乳母总水适宜摄入量为 3 800 mL,而孕妇饮水适宜摄入量为 1 700 mL,乳母饮水适宜摄入量为 2 100 mL。

表 1-11　关于饮水量和水的总摄入量的推荐　　　　　　　　　　　　　　L/d

人群	饮水量		总摄入量		人群	饮水量		总摄入量	
	男	女	男	女		男	女	男	女
0 岁～	—		0.7		14 岁～	1.4	1.2	2.5	2.2
0.5 岁～	—		0.9		18 岁～	1.7	1.5	3.0	2.7
1 岁～	—		1.3		孕妇(早)		1.7		3.0
4 岁～	0.8		1.6		孕妇(中)		1.7		3.0
7 岁～	1.0		1.8		孕妇(晚)		1.7		3.0
11 岁～	1.3	1.1	2.3	2.0	乳母		2.1		3.0

资料来源:《中国居民膳食营养素参考摄入量》(2013 版)

2. 水的排出

人体排出水的途径有呼吸、排汗、排尿和排便。肾脏排尿是人体排出水的最主要途径。机体通过调节排尿量,使水的排出量与摄入量相适应,以保持机体的水平衡。

以尿的形式排出的水约占人体水分排泄量的 50%。正常人一天排出的尿液量为 1 000～2 500 mL,尿量多少取决于水的摄入量、代谢产物的生成量及肾脏浓缩功能。每 1 g 代谢废物需溶解在 15 mL 水中排出。正常成人每天约排出 35 g 废物,因此维持正常肾功能所需水的最低限度为每天 500 mL。正常膳食时,尿液的溶质一半以上是尿素,在高蛋白膳食时尿素的排出量增加,会导致尿液的排出量增加。

皮肤损失的水包括由皮肤表层蒸发的水分和汗液损失。从事大强度的劳动与体育运动、高温环境等都会引起汗液排泄增加。与从汗液损失的水分相比,皮肤蒸发损失比较少,平均每天约 350 mL。呼吸也丧失一部分水,快而浅的呼吸丧失水分少,慢而深的呼吸丧失水分多。正常人每天从呼吸丧失的水约 300 mL。

虽然粪便含水量高达 70%,但在无腹泻的情况下粪便的排水量仅为 100 mL。这是因为在空肠和结肠中水被有效重吸收。腹泻或呕吐可以使正常水的损失量大增。

3. 水平衡

水平衡是指人体水分的摄入与排出之间的平衡关系,即从饮食摄取的和体内代谢产生的水,与从尿粪排出及呼吸和皮肤蒸发的水量相当;也指正常情况下,人体细胞和组织水分分布处于平衡状态。

人体水的平衡受中枢神经系统的调节,控制口渴的神经中枢在下丘脑。当体液损失达到总体液量的 1%～2%,即一个成年人的体液损失量达到 350～700 mL 时,就会产生口渴感,从而调节人体对水的摄入。脑下垂体分泌的抗利尿激素可改变肾脏远端肾小管对水的通透性,具有调节水排泄与水平衡的作用。由"口渴中枢"引起的液体摄入与抗利尿激素引起的体液的保存,共同维持着人体体液的稳定状态。

水代谢不平衡主要有水缺乏和水过量。当缺水或失水过多时,有口渴、乏力等症状,严重时肌肉抽搐、血压降低、脉搏细弱,甚至可由于体内电解质代谢紊乱而死亡。水过多引起中毒是由于水分在体内储留过多引起,可导致低渗状态,这种情况极少见于正常成年人。水中毒的临床表现通常有渐进性精神迟钝、精神恍惚、昏迷、惊厥,甚至引起死亡。

二、膳食纤维

(一)膳食纤维的定义

1.膳食纤维的定义

膳食纤维(dietary fiber)在 1972 年第一次被提出。1999 年 84 届美国谷物化学家学会(AACC)年会将膳食纤维定义为"凡是不能被人体内源酶消化吸收的可食用植物细胞、多糖、木质素以及相关物质的总和"。这一定义包括了食品中大量组成成分,如纤维素、半纤维素、木质素、胶质、改性纤维素、黏质、寡糖、果胶以及其他少量组成成分,如蜡质、角质、软木质。

2.膳食纤维与粗纤维的区别

膳食纤维不同于常用的粗纤维(crude fiber)的概念,传统意义上的粗纤维是指植物经特定浓度的酸、碱、醇或醚等溶剂作用后的剩余残渣。强烈的溶剂处理导致几乎 100% 水溶性纤维素、50%～60% 半纤维素和 10%～30% 纤维素被溶解损失掉。因此,对于同一种产品,其粗纤维含量与总膳食纤维含量往往有很大的差异,两者之间没有一定的换算关系。

虽然膳食纤维在人体口腔、胃、小肠内不被消化吸收,但人体大肠内的某些微生物仍能降解它的部分组成成分。从这个意义上来说,膳食纤维的净能量并不严格等于零。而且,膳食纤维被大肠内微生物降解后的某些成分被认为是其生理功能的一个起因。

(二)膳食纤维的分类

根据溶解特性的不同,膳食纤维分为不溶性膳食纤维和水溶性膳食纤维两大类。

(1)不溶性膳食纤维　指不被人体消化道酶消化且不溶于热水的那部分膳食纤维,它是构成细胞壁的主要成分,包括纤维素、半纤维素、木质素、原果胶和动物性的甲壳素和壳聚糖。其中木质素不属于多糖类,它是使细胞壁保持一定韧性的芳香族碳氢化合物。

二维码 1-28　膳食纤维种类及食物来源(视频)

(2)水溶性膳食纤维　指不被人体消化酶消化,但溶于温水或热水且其水溶性又能被 4 倍体积的乙醇再沉淀的那部分膳食纤维,主要包括存在于苹果、柑橘类水果中的果胶,植物种子中的植物胶,海藻中的海藻酸、卡拉胶、琼脂和微生物发酵产物黄原胶,以及人工合成的羧甲基纤维素钠盐等。

(三)膳食纤维的生理功能

1.缓解便秘、促进益生菌生长等肠道健康的作用

膳食纤维能使食物在消化道通过的时间缩短,食物在大肠内的滞留时间约占食物在消化道通过总时间的 97%。膳食纤维能使物料在大肠内的移动速度缩短 40%,并使肠内菌群发生变化,增加有益菌,减少有害菌,从而预防便秘、静脉瘤、痔疮和大肠癌等,并预防其他并发症。

大多数膳食纤维具有促进肠道蠕动和吸水膨胀的特性。一方面可使肠道肌肉保持适当的张力,另一方面可使粪便因含水分较多而体积增加并且变软,故有利于粪便的排出。另外,可溶性膳食纤维在大肠中被肠道细菌分解产生乙酸、丁酸、丙酸等短链脂肪酸,这些短链脂肪酸可降低肠道 pH,促进益生菌的繁殖,并可刺激肠黏膜从而促进排便。因此,若膳食纤维摄入不足,可导致肠道蠕动缓慢,粪便少而硬,排便时间延长,产生便秘。便秘可使肠压增加,时间一长,肠道就会产生许多小的憩室而使人患肠憩室病和痔疮。此外,膳食纤维表面有很多活性基团,可吸附螯合胆汁酸、胆固醇、变异原等有机分子和多种有毒物质,加之膳食纤维的促进排便作用,可促使有害物质排出体外。

2.饱腹感和体重调节作用

膳食纤维,特别是可溶性纤维,由于较强的吸水作用(吸水后重量能增加到原自身重量的数十倍),并能形成溶胶和凝胶,故能减缓食物由胃进入肠道的速度,即可使胃排空时间明显延长,维持饱腹感,从而可减少热能摄入,起到控制体重和减肥的作用。此外,大多数富含膳食纤维的食物往往含有较低的脂肪,故可减少脂肪和能量的摄入。许多膳食纤维还可增加粪便中的脂肪排出量,有助于控制体重和减肥。

3.调节血糖,预防 2 型糖尿病和脂代谢紊乱

膳食纤维中的可溶性膳食纤维,能抑制餐后血糖值的上升,原因是其可延缓和抑制对糖类的消化吸收,改善末梢组织对胰岛素的感受性,降低对胰岛素的要求。水溶性膳食纤维随着凝胶的形成,阻止了糖类的扩散,推迟了在肠内的吸收,因而抑制了糖类吸收后血糖的上升和血胰岛素升高的反应。此外,膳食纤维能改变消化道激素的分泌,如胰液的分泌减少,从而抑制了糖类的消化吸收,并减少小肠内糖类和肠壁的接触,从而延迟血糖值的上升。因此,提高可溶性膳食纤维的摄入量可以防止 2 型糖尿病的发生,但对 1 型糖尿病的控制作用很小。

可溶性膳食纤维可螯合胆固醇,从而抑制机体对胆固醇的吸收,且都是降低对人体健康不利的低密度脂蛋白胆固醇,而高密度脂蛋白胆固醇降得很少或不降。相反,不溶性膳食纤维很少能改变血浆胆固醇水平。此外,膳食纤维能结合胆固醇的代谢分解产物胆酸,从而会促使胆固醇向胆酸转化,进一步降低血浆胆固醇水平。流行病学的调查表明,膳食纤维摄入量高与冠心病死亡的危险性大幅度降低有关。

4.预防某些癌症作用

研究表明,膳食纤维具有预防结肠癌、直肠癌、乳腺癌等多种癌症的作用。膳食纤维的摄入量与肠癌的发生率和死亡率呈负相关关系,其机理与膳食纤维可缩短致癌物在肠道的停留时间以及减少由胆汁酸生成的致癌物的数量和吸收量等因素有关。

(四)膳食纤维摄入过多的副作用

1.束缚 Ca^{2+} 和一些微量元素

许多膳食纤维对 Ca、Cu、Zn、Fe、Mn 等金属离子都有不同程度的束缚作用。

2.束缚人体对维生素的吸收和利用

果胶、树胶、大麦、小麦、燕麦、羽扇豆等膳食纤维对维生素 A、维生素 E 和胡萝卜素都有不同程度的束缚能力,对脂溶性维生素的有效性也有一定影响。

3.引起不良生理反应。

过量的膳食纤维会导致便秘或腹泻。膳食纤维吸收胃肠道中的水分,身体中若没有足够的液体或者没有摄入足够的液体,可能会导致胃肠道脱水,从而导致纤维硬化并且难以通过粪便排出。当膳食纤维主要是可溶性纤维(如燕麦片、豆类、苹果或蓝莓中的膳食纤维)时,这种情况尤为常见。但是,当摄入由小麦、玉米麸、西兰花或番茄中的不溶性纤维时,可能会出现相反的症状,如腹泻和便稀。虽然在饮食中加入不溶性纤维可以很好地治疗便秘,但过多食用此类纤维会导致腹泻和便稀,特别是在突然加大摄入量的时候。

过量的膳食纤维还会引起腹胀和腹痛。摄入太多膳食纤维也会产生令人不舒服的症状,如腹胀和产生过量的气体。这种情况最常发生在吃太快或吃太多膳食纤维时,因为大部分膳食纤维在穿过胃肠道时不会被消化或分解,在结肠中的细菌消化了一些剩余的膳食纤维并产生气体等副产物。随着排便、气体和腹胀等变化,膳食纤维过多也会出现腹部痉挛,这是由于过多的膳食纤维导致消化减慢或停止。

(五)膳食纤维的食物来源和推荐摄入量

1.膳食纤维的来源

膳食纤维的主要来源为天然的植物性食品,如蔬菜、水果、粗粮、薯类和豆类等。动物性食物一般不含膳食纤维,精细加工的植物性食品含膳食纤维也很少。部分食物中的膳食纤维含量见表 1-12。

表 1-12　部分食物中的膳食纤维含量　　　　　　　　　　g/100 g 食物

食物名称	膳食纤维含量	食物名称	膳食纤维含量
魔芋粉	74.4	荞麦	4.74
黑木耳	74.18	黑米	3.9
干香菜	43.41	南瓜	2.99
麦麸	39.8	糙米	2.92
紫菜	29.68	玉米	2.89
海带	28.58	猕猴桃	2.65
脱脂大豆	15.96	胡萝卜	2.55
黄豆	15.5	菠菜	2.50
芝麻	11.58	菜豆	2.36
大麦	9.9	甘薯	2.32
杏	8.29	笋	2.27
花生	7.66	奶白菜	2.3
燕麦片	7.46	苹果	1.63
绿豆	6.4	韭菜	1.4
玉米面	5.9	菠萝	1.3

引自《食品营养与卫生》(王丽琼主编,2008)

2.膳食纤维的推荐摄入量

美国 FDA 推荐的成人总膳食纤维摄入量为 20～35 g/d。美国能量委员会推荐的总膳食纤维中,不溶性膳食纤维占 70%～75%,可溶性膳食纤维占 25%～30%。

2016 年《中国居民膳食纤维摄入白皮书》显示,中国居民膳食纤维摄入普遍不足,且呈下降的趋势,目前每日人均膳食纤维(不可溶)的摄入量为 11 g,城市与农村基本一致。与《中国居民膳食营养素参考摄入量》中膳食纤维的推荐量相比,能达到适宜摄入量(25 g/d)的人群不足 5%,表明我国膳食纤维摄入量严重不足。因此多吃富含膳食纤维的食物是很有必要的。如可用玉米、小米、高粱米替代经过精细研磨的大米;多吃有长茎的蔬菜,如芹菜、菠菜,来增加膳食纤维的摄入。薯类、水果也应该经常吃。

对 2～18 岁的儿童和青少年来说,由于生长发育的需要,对膳食纤维的需求量相对少些,其每天适宜摄入量推荐为年龄加上 5 g。保持足量的膳食纤维的摄入量有利于儿童青少年保持大便通畅和有助于预防富贵病(肥胖、心脏病、心血管疾病、高血压、高脂血症等)。

三、其他膳食成分

植物生命活动所产生的初级代谢产物(primary metabolites)主要是碳水化合物、蛋白质和脂肪等大分子有机物,而其次级代谢产物(secondary metabolites)包括了种类繁多的微量低分子量化学物,其中除维生素外均为非传统营养素类物质。不少此类次级代谢产物对人体可产生多方面的生物学作用,统称之为植物化学物(phytochemical),也称植物非营养素活性成分。这些植物化学物可以降低一些慢性病的发病率,包括癌症、心血管病等,并且还有增强免疫力、抗氧化及延缓衰老等作用。

植物化学物一般可以按结构分为多酚类、类胡萝卜素、硫化物、植物固醇、皂苷等,也可以按生物活性分为抗氧化物、植物雌激素、蛋白酶抑制剂等。植物化学物分类及其主要生物学作用见表 1-13。

表 1-13　植物化学物分类及其主要生物学作用

植物化学物	生物学作用									
	抗癌	抗微生物	抗氧化	抗血栓	免疫调节	抑制炎症	影响血压	降低胆固醇	调节血糖	促进消化
类胡萝卜素	★		★		★			★		
植物固醇	★							★		
皂苷	★	★			★			★		
芥子油苷	★	★						★		
多酚类	★	★	★	★	★	★	★		★	
蛋白酶抑制剂	★		★							
萜类	★	★								
植物雌激素	★	★								
硫化物	★	★	★	★	★	★	★	★		★
植酸	★		★		★				★	

引自 Essentials of human nutrition(2nd edition,2002)

由于植物化学物种类繁多,生物学作用也多种多样,且许多植物化学物的性质和作用尚未得到较一致的认识,还在继续深入研究中,故以下仅介绍目前研究较多的有机硫化合物、多酚类化合物和皂苷类等。

(一)多酚类化合物

1.结构和种类

多酚类物质为含有苯酚基本结构的一类化合物,一般含有多个羟基。按结构分为酚酸、类黄酮、香豆素、单宁以及不常见的1,2-二苯乙烯和木酚素,其中尤以类黄酮的种类最为繁多。

目前已经分离鉴定了8 000多种多酚类物质。常见的酚酸包括羟肉桂酸、咖啡酸和香豆酸等;常见的类黄酮包括有儿茶素、原花青素、黄酮、黄酮醇、黄烷酮等。

(1)酚酸 植物性食物中酚酸的含量十分丰富,最常见的酚酸类物质是咖啡酸,其他如阿魏酸也较常见,如存在于许多蔬菜、水果及咖啡中的绿原酸。其他常见酚酸类衍生物还有单宁或鞣酸,由没食子酸酯化形成的酚酸称为没食子单宁酸。

咖啡中含有丰富的咖啡因,还有咖啡酸、绿原酸等成分,可以有效地对抗损害我们身体健康的自由基,并具有抗氧化的效果。自由基正是造成许多疾病的主因,它在体内大量积累将造成心血管疾病、中风、帕金森氏症、癌症等重大疾病。

绿原酸(chlorogenic acid,CA)是一种多酚类化合物,是植物界广泛存在的一类次生物质。CA对动物毒性很小,是植物自身的一种抗病物质(植保素),它通过产生自由基而杀灭病原体。它具有抗菌活性,可降低非胰岛素依赖的葡萄糖排泄过快,清除自由基活性好于生育酚和抗坏血酸;保肝利胆抗诱变,抑制病毒的复制。在国外,CA被用于治疗肝病,可降低低密度脂蛋白(LDL),增加高密度脂蛋白(HDL),提高谷胱甘肽(GSH)含量,降低胆固醇。在国内,CA是多种感冒药物,如银翘片、大青叶合剂、双黄连合剂、银黄合剂的主要原料,也是治疗呼吸生殖系统感染的重要药物原料。

(2)单宁 又称鞣酸,是一种酸性物质,存在于多种树木(如橡胶树和漆树)的树皮和果实中。单宁主要源于葡萄皮和葡萄籽。红葡萄酒是要保留葡萄皮发酵的,在发酵过程中,酒液还会从橡木中汲取一定的单宁物质。单宁是红葡萄酒的灵魂,它和酒液中的其他物质发生反应,生成新的物质,增加葡萄酒的复杂性。单宁具有抗氧化作用,是一种天然防腐剂,可以有效避免葡萄酒因为被氧化而变酸,使长期贮存的葡萄酒能够保持最佳状态,所以,单宁对于红葡萄酒的陈年能力具有决定性的作用。

(3)类黄酮类 类黄酮泛指两个苯环(A与B环)通过三碳链相互连接而形成一系列化合物,是膳食中含量最为丰富的多酚类物质。类黄酮物质中最为常见的为黄酮醇类物质。

异黄酮类化合物广泛存在于自然界。目前已发现300多种植物中含有异黄酮类化合物,尤以大豆中含量较高。但不同品种大豆中异黄酮含量可有很大差异,且与生长环境条件(温湿度、光照等)、生长期和提取方法等有关。豆制品中异黄酮的种类和含量则主要取决于加工方法。紫外光照射和大豆发芽可使异黄酮含量增加。

大豆异黄酮主要包括三羟异黄酮(也称染料木素或金雀异黄素)、二羟异黄酮(也称黄豆苷元)和二羟甲氧基异黄酮(也称大豆黄素)。如染料木黄酮和黄豆苷原,目前已被证明具有抗乳腺癌和骨质疏松的作用;二羟黄酮类主要见于柑橘类水果,常见的如橘皮苷。大豆异黄酮是最重要的植物雌激素之一。植物雌激素是指在植物中存在的,能与哺乳动物体内雌激素受体结合并发挥类似于内源性雌激素作用的化学物,主要包括异黄酮类、香豆雌酚、木酚素,以及某些萜类和皂苷。

大豆异黄酮有苦涩味,其化学结构与雌二醇类似,故能与之竞争雌激素受体而表现出拟雌激素作用。大豆异黄酮对生物体具有双向性作用,即在一定剂量范围内可表现出抗氧化、抗肿瘤、抗突变、抗骨质疏松、防治妇女更年期综合征和降低心血管疾病发生危险性等有益作用,而在较大剂量下则可表现出内分泌干扰活性和其他毒性反应。

(4)1,2-二苯乙烯类　1,2-二苯乙烯类物质在植物中的分布并不广泛。近年来,对1,2-二苯-烯类物质之一的白藜芦醇的研究使人们对这类物质发生了兴趣。白藜芦醇可能具有抗动脉硬化、抗肿瘤的作用。红酒的保健作用可能与所含的白藜芦醇有关。但是,红酒中白藜芦醇含量并不很高(0.3～2 mg/L)。

(5)木酚素类　木酚素类物质最早被发现于人类的血浆和尿中,后来的分析发现亚麻籽及亚麻油中含有一定数量的木酚素。木酚素目前被认为属于植物雌激素。

2.主要功能

多酚类物质种类繁多,但目前与人体健康关系的研究多集中在大豆异黄酮、茶多酚、白藜芦醇等几个化学物方面。

(1)防癌　大量研究证明,大豆的适量摄入对降低癌症的发生率有积极的意义。

(2)糖尿病膳食干预　茶叶中含有的类黄酮化合物如儿茶素等,都有明显减少炎症因子水平且提高胰岛素敏感性的作用。

(3)降低血液胆固醇和抑菌　摄入较多的大豆异黄酮对更年期妇女有降低血液胆固醇的作用;茶多酚能降低血液胆固醇及血压。另外,茶多酚还有杀灭肉毒杆菌及其孢子,抑制细菌外毒素的作用。对引起腹泻、呼吸道疾病和皮肤病的各种病原菌有抗菌作用。

3.多酚类物质的来源

多酚类物质主要来源于蔬菜、水果、果汁、豆类及其制品、茶、红酒、巧克力、啤酒以及完整的谷类。

(二)含硫化合物

含硫化合物也叫有机硫化合物,常见的有异硫氰酸盐、二硫醇硫酮以及蒜氨酸和蒜素。

1.异硫氰酸盐

(1)异硫氰酸盐的来源　异硫氰酸盐通常以葡萄糖异硫氰酸盐的形式存在于十字花科蔬菜如白菜、卷心菜、西兰花、菜花、芥菜和萝卜等中,是一大类含硫的糖苷。异硫氰酸盐的种类很多,不同的异硫氰酸盐和酯构成了十字花科蔬菜的特殊风味,如白菜的清香味、甘蓝类的苦味及萝卜的辛辣味等。

(2)异硫氰酸盐的功能　异硫氰酸盐能阻止大鼠的肺癌、乳腺癌、食管癌、肝癌、肠癌和膀胱癌等,并且其作用与其结构密切相关。

2.二硫醇硫酮

(1)二硫醇硫酮的结构和来源　二硫醇硫酮是五环形的含硫化合物,存在于许多十字花科蔬菜中,如白菜、西兰花、卷心菜和抱子甘蓝等。

(2)功能　二硫醇硫酮具有抗氧化特性和放射防护等功能。如在大鼠的动物模型中可以防治不同类化学致癌物所引起的多器官癌症,包括肺癌、气管癌、胃癌、结肠癌、乳腺癌、皮肤癌、肝癌和膀胱癌等。

3.蒜氨酸和蒜素

葱蒜类蔬菜多数含有挥发性物质而使蔬菜具有强烈的气味。这些挥发性物质除少量的醇类物质(乙醇、丙醇)外,几乎都是含硫化合物即蒜氨酸。蒜氨酸在蒜氨酶作用下可转变成蒜素。蒜素是一组不稳定、反应性强的有机硫化合物,总称硫代亚磺酸酯。这些硫代亚磺酸酯及其衍生物是葱蒜属植物特殊气味和风味的主要来源。葱蒜类蔬菜中的蒜氨酸和蒜素对人体具有特殊的生理效应。

(1)葱、蒜具有抗菌消炎、降血脂、抗血栓形成、抑制血小板聚集、降血糖、提高免疫力等作用。

早在抗生素出现之前,我国古代医学就用蒜来防治急性胃肠道传染病、白喉、肺结核、流感和脊髓灰质炎等疾病,蒜汁对革兰氏阳性和阴性细菌都有抑菌或灭菌作用。

(2)食用大蒜可以减少消化道癌的危险性。

多食入大蒜可减少人群胃癌的发生率,大蒜中最有效的成分是二烯丙基二硫化物,其在大蒜精油中含量可高达 60%。

(三)皂苷类化合物

皂苷可分为甾体皂苷和三萜皂苷。皂苷类化合物在自然界分布很广,约一半植物乃至一些海洋生物中都含有皂苷。

皂苷是一类极性较强的大分子化合物,不容易结晶,易溶于水和醇,难溶于有机溶剂。不同来源的皂苷具有多样性、复杂性的特点。总皂苷是指某一植物或复方产品中的皂苷总成分。相对于不同植物,有不同的皂苷类化合物,如人参总皂苷、绞股蓝总皂苷、大豆皂苷、西洋参皂苷等。不同植物中皂苷的含量和种类也很不同,如人参含总皂苷约 4%,是 12 种以上皂苷的混合物;西洋参含总皂苷 6.4%～7.3%,与人参皂苷结构相似;绞股蓝含总皂苷 2%～4%,有十几种异构体,其中也有几种与人参皂苷结构相同;红景天含总皂苷 1%～2%。

不同来源的皂苷之间并无某一种共同的药理功效,以下就以两种主要植物皂苷为例介绍皂苷类物质的特点和功能。

1.甾体皂苷

甾体皂苷是植物皂苷类中具有重要生物活性的物质。甾体皂苷的研究在天然产物化学中一直占有重要的地位。据报道,甾体皂苷有抗关节炎、止血、免疫调节、抗肿瘤、降胆固醇,以及提高抗癌活性、止咳、祛痰、平喘等作用。

2.大豆皂苷

大豆皂苷是从大豆中提取的具有较强生物活性的物质,也是目前研究得比较多的皂苷类化合物。它可以降低血液中胆固醇和甘油三酯的含量,抑制血清中脂类的氧化、过氧脂的生成和血小板凝固,对防治动脉粥状硬化和心脑血管疾病有明显疗效。大豆皂苷对高脂肪膳食导致的高脂血症具有预防和降低作用,对治疗肥胖症也有明显的疗效。大豆皂苷能直接破坏肿瘤细胞膜的结构,抑制 DNA 的合成和细胞转移,对 X-射线有防护作用,对治疗肿瘤所使用的化疗产生的副作用有拮抗作用,所以大豆皂苷能有效地抑制肿瘤细胞生长。

植物化学物的研究是继维生素、矿物质之后近年来新兴起的营养学研究方向,也是目前研究的热点。相信随着营养科学的发展,人们对植物化学物的结构、功能、提纯等方面的研究会有更多发现,也会在保护人类健康方面起到越来越重要的作用。

综合技能训练 1:人体能量需要量的测定与计算任务评价

该任务评价系根据"人体能量需要量的测定与计算实训指导书",并结合食品营养与健康课程教学改革实践而编制。具体可参考附录 2"二维码:人体能量需要量的测定与计算实训指导"。

1.人体能量需要量的测定与计算任务评价单

班级		姓名		实训日期	
技能训练任务		指导教师		学时	
一、技能训练内容					

一、技能训练内容

　　每位同学独立完成,并在规定时间内提交任务评价单.

　　通过了解每日能量需要量计算的意义,掌握了每日能量需要总量的计算方法后,运用 3 种每日能量需求总量的获得方法计算自己一日能的需要量。

二、技能训练准备及要求(设备与资料等)

　　(一)资料及知识准备

　　1.人体的基础代谢率;中国成人活动水平分级。

　　2.食物成分表。

　　3.中国居民膳食营养素参考摄入量表(DRIs2013)。

　　(二)计算

　　1.用计算法计算自己一日能量需要量[详细计算法;分步计算法与简单算法;BMR 固定法、直接体力活动水平(PAL)计算法];

　　2.查中国居民每日膳食能量参考(推荐)摄入量表得到自己一日能量需要量;

　　3.膳食调查法计算自己一日能量需要量。

三、技能训练步骤

　　1.学生分成 3~5 人一组,各小组在老师指导下,通过网络教学资源等多渠道查询人体能量需要量的测定与计算技能训练资料。

　　2.各组根据汇总的相关资料,师生共同讨论、分析,用集体智慧完成人体能量需要量的测定与计算技能训练方案初稿,制作汇报提纲并选一代表进行学习汇报交流,对该技能训练方案进行修订;

　　3.学生按照修订后的该技能训练方案,按规范要求,独立完成该计算法、膳食调查法计算能量需要量等训练任务,最终填写任务评价单,教师在技能训练过程中巡回指导。

四、结果记录与评价(学生对完成工作任务的情况进行记录,各小组进行总结、考核及评估,教师作出最后评价)

(一)结果记录

1.将采用计算法、查表法、膳食调查法这三种方法获得的自己一日能量需要量的数据填于表 1-14:

表 1-14

序号	方法		结果(kcal)
1	计算法	分步计算法	
		BMR 固定法	
		直接体力活动水平(PAL)计算法	
2	查表法		
3	膳食调查法		

2.附上一日能量需要量的计算过程。

(二)学生训练总结

(三)结果评定

1.计算结果是否正确。

2.计算的方法是否掌握,步骤是否完善。

评定人:　　　　　　日期:

综合技能训练 2:食物蛋白质营养价值任务评价

食物蛋白质营养价值任务评价系根据"食物蛋白质营养价值评价实训指导书",并结合食品营养与健康课程教学改革实践而编制。具体可参考附录 2"二维码:食物蛋白质营养价值评价实训指导"。

2.食物蛋白质营养价值任务评价单

班级		姓名		实训日期	
技能训练任务		指导教师		学时	

一、技能训练内容

参考"食物蛋白质营养价值评价实训指导书",每位同学独立完成,并在规定时间内提交任务评价单。

独立完成查食物成分表,确定被评价的食物蛋白质含量、必需氨基酸的含量值、计算经消化率校正后的氨基酸评分(PDCAAS),评价食物中蛋白质营养价值,完成该技能训练任务。

二、技能训练准备及要求(设备与资料等)

(一)相关资料准备

1.中国居民膳食营养素参考摄入量表(DRIs2013);

2.食物成分表。

(二)知识准备

1.食物中蛋白质含量获得方法;

2.氨基酸模式含义及计算;

3.食物氨基酸直接比较法;

4.氨基酸评分法(AAS)含义及计算;

5.经消化率校正后的氨基酸评分法(PDCAAS)计算。

6.蛋白质利用率(蛋白质功效比值、蛋白质生物价与蛋白质净利用率计算方式)。

三、技能训练步骤

1.学生分成3~5人一组,各小组在老师指导下,通过网络教学资源等多渠道查询食物蛋白质营养价值评价技能训练资料。

2.各组根据汇总的相关资料,师生共同讨论、分析,用集体智慧完成食物蛋白质营养价值评价技能训练方案初稿,制作汇报提纲并选一代表进行学习汇报交流,对该技能训练方案进行修订。

3.学生按照修订后的该技能训练方案,按规范要求,独立完成查食物成分表,确定被评价的食物蛋白质含量、必需氨基酸的含量值、计算氨基酸评分(AAS)、找出第一限制氨基酸,计算经消化率校正后的氨基酸评分(PDCAAS),据此结果,评价食物中蛋白质营养价值,完成该技能训练任务,最终填写任务评价单,教师在技能训练过程中巡回指导。

四、结果记录与评价(学生对完成工作任务的情况进行记录,各小组进行总结、考核及评估,教师作出最后评价)

(一)结果记录

1.填写表 1-15

表 1-15　AAS 的计算

AA	人体氨基酸模式 mg/g 蛋白质	牛肉			猪肉		
		氨基酸含量		AAS	氨基酸含量		AAS
		mg/100 g 蛋白质	mg/g 蛋白质		mg/100 g 蛋白质	mg/g 蛋白质	
异亮	40	619	49		1 853	53	1.3
亮	70	1 030	81	116	2 819	81	1.6
赖	55	837	66	1.20	2 237	64	1.6
蛋＋半胱	35	598	47	1.34	902	26	0.4
苯丙＋酪	60	1 096	86	1.43	3 013	86	1.3
苏	40	568	45	1.13	1 435	41	1.0
色	10	219	17	1.70	455	13	1.0
缬	50	688	54	1.08	1 726	49	0.8
总计	360		445			413	

2.计算 PDCAAS

3.评价：

(二)学生训练总结

(三)结果评定

1.计算结果是否正确。

2.计算的方法是否掌握,步骤是否完善。

评定人：　　　　　　日期：

【本模块小结】

本项目主要介绍了人体消化系统的组成、结构及在营养素消化吸收过程中的作用;基础代谢(率)、食物特殊动力作用等概念和人体能量消耗的构成、能量的膳食来源及适宜摄入量;碳水化合物、脂类和蛋白质的生理功能、适宜摄入量及膳食来源,蛋白质和脂类营养价值评价及要求;矿物质的分类、特点,易缺乏的矿物质的生理功能、吸收特点,缺乏时对健康的影响及食物来源;维生素的特点、分类,各种易缺乏维生素的生理功能及缺乏时的影响;水在人体中的含量及分布,人体内的水平衡的重要性和水的主要生理功能;食物中膳食纤维的定义、分类、生理作用,过多摄入膳食纤维的危害和膳食纤维的来源和推荐膳食摄入量;最后介绍了有机硫化合物、多酚类化合物和皂苷类等植物化学物的来源和生理功能。

【思考及练习题】

一、学习思考

1.什么是营养？

2.什么是营养素？人体所需的营养素种类有哪些？

3.简述营养与健康的关系。

4.人体消化系统的构成是什么？

5.简述唾液的成分及其作用。

6.简述胃液的成分及其作用。

7.小肠为什么是消化吸收的主要场所？

8.试述能量的作用和意义。

9.何谓基础代谢？

10.碳水化合物有哪些重要的生理功能？

11.什么叫必需脂肪酸？有什么生理功能？

12.脂类有哪些重要的生理功能？

13.蛋白质有何生理功能？

14.什么是必需氨基酸？包括哪几种？对合理利用蛋白质有何作用？

15.什么是蛋白质的互补作用和完全蛋白质？

16.植物化学物有哪些生理功能？

17.简述水的生理功能。

二、自测练习

1.选择

(1)微量营养素包括(　　)。

A.蛋白质　　　　　　B.脂类　　　　　　C.碳水化合物　　　　　　D.矿物质

(2)下列不是能量营养素来源的是(　　)。

A.碳水化合物　　　B.维生素　　　　　C.脂肪　　　　　　　　D.蛋白质

(3)下列不属于胃运动的是(　　)。

A.容受性舒张运动　　　　　　　　B.紧张性收缩运动

C.节律性分节运动　　　　　　　　D.蠕动

(4)脂类的消化主要在(　　)进行。

A.口腔　　　　　　B.胃　　　　　　　C.小肠　　　　　　　　D.大肠

(5)下列哪种食物蛋白质的氨基酸组成与人体蛋白质氨基酸模式最为接近(　　)。

A.大豆　　　　B.鱼肉　　　　C.牛奶　　　　D.鸡蛋　　　　E.鸡肉

(6)下列哪项不是蛋白质互补作用的原则(　　)。

A.食物的生物学种属越远越好　　　　B.搭配的种类越多越好

C.食用时间越近越好　　　　　　　　D.用量越多越好

(7)蛋白质的基本单位包括(　　)。

A.分子量　　　　　B.氨基酸　　　　　C.脂肪酸　　　　　D.有机磷酸

(8)下列食物在体内产生能量最多的是（　　）。

A.脂肪　　　　　　B.蛋白质　　　　　C.碳水化合物　　　　　D.酒

(9)每克产能营养素在体内氧化所产生的能量值叫（　　）

A.能量系数　　　　B.生能指数　　　　C.储能系数　　　　　　D.含能指数

(10)为了计算上的方便,国际上的能量单位以（　　）表示。

A.kg　　　　　　　B.J　　　　　　　　C.k　　　　　　　　　D.N

(11)以下哪项是膳食纤维的主要特征？（　　）

A.提供能量　　　　　　　　　　　B.节约蛋白质作用

C.吸水作用　　　　　　　　　　　D.构成细胞和组织成分

(12)以下哪项属于膳食纤维？（　　）

A.纤维素、维生素　　　　　　　　B.纤维素、果胶

C.糊精、木质素　　　　　　　　　D.淀粉、蔗糖

(13)与膳食纤维有关的疾病是（　　）。

A.贫血病　　　　　　　　　　　　B.大脑炎

C.便秘和刺激性肠综合征　　　　　D.肺结核

(14)下面哪些属于植物化学物？（　　）

A.维生素　　　　　　B.蛋白质　　　　　C.胆固醇　　　　　D.植物固醇

(15)皂苷是一类具有苦味的化合物,在（　　）中含量特别丰富。

A.谷类　　　　　　　B.豆类　　　　　　C.肉类　　　　　　D.蔬菜

(16)异硫氰酸盐属于（　　）类植物化学物。

A.多酚类　　　　　　B.含硫化合物　　　C.芥子油苷类　　　D.植物固醇

(17)关于膳食纤维,下列说法不正确的是（　　）。

A.膳食纤维是一种营养素,是食物中的营养成分

B.膳食纤维能够增加食物在消化道通过的时间

C.膳食纤维可促进结肠发酵

D.膳食纤维能降低餐后血糖或胰岛素水平

E.膳食纤维能降低血总胆固醇

2.填空

(1)食品是指各种供人食用或者饮用的_____和_____,以及按照传统既是食品又是药品的物品,但是不包括以_____为目的的物品。

(2)食品的作用一是_____,二是_____,三是_____。

(3)根据位置、形态和功能的不同,消化道可分为_____、_____、_____、_____、_____、_____、_____。

(4)人体的消化腺有_____、_____、_____、_____、_____。

(5)人体水分的来源大致分为_____、_____和代谢水三类。

(6)人体各项生理活动都离不开的营养物质是_____,约占人体体重的_____,在物质运输、体温调节等方面都有重要作用。

(7)黄酮类化合物的许多生物学活性均与其_____活性有关。

3.是非判断

(1)人体内含量及需要量相对较多的营养素,包括蛋白质、脂类、碳水化合物。(   )

(2)非必需营养素不能在体内合成,必须从食物中获得。(   )

(3)先有机械消化,后有化学消化。(   )

(4)心理健康是一个动态、开放的过程。(   )

(5)食物的五味是酸、甜、苦、辣、咸。(   )

(6)大量流行病学研究表明,饮食中膳食纤维的摄入总量与冠心病的发病率呈负相关。(   )

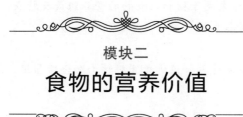

模块二
食物的营养价值

【模块学习要求】

食物是保障人类健康最基本的物质,人体所需的能量以及各种营养素都源自食物。食物种类繁多,根据来源可分为植物性食物、动物性食物和其他三大类。因为不同食物的营养存在差异,故了解各类食物的营养价值对保障人体健康和合理营养配膳具有重要意义。在教学中,教师将学生的素质养成融入学生的理论学习和技能训练中,使学生遵法守纪、诚信向善、尊重生命,具有珍惜和节约食物意识,具有食品营养、安全环保意识,养成自我管理、自主学习的习惯,有较强的集体荣誉感和团队合作精神。通过学习,学生掌握各类食物的营养价值及合理利用,熟悉各类食物的营养组成和特点,了解贮藏、加工、烹饪对其营养价值的影响;能够对各种食物的营养价值进行客观评价和合理利用;能够正确解读食品标签和食品营养标签,并能够正确制定食品营养标签。在本模块中,学习的重点是各类食物的营养价值及合理利用,学习的难点是能够客观评价各类食物营养价值、能够正确制定食品的营养标签。

【知识导图】

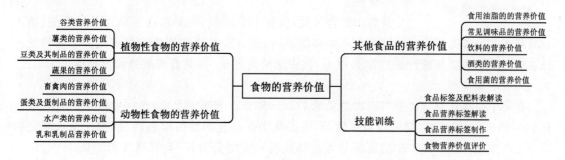

项目1　植物性食物的营养价值

项目目标

知识目标

掌握谷类、薯类、豆类、蔬果类等植物性食物的营养价值及合理利用；

熟悉谷类、薯类、豆类、蔬果类等植物性食物的营养组成及特点；

了解加工、贮藏、烹饪对各类植物性食物营养价值的影响。

能力目标

能够对各种植物性食物的营养价值进行客观评价和合理利用。

一、谷类的营养价值

谷类种类繁多，包括谷、麦(大麦、小麦等)、杂粮(玉米、小米、高粱等)。谷类是人体能量的主要来源。在我国居民膳食中，谷类提供了50％～70％的能量、55％的蛋白质。

二维码 2-1　谷粒结构及营养素分布

二维码 2-2　谷类的营养价值(视频)

(一)谷类食物的营养特点及价值

1.蛋白质

一般谷类蛋白质含量在7％～16％，但品种间差别较大，其中燕麦的蛋白质含量最高，可达15％～17％。谷类蛋白质主要由谷蛋白、白蛋白、醇溶蛋白、球蛋白组成。不同谷类各种蛋白质所占的比例不同，但禾谷类种子中主要是醇溶蛋白和谷蛋白。

大多数谷类蛋白质的必需氨基酸组成不平衡。一般而言，谷类蛋白质中谷氨酸含量丰富，缺乏赖氨酸，苏氨酸、色氨酸、苯丙氨酸、蛋氨酸含量也偏低。故赖氨酸是谷类第一限制氨基酸。但燕麦和荞麦的蛋白质例外，其中赖氨酸含量充足，生物价较高。谷类蛋白质的生物学价值低于动物性食品。所以，在膳食中，谷类可以与豆类、奶类或肉类同食，通过蛋白质互补提高谷类蛋白质的生物学价值。

2.脂肪

谷类脂肪含量低，仅在1％～3％，主要存在于胚芽及糊粉层，加工后所剩无几。谷类脂肪组成大多为不饱和脂肪酸，还含少量植物固醇和卵磷脂。小麦和玉米胚芽中的不饱和脂肪酸含量达80％以上，其中亚油酸占60％，具有较高的营养价值。

3.碳水化合物

谷类中碳水化合物含量占谷物总量的70％～80％。谷类碳水化合物中约90％为淀粉，还有10％的糊精、戊聚糖、葡萄糖和果糖等，主要集中在胚乳的淀粉细胞内，糊粉层深入胚乳的部分也有少量淀粉。谷类中的淀粉分为直链淀粉和支链淀粉，一般直链淀粉为20％～25％。但糯米几乎全为支链淀粉。

4.矿物质

谷类含矿物质1.5％～3％，包括钙、磷、钠、镁和一些微量元素如铜、钴、锌、硒、锰等，集中在谷皮、糊粉层和胚芽里，经过精制后含量都很少。谷类含矿物质以磷、钙为主，多以植酸盐形式存在,消化吸收差。此外,铜、镁、锰、锌等微量元素的含量也较高,含铁量较少。

5.维生素

谷类是 B 族维生素的重要来源。谷类中维生素 B_1、维生素 B_2、烟酸、泛酸等含量高于其他食品,主要集中在胚芽和糊粉层中。但加工方法和加工精度影响维生素的含量,加工精度越高,B 族维生素的损失越大。

值得注意的是,玉米所含的尼克酸为结合型,不能被人体吸收,这常导致以玉米为主食地区的人易发生赖皮病。黄色玉米中含有一定量的胡萝卜素,而新鲜玉米还含有少量维生素 C。高粱由于含有一定量的鞣质和色素,煮熟后常显红色,带有明显的涩味,妨碍消化,使蛋白质的消化率更低。荞麦中含有较丰富的亚油酸、芦丁等,可防治高血压和心血管疾病,对于降低血糖也有一定作用。小米所含色氨酸较一般谷物多,脂肪和铁含量比玉米高,维生素 B_1、维生素 B_2 较丰富,有少量的胡萝卜素,所以小米粥是一种营养丰富的谷物食品。

(二)加工和贮藏对谷类营养价值的影响

1.加工对谷类营养价值的影响

谷类经过加工更利于人体消化吸收,但过度的加工可导致维生素、蛋白质、脂肪、矿物质大量损失,其中影响最大的为维生素和矿物质,而维生素中尤以 B 族维生素所受影响最大。加工精度与谷类营养素的保留程度有着密切关系,加工精度越高,营养素损失越大。小麦加工在出粉率为 90% 时,B 族维生素的含量大大降低;出粉率为 70% 时,B 族维生素的保存率低于总量的 35%。

谷类加工越精细,其碳水化合物含量越高,人体消化吸收越快,血糖生成指数越高。谷类加工越粗糙,虽然营养素损失减少,但口感和食味差;同时,由于植酸和纤维素质量分数较大,还将影响其他营养素的吸收,如植酸与钙、铁、锌等结合生成植酸盐,不能被机体利用。

2.贮藏对谷类营养价值的影响

谷类的贮藏一般选择避光、通风、干燥和阴凉的环境。在正常的贮藏条件下,谷类种子由于水分含量低,生命活动进行得十分缓慢,各种营养成分基本不发生变化。

(三)谷类的合理利用

1.谷类粗细混食

不同种类谷类食品营养成分不完全相同,混食可提高营养价值。膳食中采用一部分粗粮或杂粮,如小米、玉米、薯类等,与精加工的细粮混食,不仅可以增加维生素和矿物质的摄入量,还可以利用蛋白质互补作用。因此,提倡少吃精白米面,注重粗细搭配。

二维码 2-3 健康的全谷物吃得越多越好吗(视频)

2.注意合理烹调

B 族维生素及无机盐均易溶于水,淘米时避免过分搓揉。蒸饭或焖饭比去掉米汤的捞饭损失的营养素少。米汤和面汤不要丢弃,食用原汤面条较好。

3.采用强化食品

在食品中加入某些缺少的营养素,称强化食品。例如,在面粉或米粉中加赖氨酸提高蛋白质营养价值,在精白米或面粉中加维生素 B_1、维生素 B_2、烟酸、钙、铁等。在食用时,选用强化米、面等可以获得较全面的营养。

二、薯类的营养价值

薯类属于杂粮类,主要有马铃薯、甘薯、木薯、芋头等,是既能作为主食又可当蔬菜的食品。

二维码 2-4　薯类的
营养价值(视频)

(一)薯类的营养特点及价值

1.含有丰富的碳水化合物

淀粉是薯类食物碳水化合物的主要成分,干薯类食物中含有碳水化合物为 76～81 g/100 g,高于谷类食物。薯类食物中含有的优质淀粉,尤其是由木薯生产的淀粉极易消化,适于婴儿及病弱者食用。

2.含有丰富的膳食纤维

干薯中,膳食纤维的含量为 1.5～2.0 g/100 g,是谷类稻米的 1.2 倍。薯类食物中所含有的纤维素、半纤维素、果胶等膳食纤维,有利于肠道蠕动和食物消化。

3.含有丰富的胡萝卜素和维生素 C

干甘薯中胡萝卜素和维生素 C 的含量分别为 0.75 mg/100 g 和 25 mg/100 g,在马铃薯粉中分别含 0.12 mg/100 g 和 27 mg/100 g,而在谷类食物中基本不含有这类维生素。

4.含有较多的矿物质

在薯类食物中,钙、铁的含量较高,钙含量为 100～200 mg/100 g、铁含量为 10 mg/100 g,分别为谷类食物的 5～10 倍。马铃薯中钾的含量非常丰富,可食部分含钾 342 mg/100 g。

5.蛋白质和脂肪

薯类蛋白质含量低,但蛋白质的氨基酸组成较合理,生物价高。薯类赖氨酸含量高,可以和谷类进行蛋白质互补,提高营养价值。薯类脂肪含量低于谷类,主要是不饱和脂肪酸。

6.特殊的营养保健成分

薯类食物中含有黏体蛋白,可以预防心血管系统的脂肪沉积,保持动脉血管的弹性,防止动脉粥样硬化过早发生。同时,对于减少眼干燥症的发生和预防癌症有重要作用。

(二)薯类的合理利用

目前我国薯类食用加工主要有两类:淀粉加工和食品加工。薯类中淀粉含量高的品种适合加工淀粉,而淀粉含量低的适合做菜用。薯类的加工方法也同样重要,煮食或做汤,营养易吸收。如果烹饪方法选择不当,维生素会大量损失,尤其油炸的加工方法,会增加脂肪,成倍提高食物能量。因此,要避免选用油炸的烹饪方式。

马铃薯有着丰富的营养价值和保健作用,但是马铃薯本身也含有一些毒素,如果食用不当,会造成食物中毒。马铃薯中的茄素有剧毒,主要存在于未成熟块茎的外皮中,而薯块中心部分含量很少,选择成熟的马铃薯去皮后食用是安全的。龙葵素是马铃薯中的另一类毒素,也主要存在于外皮中,可导致溶血和神经症状。通常情况下,其含量低不会影响食用。但当马铃薯贮藏不当发芽、变绿或腐烂时,龙葵素含量大幅度上升,食用后可导致中毒。所以在挑选马铃薯时要注意,发绿的芽苞部位和霉烂的马铃薯绝不可食用。烹调时放点醋有中和龙葵素的作用。

三、豆类及其制品的营养价值

豆类品种较多,常见的有大豆、蚕豆、豌豆、绿豆、赤豆等,是我国人民膳食中优质蛋白质的重要来源。

豆类按食用部分的主要营养成分可分为两大类：一类含高蛋白质、较少碳水化合物、中等脂肪，如大豆（黄豆、黑豆和青豆）、花生、四棱豆等；另一类含高碳水化合物、中等蛋白质、少量脂肪，如豌豆、蚕豆、绿豆、赤小豆、芸豆等。

（一）大豆的营养特点及价值

1. 蛋白质

二维码 2-5　大豆的营养价值（视频）

大豆含蛋白质 35%～50%，是谷类的 3～5 倍，是植物性食物中含蛋白质最高的。黑大豆的蛋白质甚至高达 50%。

大豆蛋白为优质蛋白质，所含的 8 种人体必需氨基酸的组成与比例接近人体的需要，除蛋氨酸含量略低外，其余与动物性蛋白质相似。大豆蛋白富含谷类蛋白较为缺乏的赖氨酸，是与谷类蛋白互补的天然理想食品。

2. 脂肪

大豆含脂肪 15%～20%，其中不饱和脂肪酸占 85%，以亚油酸为最多，占不饱和脂肪酸的 55%。此外，大豆脂肪中还含有近 2% 的大豆磷脂和抗氧化能力较强的维生素 E。

3. 碳水化合物

大豆含碳水化合物 25%～30%，其中一半为可供利用的淀粉、阿拉伯糖、半乳聚糖和蔗糖等，以五碳糖和糊精比例较大，淀粉较少；另一半为人体不能消化吸收的寡聚糖，如棉子糖和水苏糖，存在于大豆细胞壁，在肠道细菌作用下发酵而产酸和产气，可引起腹胀，但它们也是肠内双歧杆菌的生长促进因子。

4. 维生素和矿物质

与谷类比较，大豆中含有丰富的钙、磷、铁，如大豆中铁含量达 8 mg/100 g。但由于大豆中膳食纤维等抗营养因子的影响，钙和铁的消化吸收率不高。大豆含胡萝卜素、维生素 B_1、烟酸、维生素 E 等。相对于谷类而言，豆类中胡萝卜素和维生素 E 含量较高，维生素 B_1 含量较低，烟酸含量差别不大，而且种皮颜色较深的豆类，如黑豆、青豆等，胡萝卜素含量较高，青豆中可达 790 μg/100 g。干豆类几乎不含维生素 C，但做成豆芽后其含量明显提高，如黄豆芽中维生素 C 含量为 8 mg/100 g。

5. 大豆中生物活性成分

大豆还含有许多对人体健康具有良好功能作用的生物活性成分，包括大豆异黄酮、大豆磷脂、大豆皂苷、大豆低聚糖等。

大豆异黄酮又称"植物雌激素"，是大豆生长过程中形成的次级代谢产物，具有调节和改善女性经期与更年期的不适，预防骨质疏松及乳腺癌，改善产后精神障碍等作用。

大豆磷脂抑制人体对胆固醇的吸收，能够降低血压，预防脂肪肝。

大豆皂苷具有乳化活性，能降低血液胆固醇和甘油三酯的含量，抗氧化，抑制肿瘤细胞生长，抗血栓，抗病毒及防止动脉粥样硬化。

大豆固醇具有降低血液胆固醇的作用。它在肠道内可与胆固醇竞争，减少胆固醇吸收。在降低高脂血症患者血液中的"坏胆固醇"的同时，不影响血液中的"好胆固醇"，有很好的降脂效果。

大豆低聚糖是大豆中可溶性糖质的总称，主要包含棉子糖和水苏糖。大豆低聚糖可不经消化直接进入大肠,为双歧杆菌所利用并有促进双歧杆菌繁殖和增强其活性的作用。因此,世界性的保健食品热潮中大豆低聚糖备受青睐。

(二)其他豆类的营养特点及价值

其他豆类有赤小豆、豇豆、芸豆、绿豆、豌豆和蚕豆等。其他豆类含蛋白质20%～25%,蛋白质含量、质量均不及大豆;脂肪含量较低,在0.5%～2%;碳水物含量高达55%～60%;含有矿物质钙、磷、铁、锌、硒等;还含有B族维生素,不含维生素C,缺乏胡萝卜素。

1. 豌豆

豌豆中蛋白质含量为20%～25%,以球蛋白为主,氨基酸组成中色氨酸较多,蛋氨酸相对较少;脂肪仅为1%左右;碳水化合物为57%～60%,幼嫩的青豌豆籽粒中含有一定量的蔗糖,因而带有甜味。豌豆中的B族维生素较为丰富,幼嫩籽粒还有少量维生素C。钙、铁在豌豆中较多,但消化吸收率不高。

2. 赤小豆

赤小豆中蛋白质为19%～23%,胱氨酸和蛋氨酸为其限制性氨基酸,脂肪为1%～2%,碳水化合物为55%～60%,大约一半为淀粉,其余为戊糖、糊精等。其他成分类似豌豆。

3. 绿豆

绿豆营养成分类似豌豆,蛋白质含量为18%～23%,但碳水化合物除淀粉外,还有纤维素、糊精和戊聚糖等。

(三)豆制品的营养特点及价值

豆制品包括非发酵的大豆制品(如豆浆、豆腐、豆腐干、腐竹等)、发酵的大豆制品(如腐乳、豆豉、臭豆腐等)。淀粉含量较高的豆类还可制作粉丝、粉皮等。豆制品加工除去了大豆内的有害成分,使大豆蛋白质消化率增加,从而提高了大豆的营养价值。但在未发酵豆制品加工中,部分B族维生素溶于水而被损失。

二维码2-6 豆浆应该怎么喝(视频)

1. 豆浆

大豆经过浸泡、磨浆、过滤、煮浆就成为豆浆,是中国人常用的饮料。豆浆中营养素含量的高低与豆浆加工过程中加水量有关,一般蛋白质含量为2.5%～5%、脂肪含量为0.5%～2.5%、碳水化合物含量为1.5%～3.7%。豆浆的营养成分接近牛奶,但是较牛奶的脂肪含量少,且不饱和脂肪酸比例大,更适合老年人和高血脂患者饮用。

2. 豆腐

豆腐由于在加工时去除了大量的粗纤维和植酸,蛋白质受热变性,胰蛋白酶抑制剂被破坏,各种营养素的利用率有所提高,蛋白质消化率可达到92%～96%。而且,中国传统豆腐加工中常以石膏(主要成分为硫酸钙)或卤水(主要成分为氯化镁)作为凝固剂,使豆腐中的钙、镁含量又大大增加。

3. 豆腐干

豆腐干经压榨成型,水分大量排出,含水量只有65%～78%,各种营养成分由此而浓缩。千张的水分含量更低,蛋白质的含量可达到20%～35%。

4. 腐竹

腐竹是煮沸的豆浆经过一定时间的保温,表面形成一层薄膜,挑出后再经干燥而成。其形类似竹枝状,称为腐竹。腐竹主要由蛋白质和脂肪组成,其蛋白质含量高达 40％～78％,脂肪含量 25％左右,且钙、磷、铁和维生素 B_1 等营养素的含量也很高。所以,腐竹营养价值高,属于高蛋白高能量的优质食品。

5.发酵豆制品

发酵豆制品有豆瓣酱、豆豉、黄酱、腐乳等,与原料豆相比,其蛋白质被部分分解,并使氨基酸游离,味道鲜美,且维生素 B_1、维生素 B_2、维生素 B_{12} 等营养素含量增加。如豆豉,其可溶性氮、可溶性糖、异黄酮、维生素 B_1、维生素 B_2、维生素 A、维生素 E 的含量均高于原料大豆。

二维码 2-7　发酵豆制品的魅力(视频)

6.豆芽

大豆和绿豆发芽成豆芽,除含原有营养成分外,还可产生抗坏血酸,当新鲜蔬菜缺乏时,豆芽是抗坏血酸的良好来源。大豆芽中含天门冬氨酸较多,常用来吊汤增鲜。

7.豆制的粉条、粉皮、凉粉

豆制的粉条、粉皮、凉粉是以富含淀粉的豆类加工制成的。由于制作时大部分蛋白质以"酸水"的形式被弃去,故其成分主要为碳水化合物。如粉条中碳水化合物含量在 90％以上,其他成分甚微。凉粉含水 95％,碳水化合物含量为 4.5％左右,其他成分很少。

(四)豆类的抗营养因子

各种豆类都含有一些抗营养因子。豆类中的抗营养因子包括蛋白酶抑制剂、脂氧合酶、植物红细胞凝血素、胀气因子及抗维生素因子等。这些抗营养因子不利于豆类中营养素的吸收利用,甚至会危害人体健康。

1.蛋白酶抑制剂

生豆粉中含有此种因子,对人体内胰蛋白酶、胃蛋白酶、糜蛋白酶等多种蛋白酶的活性有抑制作用,所以,生大豆的蛋白质消化吸收率很低。常压蒸汽加热 30 min 或高压蒸汽加热 15～20 min,可破坏大豆中的蛋白酶抑制剂。

2.脂氧合酶

大豆中含有丰富的脂氧合酶,它不仅是豆腥味的主要起因,而且在豆类贮藏中容易造成不饱和脂肪酸的氧化酸败和胡萝卜素的损失。在 95℃以上,加热 10～15 min 可脱去部分豆腥味。

3.胀气因子

大豆所含寡聚糖中的棉子糖和水苏糖不能被胃肠中的消化酶消化,而被细菌发酵产气,引起胃肠胀气,是大豆的胀气因子。胀气因子耐高温,但溶于水,故浸泡、水磨等可以除去一部分。

4.植物红细胞凝血素

植物红细胞凝血素存在于多种豆类中,它是一类糖蛋白,能够特异性地与人体的红细胞结合,使红细胞凝集,对人体有一定的毒害作用。适当的湿热处理可使这种蛋白失活,用蛋白酶处理也可使之分解。

5.植酸

大豆中含有大量的植酸,会影响钙、铁、镁等矿物质的吸收。

6. 大豆皂苷

大豆皂苷对人体健康有利,但它也能抑制胰凝乳蛋白酶和胆碱酶的活性。

(五)豆类及其制品的合理利用

1. 豆类及其制品须经充分加热煮熟后食用

大豆中含有抗营养因子如抗胰蛋白酶因子等,加热煮熟后可破坏这种因子,提高消化率,所以大豆及其制品须经充分加热煮熟后食用。

不同加工和烹调方法,影响大豆蛋白质的消化率。例如,整粒大豆消化率为 65.3%,豆浆消化率为 84.9%,豆腐消化率为 92%～96%。

2. 豆类宜与谷类搭配食用

大豆蛋白为优质蛋白质,赖氨酸、亮氨酸等必需氨基酸丰富,而谷类蛋白质的赖氨酸含量少,因此豆类是与谷类蛋白互补的天然理想食品。二者搭配食用,能有效提高蛋白质的利用率。

3. 豆类纤维的应用

豆类中膳食纤维含量较高,特别是豆皮。食用含纤维的豆类食品可以明显降低血清胆固醇,对冠心病、糖尿病和肠癌也有一定的预防和治疗作用。将豆类纤维添加到缺少纤维的食品中,可以改善食品的松软性,并有保健作用。

二维码 2-8 蔬菜的
营养价值(视频)

四、蔬果的营养价值

(一)蔬菜的营养价值

新鲜蔬菜含水分多在 90% 以上,含糖类不高,含蛋白质很少,含脂肪更低,故不能作为热能和蛋白质来源。但它们富含多种维生素、丰富的矿物质及膳食纤维。所以,在膳食中具有重要位置。

1. 蔬菜的分类

蔬菜的种类非常多,按植物结构部位可分为:

叶菜类:大小白菜、油菜、菠菜及其他绿叶蔬菜等。

根茎类:萝卜、芋头、马铃薯、苤蓝、藕、葱、蒜等。

豆荚类:扁豆、豇豆、其他鲜豆等。

花芽类:菜花、黄花菜及各种豆芽等。

瓜果类:冬瓜、黄瓜、苦瓜、西葫芦、茄子、青椒、番茄等。

二维码 2-9 常见蔬菜
的营养特点(视频)

2. 蔬菜的营养特点及价值

(1)能量 由于大部分蔬菜的含水量高,所以提供的能量不多。平均每 100 g 蔬菜提供能量 10～40 kcal。只有含淀粉较多的根茎类如马铃薯、芋头等提供的能量较多,每 100 g 可提供能量 80 kcal。

(2)碳水化合物 蔬菜所含的碳水化合物包括可溶性糖、淀粉及膳食纤维。其所含种类及数量,因食物的种类和品种有很大差别。大部分蔬菜的碳水化合物含量较低,仅为 2%～6%。而根茎类蔬菜的碳水化合物含量比较高,可达 10%～25%。如马铃薯的碳水化合物含量为 16.5%,其中大部分是淀粉。蔬菜中纤维素、半纤维素等膳食纤维含量较高,叶菜类可达 1.0%～2.2%。

（3）蛋白质 新鲜蔬菜中蛋白质含量极低，通常为 1%～3%。在各种蔬菜中，以鲜豆类、菌类和深绿色叶菜的蛋白质含量较高，如鲜豇豆蛋白质含量为 2.9%，金针菇蛋白质含量为 2.4%，苋菜的为 2.8%。蔬菜如菠菜、豌豆苗、豇豆、韭菜等的限制性氨基酸均为含硫氨基酸，赖氨酸比较丰富，可和谷类形成蛋白质营养互补。

（4）矿物质 新鲜蔬菜是人体所需矿物质的主要来源，对维持体内酸碱平衡起重要作用。蔬菜含丰富的钙、磷、钾、镁和微量元素铜、铁、碘、钼、锌等。例如，菠菜、雪里蕻、油菜、苋菜等绿叶蔬菜一般含钙 100 mg/100 g 以上，含铁 1～2 mg/100 g。各种蔬菜中，以叶菜类矿物质较多，尤以绿叶菜更为丰富。但由于蔬菜含有较多的草酸和膳食纤维，影响了矿物质的消化吸收。

（5）维生素 新鲜蔬菜含有除了维生素 A、维生素 D 和维生素 B_{12} 以外的各种维生素。其中维生素 C、胡萝卜素含量最为丰富。胡萝卜素含量与蔬菜颜色有关，凡绿叶菜和橙黄色菜都有较多的胡萝卜素。一般深绿颜色蔬菜维生素 C 含量较浅颜色蔬菜高，而叶菜中的含量又较瓜菜中高，所以，绿叶蔬菜是维生素 C 的良好来源。但苦瓜的维生素 C 含量较高，一般 84 mg/100 g；而甜椒的维生素 C 含量更高，可达 130 mg/100 g。番茄中维生素 C 虽然含量不很高，但由于受到有机酸保护，损失很少，所以也是人体维生素 C 的良好来源。

（6）其他与健康相关的成分 蔬菜中含有丰富的有机酸，主要有酒石酸、柠檬酸、苹果酸和草酸等，番茄中主要含有苹果酸和柠檬酸，甘蓝主要含柠檬酸，这些有机酸能刺激人体消化液的分泌，增进食欲，帮助消化。但菠菜、茭白、竹笋中含有较多的草酸，能降低人体对钙的吸收。一些蔬菜含有芳香物质和色素，能使食物具有特殊的香味和色泽，可增进食欲。某些蔬菜含有促进消化的酶，如萝卜中的淀粉酶。一些蔬菜还含有特殊生物活性物质，如大蒜含二烯丙基硫，有助于降低肺癌发病率；黄瓜含丙醇二酸，有抑制糖类转化为脂肪的作用；番茄所含番茄红素可降低患前列腺癌的危险；白菜含吲哚三甲醇，能帮助分解同乳腺癌有关的致癌雌激素。菠菜中含大量抗氧化剂，具有抗衰老、减少老年人记忆力减退的作用。花茎甘蓝含大量萝卜子素，可杀死幽门螺旋杆菌，对治疗各种胃病有好处。

3.加工、贮藏、烹饪对蔬菜营养价值的影响

蔬菜加工方法主要有罐藏、干制、腌制和速冻、榨汁等。蔬菜干制后营养素含量会升高，但蔬菜在脱水过程中，维生素 C 有部分损失，损失的程度因干制方法的不同而异。一般真空冷冻干燥法的损失最小，长时间暴晒或烘烤则使维生素 C 损失可达 100%，也会使胡萝卜素氧化造成褐色。速冻蔬菜经过加工处理后，水溶性的维生素有一定的损失，但胡萝卜素的损失不大。罐藏蔬菜在加工中，水溶性维生素和矿物质可能受热降解并随水流失。蔬菜榨汁通常由多种蔬菜调配而成，包含了蔬菜中的主要营养成分，营养价值较高，但大部分膳食纤维被除去了。

蔬菜中维生素 C 的损失与贮藏温度和湿度有关。大多数蔬菜在 1～2℃和 85%～90%的相对湿度下贮藏时，维生素 C 损失最小。过高或过低温度及低湿度都会使维生素 C 损失增加。

烹饪过程中，蔬菜的处理、烹饪方式、烹饪的时间及温度等都会影响蔬菜的营养价值。如长时间浸泡和长时间烹饪，会使蔬菜的维生素 C 损失严重。

4.蔬菜的合理利用

（1）合理选择与贮藏 除维生素 C 外，蔬菜中的维生素含量一般叶部含量高于根茎部，嫩叶高于枯叶，深色菜叶高于浅色。因此在选择时，应注意选择幼嫩、新鲜、色泽深的蔬菜。蔬菜

贮藏时,应以保鲜密封袋,置于冰箱 0~4℃冷藏为宜。

(2)合理加工与烹调　为防止无机盐和维生素的损失,新鲜蔬菜能生吃的尽量生吃;应尽量减少用水浸泡和弃掉汤汁及挤去菜汁的做法,而且要先洗后切;烹调加热时间不宜过长,叶菜快火急炒保留维生素较多,做汤时宜后加菜;鲜蔬勿久存,勿在日光下暴晒。烹制后的蔬菜应尽快吃掉;加醋烹调可减少维生素 B、维生素 C 的损失,加芡汁也可减少维生素 C 的损失;熟调用铜锅损失维生素 C 最多,铁锅次之。

二维码 2-10　水果的营养价值(视频)

(二)水果的营养价值

水果类的营养近似于新鲜蔬菜。各种水果都含有大量的水分,可达到 85%~90%。蛋白质和脂肪的含量很低,能量也低,但水果所含的矿物质和维生素不及蔬菜多。

1.水果的营养特点及价值

(1)碳水化合物　水果中碳水化合物含量比蔬菜高,在 5%~30%,主要以双糖或单糖形式存在,如苹果和梨以果糖为主,葡萄、草莓以葡萄糖和果糖为主。一般仁果类以果糖为主,核果类以蔗糖为主,浆果类则主要为葡萄糖及果糖。

水果中膳食纤维的含量也很高,特别是果胶,有促进肠胃蠕动的作用,是天然的缓泻剂。果胶还是制果汁和果酱不可缺少的乳化稳定剂和增稠剂等,在山楂、苹果、海棠中含量较高。

(2)维生素　水果含有丰富的维生素,尤其是维生素 C。枣类(鲜枣、酸枣),柑橘类(橘、柑、橙、柚)和浆果类(猕猴桃、沙棘、黑加仑、草莓、刺梨)中维生素 C 含量较高。此外,水果中还含适量维生素 D、胡萝卜素等。红、黄色水果中含胡萝卜素较多,如杏、柿等。

(3)矿物质　水果中的矿物质含量也很丰富,但主要是钾、镁、钙等,钠含量较低。在膳食中,水果是钾的重要来源。水果干制品中矿物质含量因得到浓缩而大幅度提高。干枣、葡萄干、桂圆等均为钙、钾、铁等矿物质的重要来源。

(4)有机酸、色素等　水果中的有机酸如果酸、柠檬酸、苹果酸、酒石酸等含量比蔬菜丰富,能刺激人体消化腺分泌,增进食欲,有利于食物的消化,同时有机酸对维生素 C 的稳定有保护作用。富含色素是水果的特色,它赋予水果不同的颜色。如花青素使水果呈紫色,胡萝卜素使水果呈黄色。

水果中还含有大量有益健康的活性物质,如黄酮类物质、香豆素、D-柠檬萜(存在于果皮的油中)等植物化学物,它们具有特殊的生物活性,对人体的健康非常有益。

2.加工对水果营养价值的影响

水果加工时,维生素 C 等营养素的保存率与原料的特点、贮藏条件和加工工艺有很大的关系。如水果加工为纯果汁,是带果肉的混浊汁,含有除部分膳食纤维之外全部的养分。若水果加工为澄清汁,只含有糖分、矿物质和部分水溶性维生素。加工果酱和果脯时需要加入大量蔗糖长时间熬制和浸渍,一般含糖量可达 50%~70%。水果干制时,维生素 C 损失较大,但可使矿物质得到浓缩。水果加工成果酒,除含有一定量的酒精外,还含有较丰富的糖类、氨基酸、矿物质和维生素及一些有益健康的有机酸、多酚类物质和风味物质。因此,少量饮用果酒有益健康。

3.水果的合理利用

水果含有丰富的维生素和矿物质,还含有大量的非营养活性物质,可以防病治病。但食用不当也可以致病。例如,梨清热降火、润肺去燥,对肺结核、急性或慢性气管炎和上呼吸道感染患者出现的咽干喉疼、痰多且稠等有辅助疗效。但是,产妇、胃寒及脾虚泄泻者不宜食用。红枣可增加机体抵抗力,对体虚乏力、贫血者适用,但龋齿疼痛、下腹胀满、便秘者不宜食用。杏仁中含有杏仁苷,柿子中含有柿胶酚,食用不当,可引起溶血性贫血、消化性贫血、消化不良、柿结石等疾病。

(三)坚果的营养价值

二维码 2-11　常见坚果的营养价值 PPT

常见的坚果可分为两类:富含脂肪和蛋白质的有花生、核桃、杏仁、榛子仁、葵瓜籽仁、松子等;含糖类高而脂肪较少的有白果、板栗、莲子、芡实、菱角等。其共同特点是低水分含量和高能量,富含各种矿物质和B族维生素。从营养素含量而言,富含脂肪的坚果优于淀粉类坚果。

1.蛋白质

坚果是膳食蛋白质的补充来源。富含油脂的坚果蛋白质含量多在12%～22%,淀粉类干果中以栗子的蛋白质含量最低,为4%～5%,而银杏和莲子都在12%以上。但各种坚果蛋白质的限制氨基酸各不相同,如核桃的限制氨基酸是赖氨酸和含硫氨基酸,花生、葵花籽的限制氨基酸是蛋氨酸和异亮氨酸,因此,坚果需要与其他食物营养互补后方能发挥最佳的营养作用。

2.脂类

富含脂肪的坚果其脂肪含量在40%～70%。如,花生含脂肪达40%,葵花籽和核桃含脂肪50%以上,松子仁含脂肪高达70%。坚果类的脂肪多为不饱和脂肪酸,富含必需脂肪酸,是优质的植物性脂肪。

3.碳水化合物

富含油脂的坚果中,碳水化合物含量较少,多在15%以下。富含淀粉的坚果,则是碳水化合物的好来源。坚果类的膳食纤维含量也较高。

4.维生素

坚果是维生素 E 和 B族维生素的良好来源,包括维生素 B_1、维生素 B_2、烟酸和叶酸。富含油脂的坚果含有大量的维生素 E,淀粉类坚果中维生素 E 含量低一些,然而它们同样含有较为丰富的水溶性维生素。

5.矿物质

坚果富含钾、镁、磷、钙、铁、锌、铜等营养成分,是多种微量元素的良好补充来源。而且,含油坚果的铁、锌、铜、锰、硒等微量元素的含量高,高于大豆,更远高于谷类。

【知识拓展】

不同颜色蔬菜守护身体不同器官

*红色食物养心。*红色食物包括胡萝卜、红辣椒、番茄、西瓜、山楂、红枣、草莓、甘薯、红苹果等。按照中医五行学说,红色为火,为阳,故红色食物进入人体后可入心、入血,大多具有益气补血和促进血液、淋巴液生成的作用。研究也表明,红色食物一般具有极强的抗氧化性,它们富含番茄红素、单宁酸等,可以保护细胞,具有抗炎作用。易受感冒病毒的"欺负"的人,多食红色食物会助你一臂之力,如胡萝卜所含的胡萝卜素,可以在体内转化为维生素 A,保护人体上

皮组织,增强人体抗御感冒的能力。此外,红色食物还能为人体提供丰富的优质蛋白质和许多无机盐、维生素以及微量元素,能大大增强人的心脏和气血功能。因此,经常食用一些红色果蔬,对增强心脑血管活力、提高淋巴免疫功能颇有益处。

黄色食物养脾。五行中黄色为土,因此,黄色食物摄入后,其营养物质主要集中在中医所说的中土(脾胃)区域。以黄色为基础的食物如南瓜、玉米、花生、大豆、马铃薯、杏等,可提供优质蛋白、脂肪、维生素和微量元素等,常食对脾胃大有裨益。此外,在黄色食物中,维生素 A、维生素 D 的含量均比较丰富。维生素 A 能保护肠道、呼吸道黏膜,可以减少胃炎、胃溃疡等疾患发生;维生素 D 有促进钙、磷元素吸收的作用,进而起到壮骨强筋之功效。

绿色食物始终扮演着生命健康"清道夫"和"守护神"的角色,因而备受人们青睐。中医认为,绿色(含青色和蓝色)入肝,多食绿色食品具有舒肝强肝的功能,是良好的人体"排毒剂"。另外,五行中青绿克黄(木克土,肝制脾),所以绿色食物还能起到调节脾胃消化吸收功能的作用。绿色蔬菜中含有丰富的叶酸成分,而叶酸已被证实是人体新陈代谢过程中最为重要的维生素之一,可有效地消除血液中过多的同型半胱氨酸,从而保护心脏的健康。绿色食物还是钙元素的最佳来源,对于一些正处在生长发育期或患有骨质疏松症的人群,常食绿色蔬菜无疑是补钙佳品。

白色在五行中属金,入肺,偏重于益气行气,故白色食物养肺。据科学分析,大多数白色食物,如牛奶、大米、面粉和鸡、鱼类等,蛋白质成分都比较丰富,经常食用既能消除身体的疲劳,又可促进疾病的康复。此外,白色食物还属于一种安全性相对较高的营养食物。因为它的脂肪含量要较红色食物如肉类低得多,十分符合科学的饮食方式。特别是高血压、心脏病、高血脂、脂肪肝等患者,食用白色食物会更好。

黑色食物是指颜色呈黑色或紫色、深褐色的各种天然植物或动物。五行中黑色主水,入肾,因此,常食黑色食物更益补肾。研究发现,黑米、黑芝麻、黑豆、黑木耳、海带、紫菜等的营养保健和药用价值都很高,它们可明显减少动脉硬化、冠心病、脑中风等疾病的发生率,对流感、气管炎、咳嗽、慢性肝炎、肾病、贫血、脱发、早白头等均有很好的疗效。

项目2　动物性食物的营养价值

🔬 项目目标

知识目标

掌握畜肉、禽肉、水产、蛋、乳等动物性食物的营养价值及合理利用;

熟悉各类动物性食物的营养组成及营养特点;

了解贮藏、加工、烹饪对动物性食物营养价值的影响。

能力目标

能够对各种动物性食物的营养价值进行客观评价和合理利用。

膳食中常用的动物性食物包括畜禽肉、水产、蛋、乳及其制品等。动物性食物是人类蛋白质、脂肪、脂溶性维生素的良好来源。

二维码 2-12 动物性食物分类（PPT）

二维码 2-13 畜禽肉营养价值（视频）

一、畜禽肉的营养价值

（一）畜肉的营养特点及营养价值

畜肉包括牛、猪、羊等大牲畜肉、内脏及其制品，其蛋白质、脂肪、维生素及矿物质的含量随动物的种类、年龄、肥瘦度和部位的不同而有很大的差异。

1. 蛋白质

畜肉中的蛋白质含量一般为 10%～20%，其中肌浆蛋白质占 20%～30%，肌原纤维蛋白质占 40%～60%，间质蛋白质占 10%～20%，分别属于水溶性蛋白质、盐溶性蛋白质和不溶性蛋白质。畜肉中的蛋白质含量与动物种类、年龄及肥瘦有关。瘦肉蛋白质含量多于肥肉。在各种畜肉中，瘦牛肉蛋白质含量较高，在 16%～22%；猪瘦肉的蛋白质含量为 11%～18%；羊肉的蛋白质含量介于牛肉和猪肉之间。在动物不同的部位中，蛋白质含量最高的是脊背的瘦肉，如牛通脊肉蛋白质含量为 22% 左右，后腿肉蛋白质含量为 20%，前腿肉蛋白质含量为 16%。

畜肉蛋白必需氨基酸充足，在种类和比例上接近人体需要，利于消化吸收，是优质蛋白质，且富含赖氨酸，可与谷类食物产生蛋白质营养互补。但存在于结缔组织中的间质蛋白必需氨基酸组成不平衡，主要是胶原蛋白和弹性蛋白，其中色氨酸、酪氨酸、蛋氨酸含量少，蛋白质利用率低，属不完全蛋白质。

2. 脂肪

一般畜肉的脂肪含量为 10%～36%。畜肉脂肪以饱和脂肪为主，主要是棕榈酸和硬脂酸，熔点较高。畜肉中的脂肪含量因动物的种类、肥瘦程度、部位不同而有很大差异。育肥的畜肉脂肪含量可达 30% 以上，如瘦羊肉含脂肪 18.9%，肥羊肉则可达 35%～45.7%；瘦猪肉含脂肪 23.3%，肥猪肉可达 42.1%。同一牲畜，肥肉的脂肪含量多，瘦肉和内脏脂肪含量较低，如猪肥肉脂肪含量达干重的 90%，猪里脊含脂肪占干重的 7.9%，猪前肘含脂肪 31.5%，猪五花肉含脂肪 35.3%；牛五花肉含脂肪 5.4%，瘦牛肉含脂肪 2.3%。

畜肉还含有少量卵磷脂、胆固醇和游离脂肪酸等。如肥畜肉含胆固醇 100～200 mg/100 g，瘦肉含胆固醇约 77 mg/100 g，内脏含胆固醇约为 200 mg/g，脑中胆固醇最高，约为 2 571 mg/100 g。畜肉内脏含胆固醇较高，应避免过量摄取而影响健康。

3. 碳水化合物

畜肉中的碳水化合物含量极少，一般为 1.5%～9%，主要以糖原形式存在于肝脏和肌肉中。另外，畜肉还含有少量的葡萄糖和微量的果糖等。畜肉中的碳水化合物含量与动物的年龄有关。同一品种，老年的碳水化合物含量比幼年的高。

4. 维生素

畜肉中含有多种维生素，以 B 族维生素和维生素 A 为主。B 族维生素包括维生素 B_1、维

生素 B_2、烟酸、叶酸、生物素等。在各种畜肉中,猪肉维生素 B_1 含量较高,达 0.54 mg/100 mg。同一牲畜,内脏的维生素含量比肌肉多,且都富含 B 族维生素。其中,肝脏是各种维生素最丰富的器官。肝脏是维生素 A、维生素 D、维生素 B_2 极好的来源,还含有少量维生素 C 和维生素 E。

5.矿物质

畜肉是膳食铁、磷、锌等矿物质的良好来源。在畜的肝脏、肾脏、血液、红色肌肉中含有丰富的血色素铁,生物利用率高,是膳食铁的良好来源。肉中钙主要集中在骨骼中,肌肉组织中钙含量较低,仅为 7.9 mg/100 g。畜肉中的锌、硒、镁等微量元素也比较丰富,其他微量元素的含量则与畜禽饲料中的含量有关。

畜肉中矿物质含量与肥瘦有关,瘦肉要比脂肪组织含有更多的矿物质。

6.含氮浸出物

畜肉中含有一些能溶于水的含氮浸出物,是肉汤鲜味的主要成分,包括肌溶蛋白、肌肽、肌酸、肌酐、嘌呤碱、尿素和氨基酸等非蛋白含氮浸出物,使肉汤具有鲜味。

(二)禽肉的营养特点及价值

禽类包括鸡、鸭、鹅、鹌鹑、鸽子、火鸡、鸵鸟等,其肉为"白肉"。与畜肉相比,其脂肪含量和熔点更低(20～40℃),含有更多的不饱和脂肪酸,更易于消化吸收;禽肉蛋白质氨基酸组成接近人体需要,含氮浸出物较多。

1.蛋白质

禽肉含蛋白质 10％～20％,其中鹅 10％＜鸭 16.5％＜鸡 22％。禽肉较牲畜肉有更多的柔软结缔组织并均匀地分布于一切肌肉组织内,比牲畜肉更细嫩更易消化。

2.脂肪

各种禽肉脂肪含量很不一致,鸡肉脂肪含量约 2.5％,而肥鸭、肥鹅脂肪含量可达 10％或更高。禽肉脂肪中不饱和脂肪酸的含量高于畜肉,其中,油酸含量约占 30％,亚油酸含量约 20％,故禽肉营养价值较畜类的高。

3.维生素

禽肉中维生素的分布特点与畜肉类似,但禽肉的维生素含量较畜类高 1～6 倍,B 族维生素、泛酸、烟酸含量丰富。禽内脏富含维生素 A、维生素 B_2、维生素 E。

4.矿物质

禽肉与畜肉相同,铁、锌、磷等矿物质含量高。禽肉中钙、磷、铁、锌、硒等的含量均高于猪、牛、羊肉。如禽肝含铁为猪、牛肝的 1～6 倍。

5.含氮浸出物

禽肉含氮浸出物与年龄有关,同一品种幼禽含氮浸出物低于老禽。

(三)加工、贮藏、烹饪对畜禽肉营养价值的影响

畜禽肉在加工中主要损失维生素 B_1、维生素 B_2 等水溶性维生素。除煎炸和烧烤处理外,蛋白质的生物价值基本不受影响。畜禽肉加工为酱卤肉制品,产品的脂肪含量有所减少,增加了游离脂肪酸,减少了饱和脂肪酸,但也使得 B 族维生素有明显损失。畜禽肉熏制过程中,产品表面水分含量下降,并产生酚类、有机酸等物质,提高了肉制品的保藏性。畜禽肉干制过程中,水分含量大幅度减少,蛋白质含量很高。B 族维生素有一定的损失,但成品中维生素的绝

对含量与原料相当。畜禽肉加工为火腿制品,中式火腿中游离氨基酸含量大大提高,脂肪中游离脂肪酸含量升高;西式火腿脂肪含量较低,蛋白质较为丰富,含盐量也大大低于中式火腿,是营养价值较高的肉制品。

畜禽肉类食品的贮藏应在−18℃以下。一般认为畜禽肉冷冻过程中营养素的损失是很小的。但贮藏时间过长或温度不够低会导致蛋白质分解、脂肪氧化、B族维生素损失等。

畜禽肉采用油炸的烹饪方式,会使脂肪含量大幅度上升,必需脂肪酸含量下降,饱和脂肪酸、胆固醇、反式脂肪酸含量明显增加。同时,脂肪、蛋白质、碳水化合物等在高温油炸过程中会产生一些致癌物质,如多环芳烃类、丙烯酰胺等。采用明火或高温烤制时,高温可使畜禽肉产生杂环胺类致癌物和多种致突变物质,会造成多环芳烃类污染。

(四)畜禽肉的合理利用

1.荤素搭配

畜禽肉最宜与谷类食物搭配,可提高蛋白质的营养价值。

2.合理烹调

畜禽肉烹饪方法多种多样,宜采用炒、蒸、涮、炖的方法烹饪,不宜或少采用煎、炸、烤的方法。在煎、炸、烤时,注重挂糊上浆等营养保护措施。

二、蛋类及蛋制品的营养价值

常见的蛋类有鸡、鸭、鹅和鹌鹑蛋等。其中产量最大、食用最普遍、食品加工工业中使用最广泛的是鸡蛋。各种禽蛋在营养成分上大致相同,都有较高的营养价值,且适合各种人群食用。

(一)蛋的结构

各种禽蛋的结构都很相似。由蛋壳、蛋清、蛋黄3部分组成。以鸡蛋为例,每只鸡蛋重50～60 g,其中,蛋壳重占11%,蛋清重占55%～60%,蛋黄重占30%～35%。

(二)蛋的营养特点及价值

1.蛋白质

二维码2-14　蛋类
营养价值(视频)

蛋类蛋白质含量一般为13%～15%,为完全蛋白,是天然食品中最优良的蛋白质,其氨基酸模式与人体组织蛋白的模式相似,几乎能被人体全部吸收利用。

2.脂肪

蛋类脂肪含量一般为9%～15%,几乎全部存在蛋黄中。蛋类脂肪中不饱和脂肪酸比例较高,呈乳融状,易于消化吸收。蛋类也含有较高卵磷脂和胆固醇,全部存在于蛋黄中。如一枚重为60 g的鸡蛋含胆固醇约200 mg。

3.矿物质

蛋类是膳食中矿物质良好的来源。蛋类含钙、磷、铁、钾等矿物质较多,主要存在蛋黄中。蛋黄中的铁由于与卵黄高磷蛋白结合,吸收利用率仅为3%左右。

4.维生素

蛋类含有几乎所有维生素,其中维生素A、维生素D、维生素B_1、维生素B_2等较丰富,大部分存在蛋黄中。其中,维生素A和维生素B_2尤为丰富。

（三）蛋制品的营养特点与价值

蛋制品主要有皮蛋、咸蛋、糟蛋等，这些产品具有独特的风味，在烹饪中常用。蛋制品的营养价值与鲜蛋相似，经过加工，部分蛋白质降解为更易被人吸收的氨基酸，消化吸收率提高，但B族维生素损失较大。糟蛋在制作时加入了酒精、醋，可使蛋壳中的钙的溶解度增加，其钙的质量分数比鲜蛋高40倍。

（四）加工、烹饪对蛋营养价值的影响

皮蛋制作过程中加入烧碱可产生一系列化学变化，使B族维生素破坏，但维生素A、维生素D保存尚好。咸蛋成分与鲜蛋相同。

一般烹调方法，温度不超过100℃，对蛋的营养价值影响很小，仅B族维生素有一些损失，如维生素B_2在不同烹调方法的损失率为：荷包蛋为13％、油炸为16％、炒蛋为10％。煮蛋时蛋白质变得软且松散，容易消化吸收，利用率较高。但过度加热，会使蛋白质过分凝固，变硬变韧，反而影响食欲和消化吸收。

二维码 2-15　怎样正确吃鸡蛋？（视频）

（五）蛋及蛋制品的合理利用

1.鸡蛋不宜生食

生蛋蛋清中含有抗生物素和抗胰蛋白酶，能影响生物素的吸收和抑制胰蛋白酶的活力，但高温加热可破坏这两种抗营养因子。所以，鸡蛋要煮熟后食用。

2.合理烹饪

鸡蛋宜蒸、冲蛋花，不宜油炸、煎炒或煮得过老。

3.合理搭配食物

蛋类蛋白质中的蛋氨酸、赖氨酸能补充谷类食品的不足，提高蛋白质营养价值。

4.选择食用无铅皮蛋，减少咸蛋中的钠盐摄入量

5.适量食用

蛋黄中含有较高的胆固醇，大量食用会导致高脂血症。但蛋黄中还含有大量的卵磷脂，对心血管疾病有预防作用。所以，蛋类要适量食用。据研究，每人每天吃一个鸡蛋，对血清胆固醇水平无明显影响。

二维码 2-16　水产类营养价值（视频）

三、水产类的营养价值

水产类食品根据其来源可分为淡水和海水类两大类，包括鱼、虾、蟹、贝及部分软体动物。

（一）鱼类的营养特点及价值

1.蛋白质

鱼类肌肉蛋白质含量一般为15％～20％，氨基酸组成与肉类相似，属于完全蛋白质，是膳食蛋白质的良好来源。鱼类肌纤维细短，间质蛋白少，水分含量高，组织软而细嫩，结缔组织较少，较畜禽肉鲜嫩易消化，利用率可达85％～95％。但结缔组织蛋白质营养价值不高，因为其氨基酸模式不符合人体需要。

2.脂肪

鱼类脂肪含量一般为 3%～5%,主要分布在皮下和内脏周围,肌肉组织中含量很少。不同鱼种含脂肪量有较大的差异,如鳕鱼含脂肪在 1.0% 以下,而河鳗脂肪含量高达 10.8%。鱼类脂肪多由不饱和脂肪酸组成,海水鱼中不饱和脂肪酸含量高达 70%～80%,熔点低,常温下为液态,消化吸收率达 95%。部分海产鱼,特别是深海鱼如沙丁鱼、金枪鱼等,含有的长链多不饱和脂肪酸更高,如二十碳五烯酸(EPA)和二十二碳六烯酸(DHA),具有降低血中胆固醇、防止血栓形成及降低动脉粥样硬化等作用,并有抗癌、防癌功效。

鱼类的胆固醇含量不高,一般为 60～114 mg/100 g。但鱼籽胆固醇含量较高,一般为354～934 mg/100 g,鲳鱼籽的胆固醇含量则高达 1 070 mg/100 g。

3.矿物质

鱼肉含矿物质为 1%～2%,高于畜、禽肉,是膳食中多种矿物质元素的良好来源,包括钾、钙、磷、镁、铁、锌、碘、硒、钴等,尤以钙和碘的含量最丰富。其中,海水鱼的含量比淡水鱼高。

4.维生素

鱼类中含有丰富的维生素。所含的维生素 A、维生素 D 和维生素 E 均高于畜禽肉。鱼油和鱼肝油是维生素 A 和维生素 D 的重要来源。特别是海鱼的肝脏,更是富含维生素 A 和维生素 D。鱼类中维生素 B_1、维生素 B_2、烟酸等水溶性维生素的含量也高,但维生素 C 含量低。

5.含氮浸出物

鱼类含氮浸出物比较多,占鱼体质量的 2.0%～3.0%,主要有三甲胺、次黄嘌呤核苷酸、游离氨基酸和尿素等,三甲胺呈鱼腥味,而氧化三甲胺则呈鲜味。

(二)甲壳类及软体动物类的营养特点及价值

1.虾蟹

虾蟹蛋白质含量为 15%～20%,与鱼肉相比,缬氨酸、赖氨酸含量相对较低。脂肪为 1.0%～5.0%。虾蟹中钙、铁的含量较丰富,尤其是虾皮中钙的含量特别高,可达虾重的 2.0%。

2.贝类

贝类肉中蛋白质占 12%～20%。贝类蛋白质的精氨酸比其他水产品高,而蛋氨酸、苯丙氨酸、组氨酸含量比鱼类低。贝类肉含有丰富的牛磺酸,其含量普遍高于鱼类。脂肪和碳水化合物含量较低。维生素含量与鱼类类似,含有较多的 B 族维生素、尼克酸、维生素 A 和维生素 E。含矿物质 1%～1.5%,有较丰富的钙、钾、磷、铁、锌、硒、铜等。

二维码 2-17 鲍鱼的营养价值(视频)

3.软体动物

软体动物包括章鱼、乌贼等,营养成分类似鱼类,含蛋白质 10%～20%,脂肪 1%～5%。软体动物肉含有较多的甜菜碱、琥珀酸,形成肌肉甜味和鲜味。海产软体动物的碘含量较高,微量元素含量类似肉类。需要注意的是,牡蛎中锌的含量很高,含锌高达 128 mg/100 g,是人类锌的很好的来源。软体动物的维生素以维生素 A、维生素 B_{12} 较丰富。

(三)藻类营养特点及价值

我国藻类资源上千种,其中有经济价值的有 100 多种,如海带、紫菜、海白菜、裙带菜等。它们含丰富的蛋白质、丰富的糖、很少的脂肪,还含有多种维生素,包括维生素 A、维生素 B_1、

维生素 B_6、维生素 B_{12}、维生素 PP、维生素 C 等。矿物质中钾、钙、氯、钠、硫及铁、锌、碘的含量都很高,特别是铁、碘、钙的含量相当高;藻类富含 3%～9% 的膳食纤维,有防止便秘的作用。

(四)水产类食品的合理利用

1.充分利用水产类营养资源

鱼类中富含优质蛋白质,容易被人体消化、吸收,且含有较少的饱和脂肪酸和较多的不饱和脂肪酸,如 DHA、EPA 等,为健脑益智和保障健康的良好食物。

2.及时冷藏、加工,防止鱼类腐败变质

鱼类因为水分和蛋白质含量高,结缔组织较少,较畜禽肉更容易腐败变质,特别是青皮红肉鱼,如金枪鱼,其组氨酸含量较高,所含的不饱和双键极易被氧化,产生脂质过氧化物,对人体有害。因此,捕获的鱼类需及时冷藏或加工处理,防止腐败变质。在烹饪时,可以加入适量的雪里蕻、山楂或醋来降低组胺的含量。

3.预防食物中毒

有些鱼含有极强的毒素,如河豚,虽其肉质细嫩、味道鲜美,但其卵、卵巢、肝脏和血液中含有极毒的河豚毒素,若不正确加工处理,可引起急性中毒而死亡。

四、乳和乳制品的营养价值

乳和乳制品主要指动物乳汁及其加工制品,其营养价值高且易于消化吸收,最适合病人、幼儿、老人食用。在动物乳中,最常食用的是牛乳。常见乳及乳制品每 100 g 营养素含量见表 2-1。

表 2-1　常见乳及乳制品每 100 g 的营养素含量

食物名称	蛋白质/g	脂肪/g	糖类/g	胆固醇/mg	维生素 A/μgRE	维生素 B_1/mg	维生素 B_2/mg	维生素 E/mg	钙/mg	铁/mg	锌/mg	硒/μg
人乳	1.3	4.6	7.2	14	60	0.02	0.03	0.34	34	0.1	0.30	1.0
牛乳	3.0	3.2	3.4	15	24	0.03	0.14	0.21	104	0.3	0.42	1.9
鲜羊乳	1.5	3.5	5.4	31	84	0.04	0.12	0.19	82	0.5	0.29	1.75
酸奶	2.5	2.7	9.3	15	26	0.03	0.15	0.12	118	0.4	0.53	1.71
牛乳粉(全脂)	20.1	21.2	51.7	110	141	0.11	0.73	0.48	676	1.2	3.14	11.8
奶酪(干酪)	25.7	23.5	3.5	11	152	0.06	0.91	0.6	799	2.4	6.97	1.50

注:表中数据来源于"中国食物成分表标准版(2019 年)"

(一)乳类的营养特点及价值

乳类是由蛋白质、乳糖、脂肪、矿物质、维生素、水等组成的复合乳胶体,呈乳白色,味道温和,稍有甜味,具有特有的香味与滋味。例如,牛奶含有 83% 的水和 17% 的总固形物,由脂肪、蛋白质、乳糖、矿物质、维生素等组成,是提供优质蛋白质、维生素 A、核黄素和钙的良好食物来源。

1.蛋白质

乳类蛋白质丰富,牛奶中蛋白质含量一般为 3.0% 左右,羊奶中蛋白质含量为 1.5%,人乳蛋白质含量为 1.3%。牛奶蛋白质主要由 79.6% 的酪蛋白、11.5% 的乳清蛋白和 3.3% 的乳球蛋白组成,另有少量的其他蛋白质,如免疫球蛋白和酶等。其消化吸收率高达 87%～89%,必需氨基酸含量及构成与鸡蛋近似,属优质蛋白。

2. 脂肪

乳类脂肪含量为 3.0%～4.6%,以微粒状的脂肪球分散在乳液中,易消化吸收,吸收率高达 97%。乳类脂肪主要由甘油三酯组成,其中油酸含量占 30%,亚油酸和亚麻酸分别占 5.3%和 2.1%。乳类脂肪中水溶性挥发性脂肪酸如丁酸、己酸、辛酸含量较高,约为 9%,是乳脂肪具有良好风味及易于消化的原因。此外,乳汁中还有少量的卵磷脂、胆固醇。

3. 碳水化合物

乳类碳水化合物主要为乳糖。鲜乳含乳糖一般为 3.4%～7.2%。人乳中乳糖含量最高,为 7.2%。

乳糖有调节胃酸、促进胃肠蠕动、有利于钙吸收和消化液分泌的作用,还可促进肠道乳酸菌的繁殖而抑制腐败菌的繁殖生长。但有一些人先天缺乏乳糖酶,或由于长期不食用乳类而导致乳糖酶消失,当食用乳及乳制品时,不能分解乳糖,乳糖在肠道内被肠道微生物分解发酵,产生胀气、腹泻等症状,称为乳糖不耐症。对牛乳进行适当处理,预先将乳糖分解,即可预防乳糖不耐症,并提高乳糖消化率。

4. 无机盐

牛奶中矿物质含量为 0.7%～0.75%,富含钙、磷、钾、硫、镁等常量元素及铜、锌、锰等微量元素。其中钙含量尤为丰富,且消化吸收率高,是钙的良好来源。牛奶中含钙 104 mg/100 mL,为人奶的 3 倍,含磷约为人奶的 6 倍。牛奶中铁含量很低,如以牛奶喂养婴儿,应注意铁的补充。

5. 维生素

乳类中含有人体所需的多种维生素,其含量与饲养方式、季节、加工方式等有关。牛奶是 B 族维生素的良好来源,特别是维生素 B_2。但牛奶中维生素 D 和维生素 C 含量很少。

(二)乳制品的营养特点及价值

乳制品主要包括液态奶、炼乳、奶粉、调制奶粉、酸奶、奶油和奶酪等。

1. 液态奶

液态奶是鲜牛奶经过过滤、加热杀菌后,分装出售的饮用奶。牛奶中除部分 B 族维生素和维生素 C 损失外,其营养价值与鲜牛奶差别不大。市售消毒牛奶常强化维生素 A、维生素 D 和维生素 B_1 等营养素。

二维码 2-18　奶类的健康新说(视频)

2. 奶粉

(1)全脂奶粉　鲜奶消毒后,经浓缩除去 70%～80%的水分,采用喷雾干燥法,将浓缩奶喷射形成雾状微粒,在热风下脱水干燥而成。生产的奶粉溶解性好,对蛋白质的性质、奶的色香味及其他营养成分影响很小,与鲜奶相比变化不大。其蛋白质含量为 20%,脂肪为 19%～28%,碳水化合物约为 39%。

(2)脱脂奶粉　脱脂奶粉由原料奶脱去绝大部分的脂肪,再经浓缩、喷雾干燥而成。生产工艺同全脂奶粉,但原料奶由于脱脂使其中脂溶性维生素损失。此种奶粉适合于腹泻的婴儿及要求低脂肪、低热量膳食的人群。奶粉中脂肪含量在 1.3%左右,脂溶性维生素随着脂肪脱除而发生损失。

（3）调制奶粉　又称母乳化奶粉，是以牛奶为基础，按照母乳组成的模式和特点经过调制而成，各种营养成分的含量、种类和比例接近母乳。如改变牛奶中酪蛋白的含量和酪蛋白与乳清蛋白的比例，补充乳糖的不足，以适当比例强化维生素 A、维生素 D、维生素 B_1、维生素 C、叶酸和微量元素等，经过调制，使其更适合婴幼儿的生理特点和需要。

3. 酸奶

酸奶是以新鲜奶、脱脂奶、全脂奶粉、脱脂奶粉或炼乳等为原料接种纯种的乳酸菌种，经发酵制成。该制品营养丰富，容易消化吸收，还可刺激胃酸分泌。

乳酸菌在肠道繁殖，可抑制一些腐败菌的繁殖，调整肠道菌群平衡，防止腐败胺类对人体产生不利的影响。经过乳酸菌发酵后，牛奶中的乳糖变成乳酸，乳糖不耐症患者不会由于喝酸奶产生胃肠不适。酪蛋白等在乳酸作用下凝固，产生细小均匀的乳状凝块，易于消化吸收。脂肪不同程度地水解，形成独特的风味，备受食用者的喜爱。经过发酵，牛奶中原为结合型的 B 族维生素转化为游离型，提高了吸收率。在发酵过程中，乳酸杆菌还可以产生维生素 B_1、维生素 B_2、维生素 B_{12}、烟酸和叶酸等。所以，酸奶的营养价值比普通乳高，几乎适合任何人群食用，尤其适合消化功能不良的婴幼儿和老年人。

4. 炼乳

（1）甜炼乳　甜炼乳是牛奶经巴氏灭菌和均质后，加入约 16％的蔗糖，经减压浓缩到原体积的 40％的一种乳制品。由于浓缩，炼乳中蛋白质、脂肪含量均相应提高，成品中蔗糖含量达40％～55％，可以直接作为蘸料与其他原料拌和食用。

（2）淡炼乳　又称无糖炼乳，是将牛奶经巴氏消毒和均质后，浓缩到原体积的 1/3，再经加热灭菌制成具有保存性的乳制品。淡炼乳经高温灭菌后，维生素 B_1 受到损失，其他营养价值与鲜奶几乎相同。高温处理后形成的软凝乳块经均质处理，使其中脂肪球微细化，有利于消化吸收，所以淡炼乳稀释后适于喂养婴儿。

5. 奶油

奶油是由牛奶中分离的脂肪制成的产品。天然奶油依含水量多少可分为鲜奶油和脱水奶油。将牛乳用油脂分离器或静置的方法分离出含脂肪成分较多的部分，即为鲜奶油。鲜奶油含脂肪量一般在 18％以上，其余部分为水和少量乳糖、蛋白质、维生素、矿物质与色素等。将搜集的鲜奶油经发酵（或不发酵）、搅拌、凝集、压制即成黄色半固体状的脱水奶油，又称白脱油或黄油。黄油含有 80％～82％的脂肪、15％～18％的水和 2％～5％的非脂乳固体。

6. 奶酪

奶酪是脱脂后的乳清经凝乳酶凝固并脱去部分水分、发酵再加入各种调味品而成。奶酪中的蛋白质主要为酪蛋白，经发酵后，产生了更多的游离氨基酸、小分子的肽及特殊风味物质，消化吸收率提高，奶酪蛋白质的消化率可达 96％～98％。在奶酪制作过程中，大部分的乳糖流失，少量的乳糖发酵产生乳酸。脂溶性的维生素大多保留在蛋白质凝块中，水溶性的维生素有所损失，但含量依然不低于原料乳。奶酪制作中，原料乳中微量的维生素 C 几乎全部损失。

（三）乳类及乳制品的合理利用

乳及乳制品是营养丰富、容易消化的食品，所含的各种营养素比例均衡，能充分满足婴儿生长发育的需要，也是体弱、年老和病人的较理想食物。

鲜奶水分含量较高，营养素种类齐全，十分有利于微生物生长繁殖，因此必须经过严格消毒灭菌后方可食用。

鲜奶应避光保存,以保护其中的维生素。经研究发现,鲜牛奶经日光照射后,其 B 族维生素很快消失,即使在微弱的阳光下,经过 6 h 照射后,B 族维生素也仅剩一半。

勿空腹喝牛奶,喝前吃些淀粉类食物如馒头、饼干、米粥等,有利于营养消化吸收;喝酸奶更有益消化及身体健康。

【知识拓展】

食品相关政策和法规

(1)《中华人民共和国食品安全法》　新修订的《中华人民共和国食品安全法》于 2015 年 10 月 1 日起施行。新法专门规定了特殊食品规定(包括保健品、婴幼儿配方奶粉等),建立了食品安全追溯制度、为赔偿设置最低限额、提供违法经营场所要受罚、重拳整治虚假广告、网络售卖食品也要经营许可证。

(2)《食品生产许可管理办法》　2020 年 1 月 3 日,国家市场监督管理总局正式公布《食品生产许可管理办法》(国家市场监督管理总局令第 24 号),于 2020 年 3 月 1 日起施行,原国家食品药品监督管理总局 2015 年 8 月 31 日公布的《食品生产许可管理办法》同时废止。与 2015 年版相比,2020 年版的《食品生产许可管理办法》出现如下变化:①监管部门由食品药品监督管理部门改为市场监督管理部门;②食品生产许可全面推进网络信息化;③简化生产许可证申请、变更、延续与注销材料;④简化生产许可证书的载明信息;⑤新增试制食品检验报告的条件要求和来源选择性;⑥缩短现场核查、做出许可决定、发证和办理注销等时限;⑦明确各级监管部门的职责;⑧明确相关法律责任并加大违反规定的处罚力度。

项目 3　其他食品的营养价值

🔬 项目目标

知识目标

掌握食用油脂、调味品、酒类和饮料、食用菌等食品的营养价值及合理利用;

熟悉食用油脂、调味品、酒类和饮料、食用菌的营养组成与营养特点;

了解贮藏、加工、烹饪对食用油脂及调味品等食品营养价值的影响。

能力目标

能够对食用油脂及调味品、酒类和饮料、食用菌等食品的营养价值进行客观评价和合理利用。

一、食用油脂的营养价值

食用油脂是膳食的重要组成部分,是热能的一个重要来源。它可供给人体一些必需脂肪酸,并提供一定量的脂溶性维生素。

食用油脂按其来源可分为植物油和动物油脂两类。植物油主要来自不同植物的种子,种类较多,有豆油、花生油、菜籽油、麻油、棉籽油、核桃油、玉米油、米糠油、茶籽油等。动物油脂主要来自动物的体脂、乳脂及鱼类脂肪。

(一)食用油脂的营养特点及价值

食用油脂的营养素主要为脂类,包括甘油三酯、磷脂、固醇、维生素等。

1. 甘油三酯

甘油三酯是油脂中最主要的营养素,含量最高可达98%以上。因其来源不同,组成甘油三酯的脂肪酸也有区别。植物油和动物油脂相比,含较多的不饱和脂肪酸,如麻油中不饱和脂肪酸的含量高达78%,豆油含量高达86%,而猪油、牛油和黄油等动物脂肪中不饱和脂肪酸的含量一般在30%~35%。动物油脂(除鱼油外)含较多的16~22碳的饱和脂肪酸,尤其是棕榈酸和硬脂酸。因此,植物油的熔点低,消化吸收率高达97%~98%,而动物油脂熔点高,消化吸收率只有90%。

二维码 2-19　油脂的营养价值(PPT)

植物油所含的人体必需的亚油酸和α-亚麻酸的含量远远高于动物脂肪。在植物油中,棉籽油、豆油、玉米胚芽油的必需脂肪酸含量高于其他植物油。动物油脂中,禽类脂肪中的必需脂肪酸含量高于畜类;畜类脂肪中,猪油中的必需脂肪酸含量高于牛油和羊油。

2. 磷脂

许多植物油含有一定量的磷脂,如大豆含1.1%~3.2%、玉米胚芽油含1.2%~2.0%、小麦胚芽油含0.8%~2.0%。但植物油经过精制后,磷脂的含量明显下降。

3. 固醇

油脂中含有一定量的固醇。动物油脂以胆固醇为主,而植物油则以植物固醇为主,而且植物油的精制程度会影响植物固醇的含量。

4. 维生素

一般动物油脂几乎不含脂溶性的维生素,维生素A、维生素D只存在于动物肝脏和奶油中;植物油含有丰富的维生素E。

(二)贮藏、加工对食用油脂营养价值的影响

目前,大多数食用精炼油,其甘油三酯含量均在99%以上,还含有脂溶性的胡萝卜素和核黄素。

油脂经高温加热后,脂肪酸、维生素A、胡萝卜素、维生素E等均受到破坏,热能供给只有生油脂的1/3左右。经过高温加热的油脂,尤其是反复加热的油脂,不但不易被机体消化,而且会妨碍同时进食的其他食物的吸收。

如果贮藏条件不当,油脂在贮藏过程中会被氧化或水解,产生小分子的醛、酮、酸等物质,使油脂具有强烈的刺激性哈喇味,这种现象叫油脂酸败。油脂酸败后,不仅影响口味、营养价值降低,而且会产生一些聚合物质很难被消化吸收,积累在体内会对身体产生毒害。

二、常见调味品的营养价值

调味品是能调节食品色、香、味感官性状的食物。调味品种类很多,分为咸味剂如盐、酱油、甜面酱、豆瓣酱等;甜味剂如糖、糖精、甜蜜素等;酸味剂如醋、醋精等;鲜味剂如味精、鸡精等;辛香剂如花椒、大料、桂皮等。

(一)食盐

食盐以氯化钠为主要成分,钠离子提供纯正的咸味,氯离子为助味剂。未精制粗盐带少量碘、镁、钙、钾等,海盐含碘较多,精盐则较纯。

由于排汗、排尿的原因,每日都需要补充一定的食盐。健康人每日应摄入食盐不超过6g。

当人体出汗过多或腹泻、呕吐后,可适当增加食盐的摄入,而对患有高血压、心脏病、肾脏病的人,则应限制食盐的摄入。

咸味和甜味是可以相互抵消的,因而在很多感觉到咸甜两味的食品中,食盐的浓度要比感觉到的更高。酸味可以强化咸味,因此在烹饪中加入醋调味可以减少食盐的用量,有利于减少钠的摄入。

二维码 2-20　调味品的营养价值(PPT)

(二)发酵性咸味调味品

发酵性咸味调味品主要包括酱油和酱,是由小麦、大豆为主要原料,经过发酵酿制而成。以大豆为原料制作的发酵性咸味调味品,富含蛋白质和氨基酸,其蛋白质含量可达 10%～12%。以小麦为原料制作的甜面酱,其蛋白质含量则在 8% 以下。发酵性调味品中碳水化合物为 6%～27%,其中,以面粉为原料的调味品中碳水化合物含量高于以大豆为原料的调味品。发酵性调味品中脂肪含量与原料初始脂肪含量有关,若使用脱脂的大豆饼粕制作,脂肪含量近乎为 0,而鱼露、虾酱等含有 0.6% 的脂肪。发酵性咸味调味品中还含有少量的 B 族维生素和矿物质。

发酵性调味品的咸味主要来自氯化钠,酱油含氯化钠一般为 12%～14%,酱类含氯化钠通常为 7%～15%,所以酱油和酱也是人体钠的一个来源。酱油和酱中还含有多种酯类、醛和有机酸,是其香气的主要来源。

(三)食醋

醋是以谷类或其他含糖量较高的水果、酒糟、废糖蜜为原料发酵而成的调味品。醋按照原料分为水果醋和粮食醋;按照生产工艺分为酿造醋、配制醋和调味醋;按照颜色分为黑醋和白醋。醋中蛋白质、脂肪和碳水化合物的含量不高,但钙和铁的含量却很丰富。此外,食醋含有 3%～8% 的醋酸,还有少量乳酸、乙醇、氨基酸等,有调味、促进食欲的作用。

(四)味精

味精主要成分为谷氨酸钠盐。国产味精多以粮食(淀粉)为原料,经微生物发酵制成。常见有普通味精、强力味精和复合味精 3 种形式。普通味精含谷氨酸钠 75%～99.9%,其余由食盐填充,鲜味随谷氨酸钠浓度增加而增强,鲜味值可达 100。强力味精是谷氨酸钠与肌苷酸、鸟苷酸的钠盐混合而成,鲜味值可达 150～160。复合味精是在强力味精的基础上添加油脂、水解蛋白、肉类提取物、蛋类提取物、香辛粉料等风味成分,有牛肉精、鸡精、香菇精等多个品种。

复合味精调味后赋予食品复杂而又自然的美味,增加食品鲜味的浓厚感和饱满感。但复合味精中的核苷酸类物质容易被食物中的磷酸酯酶分解,所以,复合味精宜在食品加热完成时加入。

(五)芝麻酱

芝麻酱是芝麻磨碎脱油后的产品,为常用香味调料。芝麻酱的营养成分丰富,蛋白质含量高达 20%,脂肪含量为 53%,碳水化合物含量为 18%,粗纤维含量为 5.9%,矿物质以钙和铁较高,可高达 1 050 mg/100 g 和 10 mg/100 g,钙含量相当于 100 g 牛奶的 10 倍。同时,还含有丰富的维生素 E 和 B 族维生素,如硫胺素、核黄素、尼克酸等。

(六)糖

作为调味料的食用糖,主要有白糖、冰糖、红糖、饴糖、蜂蜜等。

日常用的多为白糖,含蔗糖高达99%,缺乏其他营养素,只能作为纯能量物质。红糖未经精炼,碳水化合物含量约94%,还含有铁、铬及少量其他无机盐。

饴糖又称糖稀、麦芽糖,是将大米、小麦等粮食经过发酵糖化而制成的浓稠的糖浆,色黄褐。其主要成分为麦芽糖、葡萄糖、糊精等,甜度只有食糖的1/3。饴糖在烹饪中主要用于增加菜肴色泽;在食品加工中,由于饴糖的吸湿力强,在糕点中使用可使糕点松软,不翻硬。

蜂蜜是由蜜蜂采集花蜜酿成,为透明或半透明状的浅黄色黏性液体,带有花香味,回味微酸。成熟的蜂蜜含碳水化合物约75%以上,主要为呈甜味的葡萄糖、果糖,少量的蔗糖及麦芽糖等。蜂蜜还含有多种蛋白质、有机酸、维生素、矿质元素及生理活性物质。《神农本草经》中有蜂蜜"安五脏,益气补中,除百病,和百药,久服轻身延年"的记载。《本草纲目》中有蜂蜜"和营卫,润五脏,通三焦,调脾胃"的记载。所以,蜂蜜具有很高的营养价值和极佳的食疗保健功效。在加工中,蜂蜜主要用于制作营养滋补品、蜜饯食品及酿造蜜酒,也在糕点制作和一些风味菜肴加工中充当甜味剂。

三、饮料的营养价值

饮料分为软饮料和酒精含量小于0.5%的含酒精饮料。不含酒精的饮料称为软饮料,是以水为基本原料,添加不同其他原料加工而成,供人们直接饮用的液体食品。软饮料种类繁多。软饮料中的纯净水、太空水、白开水、苏打水等含有纯净的水,是良好的补水剂。矿泉水还含有人体需要的微量元素,如锶、锂、偏硅酸、溴、锌等,可补充人体易缺乏而又不易获得的微量元素,对健康有益。此外,饮料还有以下几类。

(一)碳酸型饮料

碳酸型饮料是在饮料中充入了二氧化碳,其清凉感突出,可增进食欲,促进消化。饮料配方中加入了大量的糖、香料、色素等,除了提供热量外(为80~240 kJ/100 g),几乎不含其他营养素。长期饮用容易引起肥胖。

(二)果蔬汁饮料

果蔬汁饮料包括各种纯果汁、鲜榨汁、蔬菜汁、果蔬混合汁等,由天然的果蔬榨汁加工而成,含有较丰富的维生素、矿物质和纤维素等,营养价值高。如果是以花生、大豆为原料加工的果蔬汁,其蛋白质含量较高,可作为膳食蛋白质来源的补充。

(三)功能饮料

功能饮料是指通过调整饮料中天然营养素的成分和含量比例,以适应某些特殊人群营养需要的饮品,包括营养素饮料、运动饮料和其他特殊用途饮料3类。

目前市场上,营养素饮料主要有帮助消化的多糖类及益生菌饮料、补充营养素的维生素饮料和矿物质饮料。运动饮料如红牛、脉动等,大多含有大量对人体有益的蛋白质、多肽和氨基酸,能及时补充人体因为大量运动所损失的水分和盐分,可消除疲劳,恢复活力。其他特殊用途饮料包括免疫功能饮料和低能量饮料。免疫功能饮料,如添加了虫草多糖、香菇多糖、氨基酸和多肽类的饮料,具有免疫调节、抗肿瘤、抗感染、增强机体的排毒能力、降血脂、抗衰老、抗病毒等功能。低能量饮料所含热量、脂肪、糖分都很低,适合比较肥胖的人群饮用。

(四)茶类饮料

茶类饮料包括茶叶类、花茶等,含有丰富的营养成分及活性成分。

1. 茶叶类

茶叶类包括红茶、绿茶、乌龙茶、普洱茶等,是我国的传统饮料,也是世界四大饮料之一。

茶叶类饮料除含有丰富的维生素类、蛋白质、氨基酸、类脂类、糖类及矿物质元素等营养成分外,还含有对人体有保健和药效作用的成分,如茶多酚、咖啡碱、脂多糖等。茶叶中蛋白质含量虽高,但能溶于水被利用的只有 $1\%\sim2\%$,所含的各种游离氨基酸为 $2\%\sim4\%$,易被吸收利用。茶叶脂肪含量为 $2\%\sim3\%$,其中亚油酸和亚麻酸含量较多,部分能被人体利用。茶叶的碳水化合物多数为不溶于水的多糖,能溶于水被人体利用的糖类只有 $4\%\sim5\%$。茶叶含矿物质有 30 多种,含量为 $4\%\sim6\%$,包括钙、镁、铁、钠、磷、锌、铜、硒等。在茶叶中维生素 C 含量较高,一般绿茶中维生素 C 含量可高达 $100\sim250$ mg/100 g,高级龙井茶维生素 C 含量可达 360 mg/100 g 以上,比柠檬、菠萝、苹果、番茄、橘子等水果高得多。此外,茶叶中还含有维生素 A、维生素 D、维生素 E、维生素 K、维生素 B_1、维生素 B_2、维生素 B_3、维生素 B_5、维生素 B_6、维生素 H、维生素 C、维生素 P 和肌醇等。茶叶中的茶多酚是自然界中最强有力的抗氧化剂之一。实验证明,10 μg/mL 茶多酚的作用可以相当于 200 μg/mL 维生素 E 的作用。茶多酚可以使致癌物失去活性,可阻断亚硝酸胺的形成,抑制癌细胞生长,对防治癌症有一定的作用。

因茶叶中含有咖啡因,可使中枢神经系统兴奋并有舒张血管和利尿的作用。因此,易失眠的人睡前不宜饮用浓茶,有胃溃疡的人也不宜饮用。茶叶中含有茶碱和鞣酸,能影响人体对钙、铁和蛋白质的吸收,所以,营养不良的人也不宜多饮茶。

2. 花茶类

花茶是将植物的花或叶或果实泡制而成的茶。花茶又可细分为花草茶和花果茶。饮用叶或花的称为花草茶,如荷叶、玫瑰花。饮用其果实的称为花果茶,如无花果、柠檬、山楂、罗汉果。植物的花、叶及果中含有多种营养成分和生物活性物质,浸泡后气味芳香并具有养生疗效,是当今主流的健康饮品。

不同的花茶,其功效不同。例如,洋甘菊具有安定神经与助消化的作用,最适合餐后与睡前饮用,是容易失眠的人的最佳茶饮;玉蝴蝶花、千日红、红巧梅、桃花等,常喝都有美容、润肤、祛斑、减肥等效果;芦荟有清火去痘的作用;黄色的金莲花能治鼻炎、扁桃体炎、口疮等,对吸烟的人很有效果;紫罗兰能保护支气管,适合吸烟过多者饮用,同时还有治疗便秘的功效。

另外,花茶最适宜采用透明精致的玻璃壶和玻璃小杯,用沸水冲泡。花茶宜现泡现饮,不能喝隔夜花茶。

四、酒类的营养价值

根据原料不同酒精饮料可分为粮食酒、果酒,根据加工方法不同可分为蒸馏酒、发酵酒和配制酒,根据酒精质量分数不同又可分为高度酒和低度酒等。

(一)发酵酒

发酵酒又称酿造酒,是在含糖丰富的原料(水果或谷类)中加入酵母发酵,再经过压榨、澄清、过滤而成的酒精饮料。酒精质量分数低,含有原汁的各种营养成分,包括啤酒、葡萄酒、黄酒等。

1. 啤酒

啤酒是以发芽大麦为主要原料酿造的一类含酒精饮料,酒精度最低。啤酒乙醇含量大约 3 g/L,营养价值高,有"液体面包"之称。经常饮用有消暑解热、帮助消化、开胃健脾、增进食欲等功能。

(1)能量　每升啤酒的热能为 400 kcal,相当于 200 g 面包,或 500 g 马铃薯,或 45 g 植物油,或 60 g 奶油。

(2)碳水化合物　每升啤酒中一般含有 50 g 糖类物质,如葡萄糖、麦芽糖、麦芽三糖、低聚糊精等,其中大部分是支链寡糖,这些支链寡糖可被肠道中有益于健康的肠道微生物利用,协助清理肠道。

(3)蛋白质　啤酒中含有蛋白质的水解产物——肽和氨基酸 3.5 g/L。啤酒中氨基酸的含量很丰富,已分析出 17 种氨基酸,其中有 7 种是人体必需氨基酸。

(4)维生素　啤酒中含有丰富的维生素 B_1、维生素 B_2、维生素 B_6、维生素 B_{12}、维生素 C,以及叶酸和泛酸等。其中的 B 族维生素及啤酒花浸出物可增加食欲,帮助消化和利尿消肿,泛酸则有软化血管、降低血压、改善血液循环的作用,可预防动脉硬化。啤酒中的叶酸含量虽然少,但它有助于降低血液中的半胱氨酸含量,可降低心脏病的发生。

(5)矿物质　啤酒从原料和优良酿造水中得到矿物质,含有钠、钾、钙、磷、镁等常量元素和锌、硒、铬等微量元素。啤酒中还含有一些阴离子,因而是一种微酸性的饮料,一般啤酒的 pH 为 4.1～4.4。

(6)多种抗氧化物质　啤酒中存在多种抗氧化物质,如从原料麦芽和酒花中得到的多酚或类黄酮,在酿造过程中形成的还原酮和类黑精,以及酵母分泌的谷胱甘肽等,都是减少氧自由基积累的最好的还原性物质。特别是多酚中的酚酸、香草酸和阿魏酸,可以避免对人体有益的低密度脂氧化,防止心血管病的发生。

2.葡萄酒

葡萄酒所含成分非常复杂,现已知的有 250 种以上。葡萄酒一般含酒精 10%～16%,含水 80%～90%,还含有糖、蛋白质、无机盐、微量元素、有机酸、果胶、各种醇类及多种维生素。

(1)碳水化合物　葡萄酒中含葡萄糖、果糖、戊糖等,这些糖都能被人体直接吸收。

(2)含氮物质　葡萄酒平均含氮量为 0.05%～0.27%,蛋白质含量为 1 g/L,并含有 25 种氨基酸,包括人体不能合成的 8 种必需氨基酸。

(3)有机酸　葡萄酒含酒石酸 2～7 g/L,含苹果酸 0.1～0.8 g/L,含琥珀酸 0.2～0.9 g/L,含柠檬酸 0.1～0.75 g/L,这些酸类是维持体内酸碱平衡的物质,也能调味、帮助消化。

(4)矿物质　葡萄酒含有多种矿质营养元素。葡萄酒中含氧化钾量为 0.45～1.35 g/L、氧化镁为 0.1～0.25 g/L。葡萄酒中磷的含量也相当高,为 0.4～0.9 g/L。葡萄酒中的钙含量虽不多,但可被人体直接利用。

(5)维生素　葡萄酒含有维生素 B_1、维生素 B_2、维生素 B_6、维生素 B_{12}、尼克酸、泛酸、叶酸、生物素、维生素 C 等。肌醇含量也较多。

葡萄酒对人体的保健作用已经得到普遍公认。400 多年前,我国医学家李时珍在《本草纲目》中记载:"葡萄酒暖腰肾驻颜色。"中医认为葡萄酒具"益气调中、耐饥强志、消痰破癖的作用"。葡萄酒是唯一的碱性酒精性饮品,可以中和现代人每天吃下的大鱼大肉以及米面类酸性食物,降低血中的不良胆固醇,促进消化。葡萄酒中含有抗氧化成分和丰富的酚类化合物,可防止动脉硬化和血小板凝结,保护并维持心脑血管各级组织正常机能,起到保护心脏、防止中风的作用。

3.黄酒

黄酒以大米、黍米为原料,一般酒精含量为 14%～20%,属于低度酿造酒。黄酒含有丰富的营养,包括糖分、糊精、氨基酸、有机酸、脂类、醇类、维生素、矿物质等。

黄酒的热能为 1 200 kcal,是啤酒的 3～6 倍,是普通红葡萄酒的 1.84 倍。黄酒含有 21 种氨基酸,其中包括有数种未知氨基酸,而人体自身不能合成的 8 种必需氨基酸黄酒都具备,故被誉为"液体蛋糕"。黄酒所含糖的种类很多,其中以葡萄糖为主,还有麦芽糖、乳糖及多糖等多种糖类。这些糖极易被人体所吸收,可以补充人体的热量。黄酒中还含有乙醛、仲丁醇、3-甲基丁醇、p-苯乙醇等物质,这些物质对形成黄酒风格,具有一定的促进作用。黄酒中维生素含量十分丰富,根据对绍兴黄酒的检验分析得知,含有维生素 C、维生素 B_2、维生素 B_{12}、烟酰胺、维生素 A,同时还有少量维生素 D、维生素 K、维生素 E 等。黄酒中含有钙、镁、磷等常量元素和铁、铜、锌、硒等微量元素。例如,含镁量为 20～30 mg/100 mL,比白葡萄酒高 10 倍,比红葡萄酒高 5 倍;含硒量为 1～1.2 μg/100 mL,比白葡萄酒高约 20 倍,比红葡萄酒高约 12 倍。在心血管疾病中,这些微量元素均有防止血压升高和血栓形成的作用。黄酒的有机酸含量根据分析检验在 0.003～0.005 g/mL,主要由乳酸、柠檬酸、醋酸、酒石酸、苹果酸、延胡索酸、丁酸等组成,这些有机酸类物质,在发酵后熟和陈贮过程中,与醇类产生香气成分物质,给黄酒赋予纯正、协调、浓郁的酒香气。

(二)蒸馏酒

蒸馏酒是利用谷类、果实等原料经过发酵、蒸馏而成的产品。其酒精含量很高,一般在 18%～65%。在蒸馏后除含有乙醇外,还有部分与风味有关的醇类、醛类、酮类、酸类、酯类等物质。

1.中国白酒

白酒又名烧酒,是中国的传统饮料酒。据《本草纲目》记载:"烧酒非古法也,自元时创始,其法用浓酒和糟入甑(指蒸锅),蒸令气上,用器承滴露。"白酒种类繁多,按酒精含量分为高度酒(含酒精 40%以上)、中度酒(含酒精 20%～40%)、低度酒(含酒精 20%以下)。按香型分为清香型(汾型)、浓香型(泸型)、酱香型(茅型)。按酒精来源分为原汁酒、勾兑酒。

白酒含有极少量的钠、铜、锌,几乎不含维生素和钙、磷、铁等,所含有的仅是水和乙醇。因此,白酒为纯能量食品。传统认为白酒有活血通脉、助药力、增进食欲、消除疲劳、陶冶情操,使人轻快、御寒提神的功能。饮用少量低度白酒可以扩张小血管,促进血液循环,延缓胆固醇等脂质在血管壁的沉积,对循环系统及心脑血管有利。《中国居民膳食指南》(2016 年版)推荐,男性一天饮用酒的酒精量不要超过 25 g,女性不要超过 15 g。

2.其他白酒

除中国白酒外,世界上有代表性的蒸馏酒还有:白兰地酒、威士忌、伏特加、朗姆酒等。白兰地酒是以水果为原料制成的蒸馏酒,酒精度一般在 40°以上。白兰地酒包括葡萄白兰地、苹果白兰地等。通常所称的"白兰地"专指以葡萄为原料,经发酵、蒸馏、陈酿等工艺所制成的烈酒。威士忌是一种由大麦等谷物酿制、蒸馏,在橡木桶中陈酿多年后,调配成的烈性蒸馏酒。其酒精度一般为 43°左右。按照产地可以分为苏格兰威士忌、爱尔兰威士忌、美国威士忌和加拿大威士忌 4 大类。伏特加以谷物或马铃薯等多种原料,经过蒸馏制成高度酒,再用蒸馏水淡化至 40°～60° 的烈性酒。其特点是不具有明显的特征、香味和味道。朗姆酒是以甘蔗糖蜜为原料生产的一种蒸馏酒,含酒精 38%～50%,酒液有琥珀色、棕色,也有无色的。以上这些蒸馏酒的营养成分组成与中国白酒类似。

(三)配制酒

配制酒是利用蒸馏酒或食用酒精加水、糖、食用色素、香料配制而成。酒精含量较低,一般在 10% 左右。中国有许多著名的配制酒,如虎骨酒、参茸酒、竹叶青等。国外配制酒的种类繁多,如开胃酒、利口酒等。配制酒因其配制的原料不同而营养组成差异较大。

(四)酒类的嫌忌成分和毒副作用

1.甲醇

蒸馏酒的甲醇主要来自酿酒原料的果胶物质。果胶物质受糖化和发酵微生物的作用发生分解,最终产生甲醇,并可以完全被蒸馏到成品酒中。薯干类酒的果胶质含量高,故酒中甲醇含量也较高。

甲醇在人体的氧化分解很慢,在人体内经呼吸道、胃肠道吸收后,可迅速分布在机体组织内,尤其在脑脊液、血、胆汁和尿中含量最高。甲醇具有明显的麻醉作用。故甲醇在体内蓄积呈现出来的中毒症状比乙醇明显得多。严重中毒时,颅内血管扩张或痉挛,甚至引起脑出血,使组织功能紊乱,以致局部瘫痪、深度麻痹、体温下降、衰竭死亡。

甲醇中毒后,作用于视网膜上的糖原酵解酶,抑制视网膜的氧化磷酸化过程,引起视网膜及视神经病变,最后引起视神经萎缩。

2.甲醛

酒中也可能含有甲醛。一般白酒中的含量较高,但很少有人对此进行化验。酒若含有甲醛,则对人体是有害的。甲醛轻度中毒有烧灼感、头晕、意识丧失等症状。

3.杂醇油

杂醇油是一类较高级的醇类化合物,包括异戊醇、正丁醇、异丁醇、丙醇、异丙醇等。因其在液体里以油状出现,故称杂醇油。在酒精发酵过程中,除能产生糖类外,在氨基酸的分解过程中也能产生杂醇油。

杂醇油的毒性比乙醇大。杂醇油能抑制神经中枢,故饮入过多者有头痛、头晕等症状,对人是有害的。按国家规定,蒸馏酒及配制酒中的杂醇油含量(以异丁醇和异戊醇计)应 $\leqslant$ 0.2 g/100 mL。在各类酒中,蒸馏酒的杂醇油含量最高,如中国白酒、白兰地、威士忌等。

五、食用菌的营养价值

食用菌是指可供食用的肉质或胶质子实体的大型真菌。我国的食用菌资源丰富,报道的有 981 种,其中,人工栽培的已达 70 余种,大规模生产的有 20 余种。食用菌常分为三大类:常规菌类,如传统的"五菇、三耳"等;药用菌类,即可以用于制药的菌,如猴头菇、灵芝、茯苓、猪苓、蝉花等;珍稀菌类,如冬虫夏草、松茸、牛肝菌、鸡枞菌、羊肚菌等。

(一)食用菌的营养特点及价值

食用菌的营养特点为:一高,二低,二无,四多。即高蛋白,低脂肪低糖,无淀粉无胆固醇,多维生素、多氨基酸、多矿物质、多膳食纤维。

1. 蛋白质

食用菌中蛋白质含量为其干重的 $13\%\sim46\%$，远高于水果、蔬菜、米面类，甚至超过肉类和蛋类等。食用菌中蛋白质由 20 多种氨基酸组成，包含人体必需的 8 种氨基酸，尤其富含谷物所缺少的赖氨酸。8 种人体必需氨基酸在总氨基酸中的比例为 $30\%\sim50\%$。菌类蛋白质的消化吸收率可达 80% 以上。

2. 脂类

食用菌的脂类含量很低，一般脂肪含量为其干质量的 $1.1\%\sim8.3\%$，其脂肪组成 75% 以上为不饱和脂肪酸，如亚油酸、油酸等。食用菌脂类中还含有卵磷脂、脑磷脂、神经磷脂和多种甾醇类。因此，食用菌是肥胖症、高血脂、高血压、动脉硬化、脑血管病患者较为理想的食品。

3. 维生素

食用菌中含有多种维生素，包括维生素 B_2、维生素 C、维生素 D、维生素 E 等。如草菇含维生素 C 206.27 mg/100 g，高于一些富含维生素 C 的水果和蔬菜；蘑菇中维生素 B_2、维生素 B_1 的含量比肉类高，维生素 B_{12} 的含量比奶酪和鱼类高；木耳含有较多的维生素 B_1；香菇中维生素 B_2 较多。此外，食用菌中维生素 D 的平均含量是大豆的 21 倍，紫菜的 8 倍。若每天食用 25 g 鲜蘑菇即可满足一天维生素的需要。

4. 矿物质

食用菌含有多种矿质元素，除含有人体必需的钙、镁、钾、磷、硫外，还含有人体必需的微量元素锌、铜、铁、镍、铬、硒等。如银耳干品中含钙 357 mg/100 g、含铁 185 mg/100 g，双孢蘑菇干品含钾 640 mg/100 g、含钠 100 mg/100 g。食用菌中矿物元素含量因不同的种类、同种不同部位存在一定的差异。

(二)食用菌中的保健功效成分

食用菌含有多种保健功效成分，如多糖类、三萜类、核苷类化合物等，对维护人体健康有重要的作用。

大多数食用菌含有多糖类物质，如香菇多糖、木耳多糖、松茸多糖、灵芝多糖等。这些真菌多糖具有增强人体免疫力、促进细胞生物合成和创伤修复、提高机体耐缺氧能力、抗疲劳、抑制肿瘤生长及防癌抗癌的作用。三萜类物质普遍存于食用菌中，如灵芝总三萜、茯苓酸等，具有安神、提高神经功能、提高肝功能的作用。虫草及发酵菌丝中含有尿苷、尿嘧啶、腺苷等核苷类化合物，有降血脂、降血黏、改善血液循环等作用。木耳所含脂类中有卵磷脂、脑磷脂和鞘磷脂等，对心血管和神经系统有益。

【知识拓展】

咖啡和茶哪个更健康？

咖啡和茶，虽然都是风靡全世界的健康饮品，但是它们之间是有明显区别的，而且咖啡和茶对人体的影响也各不相同。

咖啡是人们将成熟的咖啡豆经过研磨以后，得到咖啡粉，然后通过煮制得到的特有饮品。而茶叶则是人们采集茶树的馨香叶衣，经过多种加工工艺制得的干燥茶叶，在饮用时可以直接用沸水冲泡。

咖啡和茶的口感与味道也各不相同。咖啡具有浓郁的咖啡香,而且有一定的焦香味存在,它在冲泡饮用时,会让人们感觉到明显的苦涩和醇香;它冲泡出的咖啡色泽也比较深,多为深褐色。而茶叶的口感与味道则比较清新爽口,苦涩味比较淡,而且冲泡出的茶汤清澈透明。

咖啡的主要成分是咖啡因及极少的脂肪、蛋白质、碳水化合物、无机盐和维生素等。咖啡中含有的咖啡因能提神醒脑,缓解精神疲劳和无力,而且能让人们的思维保持活跃。

经分析鉴定,茶叶内含化合物多达 500 种。这些化合物中有些是人体所必需的营养成分,如维生素类、蛋白质、氨基酸、类脂类、糖类及矿物质元素等,它们对人体有较高的营养价值。还有一部分化合物是对人体有保健和药效作用的成分,如茶多酚、咖啡碱、脂多糖等。所以,茶叶不但能提神醒脑,还能抗菌消炎,也能预防"三高",提高人体消化功能。

因此,从营养价值上看,茶的营养比咖啡要高很多,人们在冲泡饮用茶以后,能吸收多数营养。

二维码
《食品安全国家标准
预包装食品标签通则》
（GB 7718—2011）

🔬 综合技能训练 1：食品标签及配料表解读任务评价

该任务评价单系根据《食品安全国家标准 预包装食品标签通则》（GB 7718—2011），并结合食品营养与健康课程教学改革实践而编制，具体可参考附录 2"二维码:《食品安全国家标准 预包装食品标签通则》（GB 7718—2011）"。

1. 食品标签及配料表解读任务评价单

班级		姓名		实训日期	
技能训练任务		指导教师		学时	
一、技能训练内容 　　选择一个预包装食品,解读其食品标签的内容。					
二、技能训练准备及要求（设备与资料等） 　　1.下载收集与熟读《食品安全国家标准 预包装食品标签通则》（GB 7718—2011）。 　　2.知识准备:预包装食品、食品标签的概念;食品标签的内容与要求;食品标签上的语言、文字、图形、符号要求;配料表的内容与要求。 　　3.每位同学收集 1 个食品标签。 　　4.解读收集的食品标签和配料表:查看标签内容是否齐全、完整;查看标签的内容是否科学、规范;查看标签的内容是否真实;查看配料表,说明食品原料组成。					
三、技能训练步骤 　　1.学生分成 3~5 人一组,各小组在老师指导下,通过网络教学资源等多渠道查询食品标签及配料表解读技能训练任务等资料。 　　2.各组根据汇总的相关资料,师生共同讨论、分析,用集体智慧完成食品标签及配料表解读技能训练方案初稿,制作汇报提纲并选一代表进行学习汇报交流,对该技能训练方案进行修订。 　　3.学生按照修订后的该技能训练方案,按规范要求,独立完成收集食品标签、解读收集的食品标签和查看配料表的技能训练任务,最终填写任务评价单,教师在技能训练过程中巡回指导。					

四、结果记录与评价(学生对完成工作任务的情况进行记录,各小组进行总结、考核及评估,教师作出最后评价)

（一）结果记录

将对照《食品安全国家标准 预包装食品标签通则》(GB 7718—2011)内容进行食品标签和配料表解读的结果填于表 2-2 中。

表 2-2 食品标签解读记录表

项目	内容	是否符合国家标准(符合打勾,不符合说明原因及如何修改)
食品名称		
配料表		
净含量和规格		
生产者和(或)经营者的名称		
地址和联系方式		
生产日期和保质期		
贮存条件		
食品生产许可证编号		
产品标准代号		
其他		

（二）学生训练总结

（三）结果评定

1.能否准确说出食品标签及配料表的标示内容。

2.结果记录是否正确。

评定人:　　　　　　日期:

综合技能训练 2：食品营养标签解读任务评价

　　食品营养标签解读任务评价单系根据《食品安全国家标准 预包装食品营养标签通则》(GB 28050—2011)，并结合食品营养与健康课程教学改革实践而定，具体可参考附录 2"二维码:《食品安全国家标准 预包装食品营养标签通则》(GB 28050—2011)"。

二维码
《食品安全国家标准
预包装食品营养标签通则》
（GB 28050—2011）

2. 食品营养标签解读任务评价单

班级		姓名		实训日期	
技能训练任务		指导教师		学时	

一、技能训练内容

　　选择一个预包装食品标签,解读其中食品营养标签。

二、技能训练准备及要求(设备与资料等)

　　1.下载收集《食品安全国家标准 预包装食品营养标签通则》(GB 28050—2011);

　　2.知识准备:食品营养标签的概念与意义;食品营养标签的内容与要求;食品营养标签上的内容标示要求;食品营养标签的基本格式及营养素参考值概念及计算方法。

　　3.教师解读《食品安全国家标准　预包装食品标签通则》(GB 7718—2011),帮助学生熟悉该规则。

　　4.每位同学收集 1 个食品标签,解读收集的食品标签上的营养标签内容,并做好记录。

　　查看食品营养标签格式是否规范、强制标示项目是否齐全;确定该食品营养成分标示的单位是以每 100 g(mL)或每份,若为每份,确定每份质量;依次查看每个营养素含量、NRV‰的标示是否规范;解读食品营养标签的附加营养信息并查看其标示是否规范;计算分析能量和营养素的供应情况。

三、技能训练步骤

　　1.学生分成 3～5 人一组,各小组在老师指导下,通过网络教学资源等多渠道查询食品营养标签解读技能训练任务等资料。

　　2.各组根据汇总的相关资料,师生共同讨论、分析,用集体智慧完成食品营养标签解读技能训练方案初稿,制作汇报提纲并选一代表进行学习汇报交流,对该技能训练方案进行修订。

　　3.学生按照修订后的该技能训练方案,按规范要求,独立完成收集食品标签、解读收集的食品标签上的营养标签内容,查看食品营养标签格式、标示项目是否规范齐全;并记录于食品营养标签解读记录表的该技能训练任务,最终填写任务评价单,教师在技能训练过程中巡回指导。

四、结果记录与评价(学生对完成工作任务的情况进行记录,各小组进行总结、考核及评估,教师作出最后评价)

(一)结果记录

参照《食品安全国家标准 预包装食品营养标签通则》(GB 28050—2011),对食品营养标签进行解读,将结果填于表 2-3 中。

表 2-3 食品营养标签解读记录表

食品名称:	营养成分标示单位:	
项目	是否标示	标示是否规范,说明理由并修正
能量		
蛋白质		
脂肪		
(胆固醇)		
(反式脂肪酸)		
碳水化合物		
(膳食纤维)		
钠		
……		
维生素		
……		
附加营养信息		

三大营养素供能比及食品营养价值分析:

(二)学生训练总结

(三)结果评定

1.能否准确说出食品营养标签的标示内容。

2.结果记录是否正确。

3.营养素供能比及食品营养价值分析是否正确。

评定人: 日期:

🔬 综合技能训练3：食品营养标签制作任务评价

通过前面的技能训练，我们已经掌握了食品营养标签的内容、基本格式及标示规范，结合前面的技能训练实践，根据给定的条件，选择一个食品产品，为该产品制作食品营养标签。

3. 食品营养标签制作技能训练任务评价单

班级		姓名		实训日期	
技能训练任务		指导教师		学时	

一、技能训练内容

　　根据下述给定的一个食品产品条件，为该产品制作食品营养标签。

　　现有某中老年奶粉产品，已知：每份（25 g）含有：能量 450 kJ，碳水化合物 14 g，蛋白质 5.5 g，脂肪 2.5 g，膳食纤维 0.5 g，钙 240 mg，钠 100 mg，。各营养成分 NRV 值为：能量 8 400 kJ，碳水化合物 300 g，蛋白质 60 g，脂肪 60 g，膳食纤维 25 g，钙 800 mg，钠 2 000 mg，。

二、技能训练准备及要求（设备与资料等）

　　1.熟读《食品安全国家标准 预包装食品营养标签通则》（GB28050—2011），复习食品营养标签的内容、格式及标示规范。

　　2.知识准备：食品营养标签的内容、格式及标示规范；营养成分表基本内容、格式；营养成分表中能量和营养素的名称、排列形式；营养成分表中能量和营养成分表达单位、修约间隔和"0"界限值；营养成分表附加营养信息的具体部分及附加信息标示的具体要求。

　　3.准备演算纸、计算器。计算所要标示的各成分的营养素参考值％（NRV％）。

三、技能训练步骤

　　1.学生分成3～5人一组，各小组在老师指导下，通过网络教学资源等多渠道查询食品营养标签制作任务等资料。

　　2.各组根据汇总的相关资料，师生共同讨论、分析，用集体智慧完成食品营养标签制作技能训练方案初稿，制作汇报提纲并选一代表进行学习汇报交流，对该技能训练方案进行修订。

　　3.学生按照修订后的该技能训练方案，按规范要求，独立完成确定营养标签中营养成分表的格式和所要标示的营养素种类、计算所要标示的各成分的营养素参考值、制作营养成分表与完善附加营养信息等训练任务，最终填写任务评价单，教师在技能训练过程中巡回指导。

四、结果记录与评价（学生对完成工作任务的情况进行记录，各小组进行总结、考核及评估，教师做出最后评价）

　　（一）结果记录

　　根据《食品安全国家标准 预包装食品标签通则》（GB 7718—2011）中的要求，制作一份完整的营养标签。

（二）学生训练总结	

（三）结果评定
1.食品营养标签格式是否规范、内容是否全面、数据是否准确；
2.附加营养信息描述是否准确。

评定人：　　　　日期：

综合技能训练 4：食物营养价值评价任务评价

根据食物营养价值的评价理论，依据给定的饼干食品条件，对该饼干进行营养价值评价。具体可参考"【知识链接】食物营养价值的评价"。

二维码　259 种食物
"血糖生成指数"一览表

4.食物营养价值评价任务评价单

班级		姓名		实训日期	
技能训练任务		指导教师		学时	

一、技能训练内容

根据给定的下述条件，对该饼干的营养价值进行评价。

100 g 某酥脆饼干，其能量为 260 kcal，蛋白质含量为 6.6 g，碳水化合物含量为 50.1 g，脂肪含量为 3.7 g，维生素 B_1 含量为 0.05 mg，维生素 B_2 含量为 0.06 mg，钙含量 42 mg，铁含量1.2 mg。假设消费对象为 50 岁、轻体力劳动女性，请计算该饼干能量密度、营养素密度、营养质量指数、血糖负荷。

二、技能训练准备及要求（设备与资料等）

1.知识准备：食物营养价值评价指标能量密度、营养素密度、营养质量指数、血糖负荷的计算及食物营养价值评价方法；

2.查"中国居民膳食营养素参考摄入量（DRIs）（2013）"，获得 50 岁、轻体力劳动女性每日能量、蛋白质、维生素 B_1、维生素 B_2、钙、铁的推荐摄入量；

3.下载 259 种食物"血糖生成指数"一览表。具体参考附录 2 中"259 种食物"血糖生成指数一览表"。

4.准备演算纸、计算器。

三、技能训练步骤

1.学生分成 3～5 人一组,各小组在老师指导下,通过网络教学资源等多渠道查询食物营养价值的评价技能训练任务等资料。

2.各组根据汇总的相关资料及给定的条件,师生共同讨论、分析,用集体智慧完成食物营养价值的评价技能训练方案初稿,制作汇报提纲并选一代表进行学习汇报交流,对该技能训练方案进行修订。

3.学生按照修订后的该技能训练方案,按给定条件及规范要求,独立完成。确定每日碳水化合物、脂肪的推荐摄入量和能量密度、营养质量指数,计算氨基酸评分,计算血糖负荷及饼干的营养价值分析与评价等技能任务,最终填写任务评价单,教师在技能训练过程中巡回指导。

四、结果记录与评价(学生对完成工作任务的情况进行记录,各小组进行总结、考核及评估,教师作出最后评价)

(一)结果记录

将计算结果填入表 2-4。

表 2-4　酥脆饼干营养价值分析评价表

酥脆饼干(100 g)				
能量密度			AAS	
INQ	碳水化合物		铁	
	蛋白质		锌	
	脂肪		维生素 C	
	膳食纤维		维生素 B_1	
	钙		维生素 B_2	
GI			GL	
饼干的营养价值分析及结论				

(二)学生训练总结

(三)结果评定

1.营养分析相关数据是否计算准确。

2.饼干的营养价值分析及结论描述是否恰当。

评定人:　　　　　日期:

【知识链接】

食物营养价值的评价

食物的营养价值是指食物中所含能量和各类营养素满足人体营养需要的程度,其营养价值高低取决于其所含有的营养素的种类是否齐全、数量及相互比例是否适宜、是否易被人体消化吸收和利用。日常习惯被称为"营养价值高"的食物往往是指多数人容易缺乏的营养素含量较高或者多种营养素都比较丰富的食物。除母乳对于 6 月龄以内的婴儿属于全营养食物外,目前尚未发现哪一种天然食物能够满足人体对所有营养素的需求。不同食物所含有的营养素种类及数量各不相同。同一种食物,由于品种、产地、可食部位、成熟度、贮存和加工方法的不同,营养价值也不相同。即使食物完全一样,由于食用者年龄、慢性疾病、消化吸收等生理特点的差异,其营养价值也会发生变化。

常用的食物营养价值评价指标有能量密度、营养素密度、食物蛋白质的氨基酸评分、营养质量指数、血糖负荷、食物中功能性物质、食物中抗营养因子等指标。

一、能量密度

不同食物能量差别很大,一般按能量由高到低排列有油脂、油料种子、坚果、肉类、淀粉类食物,这些都是高能量食品,而蔬菜水果能量较低。

为直观表示食物所提供的能量多少,可采用能量密度进行评估,即食物中所含有的能量满足人体需要的程度。选用 100 g 食物为计量单位,能量密度计算公式如下:

$$能量密度＝100 g 某食物提供的能量值/能量推荐摄入量 RNI$$

不同种类食物的能量密度各不相同,同种食物对于不同的人群,能量密度也会不同,这是评价食物能量高低、满足人体需要程度的简单分析方法。长期食用能量密度低的食物,会造成体重减轻、影响儿童生长发育;长期食用高能量密度食物,则容易造成人体体重过重或肥胖。

二、营养素密度

不同种类食物的营养素组成特点不同,在平衡膳食中所发挥的作用也不同。在评价各种食物的营养特点时,可以采用营养素密度进行评估,即食物中某营养素满足人体需要的程度。选用 100 g 食物为计量单位,营养素密度计算公式如下:

$$营养素密度＝100 g 某食物提供的某营养素含量/相应营养素的推荐摄入量 RNI$$

三、营养质量指数

营养质量指数(INQ)是一种结合了能量和营养素对食物进行综合评价的方法,能够直观、综合地反映某食物提供能量和营养素满足人体需求的情况。其计算公式如下:

$$营养质量指数 INQ＝营养素密度/能量密度$$

INQ＝1,该食物提供营养素能力与提供能量能力相当,二者满足人体需要的程度相等,为"营养质量合格食物",即"吃饱了也吃好了"。

INQ>1,该食物提供营养素的能力大于提供能量的能力,为"营养质量合格食物",即"还没有吃饱就能够满足营养素的需要",因此特别适合超重和肥胖者的选择。

INQ<1,该食物提供营养素的能力小于提供能量的能力,为"营养质量不合格食物"或"营养价值低的食物",即"吃饱了也没有得到足够的营养素"。长期食用此食物会发生该营养素不足,导致营养不良或供能过剩的危险。

四、食物蛋白质质量评价

见模块一 技能训练2:食物蛋白质营养价值评价

五、食物血糖生成指数和血糖负荷

1.血糖生成指数

血糖生成指数(GI)的定义及计算见模块一项目3中"糖代谢异常及血糖指数"。

任何一种食物的GI值都不是固定不变的,它受到很多因素的影响,包括成熟度(比如香蕉越成熟,其GI值越高)、个体差异(不同的人对相同食物的反应各不相同)、烹调时间(比如熬得烂的粥GI比等量米饭高)等。

餐后血糖水平除了与碳水化合物的血糖指数高低有关外,还与食物中所含碳水化合物的总量有密切关系。GI高的食物,如果碳水化合物含量很少,尽管其容易转化为血糖,但对血糖总体水平的影响并不大,所以单纯使用GI作为选择食物的一种标准有局限性。例如,西瓜是一个高GI食物,但需要摄入约1 562 g,才能吸收相当于其GI评分的50 g碳水化合物。此外,由于每种含碳水化合物的食物都具有独特的GI评分,所以估测一顿含有多种食物的饭菜对血糖的影响就变得较为复杂。

2.血糖负荷

血糖负荷(GL)是指特定食物所含碳水化合物的质量(g)与其血糖生成指数值的乘积。GL体现了碳水化合物数量对血糖的影响。其计算公式如下:

$$GL=GI×摄入该食物的实际可利用碳水化合物的重量(g)/100$$

(1)GL>20为高负荷饮食,表示对血糖影响很大;

(2)10≤GL≤19为中负荷饮食,表示对血糖影响不大;

(3)GL<10为低负荷饮食,表示对血糖的影响很小。

GL可以对实际提供的食物或总体膳食模式的血糖效应进行定量测定,因此GL比GI更能全面评价食物引起血糖升高的能力。

例:西瓜,查表得碳水化合物含量6.8 g/100 g,GI为72。

200 g西瓜:碳水化合物含量=6.8×200/100=13.6 g,

$$200 g西瓜GL值=72×13.6/100=9.79$$

500 g西瓜:碳水化合物含量=6.8×500/100=34 g,

$$500 g西瓜GL值=72×34/100=24.48$$

由此可见,一次吃200 g西瓜对血糖的影响不大,但是,一次进食500 g西瓜,GL值就达到了 24.48,对血糖的影响就比较大了。所以说,食物对血糖的影响,不仅与这种食物的 GI 有关系,食物的数量更起到了决定性的作用。即使是低 GI 的食物,超过了一定的数量,对血糖的影响也是很大的。因此,糖尿病患者在选择食物品种时可以很丰富,但一定要控制好总数量,也就是要控制全天的总能量摄入。

3.混合食物的血糖负荷计算

平时饮食一般为混合食物,一餐中同时摄入多种食物,经咀嚼后在胃肠道充分混匀。这一混合食物对于糖尿病来说是否合适,需要计算混合食物的血糖负荷。一顿饭的 GL 是每种食物,即整餐饭中每种食物 GL 的总和。计算公式如下:

混合食物 GL＝混合食物 GI×摄入的混合食物中实际可利用的碳水化合物总量(g)/100

混合食物 GI ＝混合食物中各食物的 GI 贡献值之和

＝混合食物中各食物的 GI×(该食物提供的碳水化合物的量/混合食物中碳水化合物总量)

六、食物中的功能性物质

除了七大营养素外,食物中所含有的一些具有特殊生理功能的天然化学物质越来越被大家所关注,例如,花青素、甲壳素、酚类化合物、有机硫化合物、植物甾醇等,在改善神经系统、消化系统、代谢系统、免疫系统、循环系统、内分泌系统、运动系统功能以及抗氧化、减肥、美容等方面,具有各自独特的生理特点。

七、食物中的抗营养因子

食物中有些小分子物质是一些天然存在的抗营养因子。例如,大豆中所含有的抗胰蛋白酶因子、抗生素factor,植物性食物中的植酸、草酸、单宁等,这些抗营养因子的存在会影响人体对食物中营养物质的消化吸收。

【本模块小结】

本模块理论部分主要介绍了植物性食物(谷类、薯类、豆类、蔬果类)、动物性食物(畜禽肉、蛋及其制品、水产、乳类及其制品)、其他食品(食用油脂、常见调味品、饮料、酒类、食用菌)的营养特点与价值及贮藏、加工对食物营养素的影响、各类食物的合理利用等方面的知识。技能部分以食品标签及配料表、食品营养标签解读制作及食品营养价值的评价为切入点,主要介绍《食品安全国家标准　预包装食品标签》(GB 7718)和《食品安全国家标准　预包装食品营养标签》(GB 28050)的内容、格式以及食物营养价值评价方法及指标,训练了食品营养标签解读、制作及食物营养价值的评价的能力。

【思考及练习题】

一、学习思考

1.什么是营养价值？如何理解食物营养价值的相对性？

2.如何评价食物的营养价值？评价食物的营养价值有何意义？

3.豆类食品中含有哪些抗营养因子？加工中如何处理可以消除其影响？

4.如何理解"食物多样、谷类为主"？

5.如何理解"多吃蔬果、奶类、大豆"？

6.植物油和动物油的营养各有何特点？

二、自测练习

1.单选题

(1)下列说法不正确的是（　　）。

A.谷物的加工精度越高,营养损失越大

B.谷物淘洗次数越多,温度越高,营养损失越大

C.酵母发酵可以提高谷物中矿物质的吸收率

D.油炸食品可以保护谷物中维生素免受损失

(2)下列有关豆类说法,不正确的是（　　）。

A.大豆中有抗胰蛋白因子可影响蛋白质消化

B.豆类中第一限制氨基酸为蛋氨酸

C.多食豆类有利于防止动脉粥样斑块的发生

D.大豆中的不饱和脂肪酸以 α-亚麻酸含量最多

(3)食品中所含热能和营养素能满足人体需要的程度被称为（　　）。

A.食品的营养素密度　　　　　　　　　B.食品的营养价值

C.食品的热能密度　　　　　　　　　　D.食品营养质量指数

(4)菠菜等蔬菜中钙、铁不易吸收是由于含有一定量的（　　）。

A.植物　　　　　　B.鞣酸　　　　　　C.草酸　　　　　　D.磷酸

(5)有关牛奶,正确的是（　　）。

A.牛奶蛋白质为优质蛋白质　　　　　　B.牛奶为钙的良好来源

C.牛奶中含有人体需要的多种维生素　　D.以上都对

(6)肉类脂肪中不饱和脂肪酸含量较高的是（　　）。

A.鸡肉　　　　　　B.猪肉　　　　　　C.牛肉　　　　　　D.鱼肉

(7)肉类是属于（　　）。

A.酸性食品　　　　B.碱性食品　　　　C.中性　　　　　　D.以上都不对

(8)食用油脂在烹调中的作用,下面哪一项描述不正确？（　　）

A.有良好的口味和色泽

B.能加快烹调的速度,缩短食物的成熟时间,使原料保持鲜嫩

C.高温加热可使油脂中的维生素 A、维生素 E 和胡萝卜素等遭受破坏

D.高温可缩短烹调时间,减少维生素损失,因此应高油温烹调加工蔬菜

(9)鱼类食品有一定防治动脉粥样硬化和冠心病的作用,是因为含有（　　）。

A.优质蛋白质　　　B.较多的钙　　　　C.多不饱和脂肪酸　D.丰富的碘

(10)鸡蛋清中的营养素主要为（　　）。

A.碳酸钙　　　　　B.蛋白质　　　　　C.铁　　　　　　　D.维生素 A

2. 多选题

(1)以下营养素,属于我国营养标签上要求必须标注的是(　　)。

A. 蛋白质　　　　　　　　B. 脂肪　　　　　　　　C. 钠　　　　　　　　D. 钙

(2)以下属于营养成分功能声称的是(　　)。

A. 钙有助于骨骼和牙齿更坚固　　　　　　B. 脂肪可辅助脂溶性维生素的吸收

C. 不含反式脂肪酸　　　　　　　　　　　D. 膳食纤维可促进肠蠕动

(3)食品标签中标注有低能量,是指(　　)。

A. ≤170 kJ/100 g 固体,其中脂肪提供的能量≤总能量的 50％

B. ≤80 kJ/100 mL 液体,其中脂肪提供的能量≤总能量的 30％

C. ≤17 kJ/100 g(固体),其中脂肪提供的能量≤总能量的 30％

D. ≤17 kJ/ 100 mL(液体),其中脂肪提供的能量≤总能量的 50％

(4)有关食品标签上附加营养信息的叙述,错误的是(　　)。

A. 附加营养信息包括营养声称、营养成分功能声称

B. 可以标示在标签的任意位置

C. 字体、字号没有具体要求,突出明显即可

D. 没有强烈要求在食品标签上必须标示

(5)以下说法,正确的是(　　)。

A. 一款乳饮料,虽然其钙元素 INQ 为 0.7,但其含钙量高于牛奶,所以可以作为日常补充钙元素的良好来源

B. 同一种食物,其营养素密度是一样的

C. 长时间摄入能量密度高的食物,容易导致超重或肥胖

D. 只要有一项营养素 INQ＞1,说明此食物为高营养食物

3. 填空题

(1)以大米为主食的人群要特别注意补充维生素_____、_____的补充。

(2)马铃薯中含有的毒素是_____。

(3)蔬菜水果类食物主要提供人体_____、_____、_____等营养素。

(4)水果中的有机酸主要有_____、_____、_____等。

(5)海产鱼类和贝类中含有两种特殊的脂肪酸分别是_____和_____,它们对人体的健康非常有益。

(6)食用油脂的主要成分是_____,食醋的主要成分是_____,味精的主要成分是_____。

4. 是非判断题

(1)我国居民膳食中的维生素 C 主要来自水果。(　　)

(2)牛奶是动物性食品,故属于酸性食品。(　　)

(3)油炸比煮沸损失的水溶性维生素要少一些。(　　)

(4)食用富含 EPA、DHA 的鱼油具有降血压的效果。(　　)

(5)大豆加工成豆腐或豆浆后,因为蛋白质含量没有变化,其营养价值没有增加。(　　)

(6)食物中所含的能量越多,其营养价值也越高。(　　)

（7）营养标签是向消费者提供食品营养信息和特性的说明，包括营养成分表、营养声称和营养成分功能声称。（　　）

（8）食品配料含有或生产过程中使用了氢化和（或）部分氢化油脂时，在营养成分表中没有强制要求必须标示出反式脂肪（酸）的含量。（　　）

（9）GL 为 25，说明为中负荷饮食，表示对血糖影响不是很大，糖尿病人可以食用。（　　）

（10）食物营养价值具有其固有特色，也具有相对性，应根据个人实际需求，选择合适的食物。（　　）

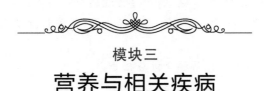

模块三
营养与相关疾病

【模块学习要求】

　　结构合理、营养平衡的膳食能满足机体对能量和各种营养素的需要,是维持人体健康和提高工作效率的重要条件。当膳食结构长期不合理即营养失调时,因某种或某些营养素摄入不足或过量,造成人体代谢失衡,则出现相应的病理性改变,比如肥胖、心血管疾病、肿瘤等发生。人体很多疾病的发生与发展与膳食选择行为存在密切联系。合理的膳食结构对于预防疾病,乃至促进某些疾病的康复,都起着不可忽略的作用。由于营养干预手段是慢性病综合防治不可或缺的重要组成部分,故需要了解不同慢性病的营养防治原则。在教学中,要求学生养成热爱生命、尊重科学、细心严谨、服务社会、遵纪守法的意识,具有自主学习、不断探索的能力。通过学习,要求学生了解代谢综合征、肥胖、糖尿病、痛风、高尿酸血症、高血压、冠心病、肿瘤的相关知识,掌握此类疾病的营养防治原则,能够对以上疾病进行膳食指导。在本模块学习中,学习的重点是不同营养相关疾病的营养防治原则,学习的难点是利用所学理论知识,能够对不同营养相关疾病的个人进行膳食分析评价,并给予其个性化膳食指导建议。

【知识导图】

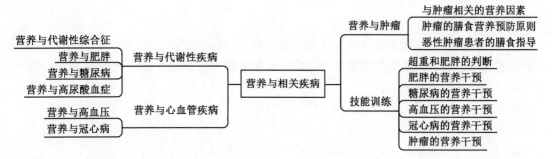

项目1　营养与代谢性疾病

项目目标

知识目标

掌握代谢综合征、肥胖、糖尿病、高尿酸血症的膳食营养防治原则；

熟悉影响代谢综合征、肥胖、糖尿病、高尿酸血症的营养因素；

了解代谢综合征、肥胖、糖尿病、高尿酸血症的概念、判断标准及危害。

能力目标

能够对营养相关疾病人群进行膳食分析与指导。

一、营养与代谢综合征

代谢综合征(metabolic syndrome,MS)是以腹型肥胖、高血压、血脂异常、糖代谢异常、微量白蛋白尿以及高尿酸血症等多种疾病状态在个体聚集为特征的一组临床症候群,是以多种物质代谢异常为基础的病理生理改变。肥胖和胰岛素抵抗被认为是其发病的中心环节,因此代谢综合征的定义也主要围绕肥胖、胰岛素抵抗和糖代谢异常、脂代谢紊乱等来制定。

随着全球经济发展,人们生活水平提高、生活方式改变以及人口老龄化进程加快,代谢综合征呈现患病率急剧上升、低龄化趋势发展、全球性流行的特点,对人类健康具有较大的危害性。据国际糖尿病联盟 LDF 估计,全球大约有 25％的成人(年龄标化后大于 20 岁)患有代谢综合征。我国目前估计超过 4.5 亿人患有代谢综合征,女性患病率略高于男性。60 岁及以上年龄组的人群代谢综合征患病率接近 60％,北方人群高于南方人群。我国儿童青少年代谢综合征患病率约为 3％,且与体重密切相关,肥胖儿童青少年代谢综合征患病率达到 30％。

代谢综合征本是多重心血管代谢危险因素的聚集,不仅促使自身现有代谢问题的不断恶化,还会诱导新的代谢相关疾病的发生。代谢综合征会促使 2 型糖尿病、心血管疾病的患病风险成倍增加,会促使脑卒中、慢性肾病的发病风险增高 1.20～1.34 倍。代谢综合征与多种癌症相关,包括乳腺癌、胰腺癌、结肠癌及肝癌,还与非酒精性脂肪性肝炎、多囊卵巢综合征、睡眠呼吸暂停综合征以及胆囊疾病等相关。

目前,代谢综合征已成为心内科大夫、糖尿病医师、流行病学家、营养学家、健康管理专家共同关注的热点。

(一)诊断标准

由于代谢综合征发病机制及其组分的复杂多样化,目前国际上尚无统一的代谢综合征定义和诊断标准。我国现在对代谢综合征的诊断采用中国成人血脂异常防治指南(2016 年修订版)诊断标准,具体内容如下。

具有以下 3 项或更多项即可诊断为代谢综合征。

1.成年人标准

(1)腹型肥胖(即中心性肥胖):腰围男性≥90 cm,女性≥85 cm。

(2)高血糖:空腹血糖≥6.1 mmol/L 或糖负荷后 2 h 血糖≥7.8 mmol/L 和(或)已确诊为糖尿病并治疗者。

（3）高血压：血压≥130/85 mmHg 及（或）已确认为高血压并治疗者。

（4）空腹甘油三酯 TG≥1.70 mmol/L。

（5）空腹高密度脂蛋白胆固醇（HDL-C）<1.0 mmol/L。

代谢综合征与单纯高血压、糖尿病、脂质代谢紊乱和肥胖应作相应鉴别，代谢综合征是一组代谢紊乱症候群，不是某一单纯性代谢病。

2.儿童和青少年标准

儿童青少年肥胖、代谢综合征的患病率正逐年快速上升并具有轨迹效应。研究发现，85％的儿童肥胖会持续至成人期，因此，制定一个能在儿童青少年时期识别代谢综合征的诊断标准对于代谢综合征的早期干预具有重要意义。目前采用的是中华医学会儿科学分会于 2012 年制定的中国儿童青少年代谢综合征诊断标准，具体内容如下。

（1）6 岁≤年龄<10 岁年龄组

这个年龄段儿童的生理特征处于快速变化中，不宜轻易诊断代谢综合征。以下为儿童代谢综合征危险因素。

①腹型肥胖。腰围≥同性别、同年龄儿童和青少年腰围的 95％，或 BMI≥同性别、同年龄儿童和青少年 BMI 的 95％。

②血糖升高。空腹血糖≥5.6 mmol/L。

③血压升高。收缩压或舒张压≥同性别、同年龄儿童和青少年血压的 95％；快速鉴别指标：收缩压≥120 mmHg 或舒张压≥80 mmHg。

④脂代谢紊乱。高密度脂蛋白胆固醇 HDL-C < 1.03 mmol/L，或非高密度脂蛋白胆固醇 non-HDL-C≥3.76 mmol/L，或甘油三酯 TG≥1.47 mmol/L。

（2）10 岁≤年龄<16 岁年龄组

腹型肥胖：腰围≥同性别、同年龄儿童和青少年腰围的 90％。快速鉴别指标：腰臀比男孩≥0.48，女孩≥0.46。此项为儿童青少年代谢综合征基本和必备条件，同时至少具备下列 2 项。

①血糖升高。空腹血糖≥5.6 mmol/L，或糖耐量受损（口服葡萄糖耐量试验：7.8 mmol/L≤2 h 血糖<11.1 mmol/L），或已诊断为糖尿病。

②血压升高。收缩压或舒张压≥同性别、同年龄儿童和青少年血压的 95％；快速鉴别指标：收缩压≥130 mmHg 或舒张压≥85 mmHg。

③高密度脂蛋白胆固醇。HDL-C<1.03 mmol/L，或非高密度脂蛋白胆固醇 non-HDL-C≥3.76 mmol/L。

④甘油三酯。TG≥1.47 mmol/L。

（二）发病机制

代谢综合征确切机制尚不明确。一般认为其发病是由多因素（如环境因素、遗传因素和免疫因素等）相互作用，共同决定的。

1.肥胖，尤其是腹型肥胖

流行病学研究发现，肥胖的持续时间和严重程度与代谢综合征的发生呈正相关，即使是生化代谢暂时正常的肥胖患者，将来发生心血管疾病的风险也会增高。

脂肪组织作为内分泌器官，分泌的脂肪因子包括促炎因子和抗炎因子，在正常人群及代谢健康肥胖者中，脂肪细胞功能正常，促炎因子和抗炎因子处于平衡状态。腹型肥胖者中，内脏脂肪堆积促进促炎因子（白细胞介素 6、肿瘤坏死因子 α 等）的分泌，通过干扰胰岛素信号转导通路,导致外周组织胰岛素抵抗,从而引起机体糖脂代谢紊乱,最终导致代谢综合征。另外,胰岛素抵抗是由内脏脂肪、异位沉积脂肪和脂肪组织功能紊乱引起的,而不是全身脂肪量异常引起的,也就是说腹型肥胖是导致胰岛素抵抗发生的重要因素。

虽然代谢综合征的发生率随着体质指数的升高而增加,但是腹型肥胖是独立于体质指数的危险因素,被公认为代谢综合征的关键始动因素。

2.胰岛素抵抗

胰岛素抵抗(insulin resistance,IR)是指机体对一定浓度胰岛素的生物学效用低于正常水平的现象,即胰岛素敏感组织或靶组织(包括肝脏、肌肉、脂肪等)中胰岛素作用降低或丧失的一种病理生理状态。目前普遍认为胰岛素抵抗是参与代谢综合征发病的重要病理生理基础,是导致代谢综合征的重要中心环节。正常情况下,胰岛素抑制脂肪分解,但在胰岛素抵抗的状态下促进脂肪分解,使过多的游离脂肪酸释放入血。过多的游离脂肪酸使糖代谢受损,肌肉和肝脏对胰岛素的敏感性下降,进一步导致胰岛素抵抗和糖代谢受损,促使代谢综合征的发生。

3.遗传因素

目前关于代谢综合征的遗传因素研究主要集中于脂质代谢、葡萄糖与能量代谢相关候选基因。沉默信息调节因子1(silent information regulator 1,Sirt1)基因已被多项研究证实与糖脂代谢、胰岛素分泌、氧化应激等多种代谢综合征相关路径密切相关,推测其在代谢综合征发病机制中起到重要作用。

4.炎症反应

慢性或亚急性炎症状态与胰岛素抵抗相关疾病如代谢综合征、2型糖尿病、肥胖密切相关。炎症因子及其介导的炎症反应加速了胰岛素抵抗的发生,导致机体糖代谢异常,从而引起一系列代谢问题,促使代谢综合征的发生。

5.年龄

随着年龄的增长,细胞、器官、组织和整体的结构、功能、糖脂代谢能力下降,人体的重要生理系统如神经系统、心血管系统和呼吸消化系统等的衰老加速,老化的机体更易受到疾病的侵袭。代谢综合征患病率随着年龄的增长逐渐升高在国内外的其他研究中也得到证实。

此外,饮食、久坐行为或体力活动少、压力、睡眠障碍、情感障碍、精神药物使用和过量饮酒、压力等也可能是促使代谢综合征发生的重要危险因素。

(三)代谢综合征的膳食营养防治原则

代谢综合征是典型的与不良生活方式为中心的多因素相关的慢性疾病。改变不健康的行为,重新建立健康生活方式是从根源上控制代谢综合征的主要方法。健康生活方式的根本是合理膳食,只有合理膳食才能达到控制体重,平衡各种营养素摄入,预防代谢综合征的发生。所以,结合代谢综合征的病因,其营养防治原则为:在合理膳食基础上,维持低脂、低糖、低盐、多膳食纤维、多维生素的营养。

1.低脂摄入

选用低脂食物,包括低脂肪、低胆固醇食物;防止进食大量的高脂食物,预防形成高脂血症、脂肪肝、胰腺炎、高胰岛素抵抗等。

2.限制或减少碳水化合物摄入

碳水化合物进食过多会导致肥胖、血糖浓度升高,增加代谢综合征发生风险。

3.低盐饮食

低盐饮食预防血压升高,降低代谢综合征发生风险。

4.多摄入膳食纤维

多膳食纤维饮食能减缓血糖升高,防治肥胖,降低代谢综合征发生的风险。

5.多摄入维生素

多种维生素参与体内酶合成,调节能量与物质的代谢。如维生素 B_1 是糖代谢中辅酶的重要成分,维持碳水化合物的正常代谢;维生素 B_5 是辅酶 A 和酰基载体蛋白的构成,参与蛋白质、糖、脂肪的代谢。较多维生素摄入对维持能量和物质的正常代谢,预防代谢综合征发生有益。

二、营养与肥胖

肥胖是目前全球范围内广泛存在的一种慢性代谢性疾病。在我国,平均每 3 个人中,有一个是超重,每 10 个人中,至少有一人是肥胖,并且超重肥胖的流行人群越来越年轻化,由中老年人群逐渐蔓延至儿童青少年以及婴幼儿。

二维码 3-1 胖子的觉悟(上)

肥胖是由于长期能量摄入超过能量消耗而导致体内脂肪积聚过多,达到危害程度的一种营养代谢失衡性疾病。表现为脂肪细胞增多和(或)脂肪细胞体积增大,并可能引起人体生理功能出现异常,可潜伏着诱发其他疾病的一种状态。肥胖依据内分泌、代谢和神经异常与否可分为单纯性肥胖和继发性肥胖两类。单纯性肥胖是指无明显内分泌及代谢性疾病,主要是由于摄入能量过多,消耗能量少,使过多的能量转化为脂肪在体内贮存引起的肥胖。继发性肥胖是由于某种疾病而引发症状性肥胖,此类肥胖仅占肥胖患者的 5% 以下。

(一)肥胖的判断标准

目前评价肥胖程度最常用的测量学指标为体质指数、标准体重。此外,腰围、腰臀比也是评价肥胖的参考指标。

1.体质指数

体质指数(BMI)是世界卫生组织(WHO)推荐的国际统一使用的肥胖判断方法(表 3-1),计算公式为:

$$体质指数(BMI)=体重(kg)÷身高(m)^2$$

表 3-1 BMI 超重、肥胖评价界限标准(成人)

	WHO 标准	亚洲标准	中国标准
偏瘦		<18.5	
适中	18.5~24.9	18.5~22.9	18.5~23.9
超重	25~29.9	23~24.9	24~27.9
肥胖	≥30	≥25	≥28

BMI 是与体内脂肪总量密切相关的指标,该指标考虑了体重和身高两个因素。BMI 简单、实用,可反映全身性超重和肥胖。不过需要注意的是,以下人群不适用以上标准判断肥胖

程度:未满 18 岁、运动员、正在做重量训练、怀孕或哺乳中、身体虚弱或久坐不动的老人。

2.标准体重(理想体重)

(1)WHO 计算方法

男性:标准体重(kg)=(身高 cm-80)×70%

女性:标准体重(kg)=(身高 cm-70)×60%

标准体重判断肥胖程度指标:标准体重±10%为正常体重;标准体重±(10%~20%)为体重过重或过轻;标准体重±20%以上为肥胖或体重不足。超过标准体重 20%~30%为轻度肥胖,超过标准体重 30%~50%为中度肥胖,超过标准体重 50%以上为重度肥胖,超过标准体重 100%为病态肥胖。

(2)我国标准体重计算　我国成年人最常用的标准体重计算公式有 2 种。标准体重判断肥胖程度指标同 WHO 计算法。

①标准体重(kg)=(身高 cm-100)×0.9

②男性:标准体重(kg)=身高(cm)-105

　女性:标准体重(kg)=身高(cm)-100

此外,还有其他一些计算方法,同一个人的标准体重可能因为计算方法不同而有差别,但差别不会很大。

BMI 和标准体重来评价肥胖程度时也有一定的缺陷,如果肌肉组织或骨骼特别发达者,也可能超过肥胖标准或理想体重,这种情况可以结合腰围和臀围比进行综合评价是否肥胖。

3.腰围

用来测定脂肪分布异常的指标,腹部脂肪过度积聚危害性最强,称为中心型/向心性肥胖,判断标准见表 3-2。

表 3-2　成人中心型肥胖分类标准

分类	腰围值/cm
中心型肥胖前期	85≤男性腰围<90 80≤女性腰围<85
中心型肥胖	男性腰围≥90 女性腰围≥85

4.腰臀比

腰臀比值(WHR)的计算公式:WHR=腰围值/臀围值。

男性>0.9,女性>0.8 则可诊断为中心型肥胖(向心性肥胖),但其分界值随年龄、性别、人种的不同而不同。腰臀比值越大,说明上半身肥胖越明显,患病的危险性越高。

5.皮褶厚度

皮褶厚度反映人体皮下脂肪的含量,它与全身脂肪含量具有一定的线性关系,可以通过测量人体不同部位皮褶厚度,推算全身的脂肪含量。测量部位常有代表肢体皮下脂肪堆积情况的肩胛下角部、代表躯干皮下脂肪堆积情况的上臂肱三头肌、代表腰腹皮下脂肪堆积情况的腹部。此外,测量部位还有脐旁 1 cm 处、髂骨上嵴等。皮褶厚度通常要与标准体重结合起来判断。判断方法为:凡肥胖度≥20%,两处的皮褶厚度≥80%或一处皮褶厚度≥95%者,可判断其为肥胖;凡肥胖度<10%,不管皮褶厚度如何,均为正常体重。

由于皮下脂肪厚度随不同部位、性别、年龄而异，所以在计算体内总脂肪含量时应选择适当的计算公式。

皮褶厚度推算人体肥胖程度计算步骤如下。

(1)根据皮褶厚度计算人体密度(D)：

$$D = c - m \times (\lg \text{皮褶厚度值})$$

c、m 是公式中的系数，由于性别和测量部位不同，计算公式中系数有一定差距(表 3-3)。

表 3-3　不同性别、测量部位皮褶厚度计算人体密度公式中的参数

皮褶厚度测量部位		男性	女性	皮褶厚度测量部位		男性	女性
肱二头肌	c	1.099 7	1.087 1	肱三头肌+髂嵴上	c	1.146 3	1.136 7
	m	0.065 9	0.059 3		m	0.065 6	0.070 4
肱三头肌	c	1.114 3	1.127 8	肩胛下+髂嵴上	c	1.152 2	1.123 4
	m	0.061 8	0.077 5		m	0.067 1	0.063 2
肩胛下	c	1.136 9	1.110 0	肱二头肌+肱三头肌+肩胛下	c	1.168 9	1.154 3
	m	0.074 1	0.066 9		m	0.079 3	0.075 6
髂嵴上	c	1.117 1	1.088 4	肱二头肌+肱三头肌+髂嵴上	c	1.155 6	1.143 2
	m	0.053 0	0.054 1		m	0.068 3	0.069 6
肱二头肌+肱三头肌	c	1.135 6	1.136 2	肱二头肌+肩胛下+髂嵴上	c	1.160 5	1.153 0
	m	0.070 0	0.074 0		m	0.069 4	0.072 7
肱二头肌+肩胛下	c	1.149 8	1.124 5	肱三头肌+肩胛下+髂嵴上	c	1.170 4	1.132 7
	m	0.075 9	0.067 4		m	0.073 1	0.064 3
肱二头肌+髂嵴上	c	1.133 1	1.109 0	肱二头肌+肱三头肌+肩胛下+髂嵴上	c	1.176 5	1.156 7
	m	0.060 1	0.057 7		m	0.074 4	0.071 7
肱三头肌+肩胛下	c	1.162 5	1.150 7				
	m	0.079 7	0.078 5				

资料来源：蔡智军.食品营养与配餐.北京，化学工业出版社，2015

(2)根据人体密度计算人体脂肪含量 BF％，依据表 3-4 判断人体肥胖程度。

Brozek 公式：　　　　　BF％=(4.570/D-4.142)×100％

表 3-4　WHO 体脂率 BF％判断人体肥胖程度参考标准

	偏瘦	适中	超重	肥胖
男性	＜12％	12％≤BF％＜20％	20％≤BF％＜25％	≥25％
女性	＜17％	17％≤BF％＜25％	25％≤BF％＜30％	≥30％

注：目前没有绝对的体脂率判断肥胖标准，以上为我国常用参考范围

(二)肥胖的危害

不同肥胖阶段与疾病的发生见表 3-5。

表 3-5　不同肥胖阶段与疾病的发生

肥胖阶段	BMI	腰围/cm		血压/mmhg		血脂/(mmol/L)		空腹血糖/(mmol/L)	尿酸/(μmol/L)	相关症状表现
		男性	女性	收缩压	舒张压	胆固醇	甘油三酯			
阶段 0（单纯超重）	<28	<85	<80	<130	<85	2.9～5.2	0.56～1.6	3.9～5.6	90～380	无
阶段 1（疾病前期）	≥28			130～140	85～90	5.2～6.2	1.7～2.3	5.6～6.1	380～420	乏力、易困、嗜睡、轻微呼吸困难、打鼾、轻度脂肪肝、内分泌紊乱、黑色棘皮症等。
阶段 2（疾病期）	≥30	≥85	≥80	≥140	≥90	≥6.2	≥2.3	≥6.1	≥420	高血压、高血脂、2 型糖尿病、冠心病、冠脉支架术后、脑血管病、睡眠窒息症、关节炎、痛风、多囊卵巢综合症、中重度脂肪肝等。
阶段 3（并发症）	心肌梗死（心脏病发作）、心脏衰竭、动脉粥样硬化、肝硬化、感觉和运动障碍、糖尿病并发症，如眼底疾病或肾功能衰竭，严重抑郁症或者有自杀倾向等。									

肥胖不仅是一种独立的疾病，现有研究表明，肥胖还和其他多种疾病的发生密切相关。

1. 肥胖与糖尿病

肥胖是 2 型糖尿病的重要诱发因素，而且糖尿病发生率随肥胖程度而增加，尤其是腹部肥胖。我国超重/肥胖的人群脂肪组织以聚集在腹部皮下或腹腔内脏周围为特征。腹部脂肪增多是导致胰岛素抵抗的重要危险因素，尤以腹腔内脂肪面积增多最为明显。腹部脂肪的异常堆积导致机体对胰岛素敏感性下降、胰岛 β 细胞功能受损，并随着胰岛素抵抗程度的增加而最终引发 2 型糖尿病。对于 2 型糖尿病患者，若腹部脂肪面积增多，会进一步加重胰岛素抵抗程度，导致并发症提早出现且进展迅速。

2. 肥胖与心脑血管疾病

肥胖引起脂质代谢异常，是引起心脑血管疾病的重要原因之一。研究表明，肥胖患者存在着明显的血脂代谢紊乱，主要表现为高甘油三酯血症及相关脂蛋白、载脂蛋白的异常。脂质代谢异常，会引起血管狭窄，导致血液黏滞，在凝血因子的作用下，很容易形成血凝块。血凝块的形成阻碍了血液向心脏和大脑输送营养物质，导致心脏、大脑部分组织失去功能，引起中风或心脑血管疾病等。

3. 肥胖与睡眠呼吸异常

肥胖者的代谢总量增加，促使氧消耗量和二氧化碳排泄量增加，导致其通气量比正常体重的必需量相对增加。而肥胖患者胸壁、腹壁及咽部等部位脂肪沉积，使得胸腔和隔膜的负担加重，影响呼吸活动，减小肺活量并改变了肺部的通气方式，导致呼吸系统整体的应变能力下降。

肥胖人群常伴有血液低氧高二氧化碳、肺部血压升高、心脏右侧异常等症状。胸壁、纵隔等脂肪增多,使胸腔的顺应性下降,引起呼吸、运动障碍,表现为头晕气短、少动嗜睡,稍一活动即感疲乏无力,称为呼吸窘迫综合征。

4. 肥胖与其他疾病

肥胖还与其他多种疾病有关。肥胖与高血压、高尿酸血症、癌症、变形性关节炎、骨端软骨症、月经异常、妊娠和分娩异常等很多疾病有明显关系,且肥胖会增加这些疾病死亡的危险性。肥胖对儿童健康的影响尤为严重。肥胖对儿童心血管系统、呼吸系统、内分泌与免疫系统都有影响,并阻碍儿童的智力、心理和行为的发展。因此肥胖对任何年龄人群都会带来显著危害,应极力避免肥胖。

(三)与肥胖有关的膳食营养因素

影响肥胖的因素有内在因素和外在因素。内在因素包括遗传因素、胰岛素抵抗,外在因素有饮食因素和社会、行为、心理因素等。其中,饮食营养因素是引起肥胖的主要外在原因。

1. 能量过剩

摄入过多的供能物质,如高脂、高糖食物,超出了人体的需要量,多余的能量在体内以脂肪的形式贮存于脂肪组织,导致体内脂肪的增加,引起肥胖。

2. 不良的饮食习惯

(1)偏爱高热量食物　比如油炸食物、糕点、烤肉、奶油等。

(2)进食速度过快　绝大多数肥胖患者,进食时所选择的食物块大、咀嚼少、进食速度较快,以至于在单位时间内吃的食物明显增多。

(3)吃零食的习惯　很多零食的热量并不低,尤其在正餐未减少的情况下,零食中的热量就是额外多摄入的。

(4)有不吃早餐、吃夜宵的习惯　许多研究表明不吃早餐才是造成肥胖与疾病的主因。不吃早餐的人更容易摄取高热量糖类、喜爱垃圾食物,导致午餐和晚餐摄入更多的食物,但身体来不及消化吸收,时间长了,多余的热量就变成脂肪而肥胖了。由于晚上活动量小,长期吃夜宵会导致热量囤积,引起肥胖。

(5)进餐频繁　一天之中进餐次数4次以上的人,往往容易摄入更多的食物而增加能量的摄入,导致肥胖。但有调查发现,同等食物量,在一天之中,进餐2~6次的人,无论男女,进餐次数较少的人发生肥胖的机会和程度高于进餐次数较多的人。

此外,非饥饿状态下看见食物或者看见别人进食诱发自身进食冲动而进食,以及习惯采用进食的行为来缓解心情压抑或紧张情绪,这些不良的饮食习惯也会导致肥胖发生。

(四)肥胖的膳食营养预防原则

1. 平衡膳食并适当控制总能量的摄入量

减少能量的摄入,使能量代谢呈现负平衡,以促进脂肪的动员,有利于降低体脂量。但能量摄入的降低应适当,不能因追求减肥的速度而过分限制能量的摄入,要保持供能营养素的适宜比例。一般的轻度肥胖者,每天能量的摄入低于消耗的125~250 kcal,每月可减轻0.5~1.0 kg体重;中度以上肥胖者,每天能量的摄入可低于消耗的550~1 100 kcal,每周可减轻0.5~1.0 kg体重。但每天的能量摄入至少要在1 000 kcal,否则将影

二维码 3-2
胖子的觉悟(下)

响正常的活动甚至会危害健康。

控制三餐能量分配,开始减肥阶段,一日三餐非配比为 3∶4∶3,为解决饥饿问题,可在午餐或早餐中留相当于 5%能量的食物,在下午加餐。

2．严格限制脂肪的摄入

肥胖者往往血脂高,因此应适当限制脂肪的摄入量,尤其需要限制动物性脂肪、饱和脂肪酸、反式脂肪酸的摄入。脂肪对机体有重要作用,与一些脂溶性的维生素吸收有关,也可增进饱腹感,所以摄入量不宜过低。脂肪摄入量一般应占总能量的 15%～20%,并应注意提高不饱和脂肪酸的比例。尽量避免肥肉、动物大肠、烤鸭、奶油等高脂肪含量的食物摄入,减少烹调油,每日不超过 25 g。

3．保证蛋白质的供应

为维持蛋白质平衡,应保证膳食中有足够的蛋白质。由于总能量下降,可适当提高蛋白质的比例。但蛋白质过高会加重肝、肾的负担,造成肝、肾损伤。在蛋白质的选择中,优质蛋白质可占总蛋白质的 50%左右,其中动物蛋白食品供应尽量选择相对低脂含量的食物,比如鱼、虾、禽肉、瘦肉等。

4．适量碳水化合物的摄入

摄入过多的碳水化合物会转化为脂肪。碳水化合物消化极快,易造成饥饿,食欲增加。因此,膳食中的碳水化合物比例过高对减肥不利,但过低可能会诱发机体出现因脂肪氧化过多引起酮症。一般碳水化合物所提供的能量不低于总能量的 50%为宜。应限制单糖的摄入,坚持多糖饮食。适量增加膳食纤维的摄入量,建议每日 25～30 g,但非水溶性膳食纤维过量摄入会抑制胃动力,引起消化不良,影响其他营养物质的吸收。

5．保证足够的维生素和矿物质

维生素和矿物质对调节机体生理生化反应非常重要,应保证膳食中有足够的维生素和矿物质。有些维生素可以促进脂肪的氧化分解,降低血清甘油三酯和胆固醇,有利于机体质量的降低和预防心血管疾病。应选择新鲜卫生的蔬菜、水果、豆类、奶类等,这些是维生素和无机盐的主要来源。必要时在医生或者营养师的指导下适当服用多种维生素和矿物质制剂。

6．限制食盐的摄入量

食盐能引起口渴和刺激食欲,并可造成水潴留而增加体重,对减肥不利,还会使血压升高,容易导致心脑血管疾病。因此应限制食盐的摄入,每天 3～6 g 为宜。

7．改掉不良的饮食习惯和行为

如暴饮暴食、吃零食、挑食偏食、喜欢油炸、高甜食物,戒烟酒,避免夜间进食,采用适宜的烹调方法等。

(五)肥胖症食疗

1．双苓黄瓜粥

原料:猪苓 5 g,茯苓 10 g,黄瓜 150 g,豆腐 100 g,麻油 8 g,番茄 100 g,盐少量。

制法:豆腐切块,黄瓜切片,番茄切厚片待用。水 1 200 mL,豆腐及纱布包好的猪苓、茯苓一块煮 15 min 左右,除去纱布袋,放入番茄略煮后,将黄瓜放入,盐少量,出锅后加入麻油,即可食用。

功效:黄瓜、豆腐甘凉,入胃经,可清热、利尿、调理脾胃;番茄甘酸、微寒,可健脾开胃、生津止渴;猪苓、茯苓具有通利水道、利尿祛湿的功效。食材相互配合,具有清热、利尿、祛湿的功效,对于水湿内停的肥胖者有一定减肥疗效。

2.荷叶莲藕炒豆芽

原料:荷叶 100 g,水莲子 50 g,绿豆芽 150 g,莲藕 100 g,花生油适量,食盐、淀粉各少许。

制法:取莲子、荷叶加清水适量,文火煎汤后暂置一旁备用。将鲜藕切成细丝,用素油煸炒至七成熟。加入熟透的莲子和洗净的绿豆芽。将先煎出的汤烧上,加适量的食盐,用水淀粉勾芡,盛出装盘即可食用。

功效:莲子具有养肾补脾、养心养神功效;荷叶可散瘀去湿、升发清阳;绿豆饮清热解毒。常用此方可健脾利湿,轻身消肿。

3.荷叶冬瓜豆腐

原料:冬瓜 500 g,豆腐 200 g,去皮荸荠 50 g,水发香菇 50 g,鸡蛋 2 个,花生油 1 000 g,精盐、味精、面粉、芝麻油适量。

制法:将豆腐片去硬皮,用刀抹成泥,荸荠、香菇均洗净切成茸,一同放入碗内,加入精盐、味精,香油并磕入一个鸡蛋,搅拌均匀待用。将冬瓜去皮,去瓤,洗净,切成 4 cm 长、3 cm 宽、1 cm 厚的块,用刀片成相连两片,成为“荷叶片”,将豆腐酿入“荷叶片”中。把另一个鸡蛋磕入碗中,加入精盐面粉和清水调成稠糊,抹在“荷叶片”的开口处。炒锅置火上烧热,倒入花生油烧至六成热时,投入挂糊的“荷叶片”,炸至呈黄色时,捞出控油,码入盘内即成。

功效:冬瓜是减肥食物。《食疗本草》中云:冬瓜“欲得体瘦转健,则可长食之;若要肥,则勿食也。”豆腐为高植物蛋白食品,含有丰富的氨基酸,钙质多,易于消化,其中所含皂角苷、亚麻油酸等均可减少体内胆固醇含量,具有清热、利水、补中益气的作用。常食此菜,能减轻体重,保持健美。

三、营养与糖尿病

二维码 3-3　糖友,
吃饱了吗?(上)

糖尿病是指胰岛素分泌的绝对或相对不足而引起的以碳水化合物、脂肪和蛋白质的代谢紊乱为主的一种综合征,以高血糖为主要共同标志。糖尿病主要分为 1 型糖尿病、2 型糖尿病、妊娠糖尿病、其他类型糖尿病 4 大类。1 型糖尿病常发病于 35 岁前,表现为胰岛素分泌的绝对不足,约占糖尿病总人数的 10%。2 型糖尿病多在 35 岁之后发病,表现为胰岛素分泌的相对不足,约占糖尿病总人数的 90%。妊娠糖尿病是妊娠期才出现糖尿病,一般产后糖代谢能力恢复正常。其他类型糖尿病主要包括一系列病因比较明确,比如内分泌疾病、化学药物刺激、感染、免疫综合征等所致的糖尿病,这些糖尿病相对比较少见。

截至 2018 年,我国约有 1.14 亿糖尿病患者,占全球糖尿病患者的 27%,是糖尿病患者最多的国家。其中成人糖尿病患病率显著上升,已达到 10.4%,随着生活水平的提高,糖尿病发病日趋年轻化。

(一)糖尿病的诊断标准

我国目前采用 WHO(1999 年)糖尿病诊断标准(表 3-6)。

表3-6　低血糖、正常空腹血糖调节受损、糖耐量减退的分类标准以及糖尿病的诊断标准

项目	静脉血浆葡萄糖	
	空腹/(mmol/L)	OGTT(清晨空腹口服葡萄糖 75 g,2 h后)/(mmol/L)
低血糖	<3.9	—
正常	3.9~6.1	<7.8
空腹血糖调节受损(IFG)	6.1~7.0	<7.8
糖耐量减退(IGT)	<7.0	7.8~11.1
糖尿病	血糖升高达到下列 3 条标准中的任意一项时,就可诊断患有糖尿病。 1.糖尿病症状＋任意时间血浆葡萄糖水平≥11.1 mmol/L (200 mg/dL); 2.空腹血浆葡萄糖(FPG)水平≥7.0 mmol/L(126 mg/dL); 3.OGTT 试验中,餐后 2 h 血浆葡萄糖水平≥11.1 mmol/L (200 mg/dL)。	

注:①空腹是指至少 8 h 未摄入热量;②IFG 和 IGT 统称为糖调节受损,也称糖尿病前期;③糖尿病诊断时,如无明显的高血糖症状,结果应重复检测确认

(二)糖尿病的危害

糖尿病是当前威胁人类健康的重要的慢性非传染性疾病之一。糖尿病临床上主要表现为高血糖,出现"三多一少"症状,即多尿、多饮、多食及消瘦。同时,身体会比较容易感到疲劳乏力,血液中酮体升高会降低血液 pH,导致酸中毒症等。

糖尿病如果得不到及早诊断、及早治疗,常常会发生急性、慢性并发症以及各种感染。急性并发症包括糖尿病酮症、糖尿病酮症酸中毒、糖尿病非酮症高渗性昏迷、糖尿病乳酸性酸中毒等。慢性并发症可导致心、脑血管动脉硬化,肾及视网膜微血管病变,神经病变和下肢坏疽等。糖尿病对人体的长期影响主要是造成各种器官的功能损伤,包括不断进展的血管性疾病和神经病变,糖尿病最严重的急性并发症是酮症酸中毒及高渗性昏迷,危害健康甚至生命。

(三)营养因素对糖尿病的影响

1. 能量

热能的摄入量过多易导致肥胖,肥大的脂肪细胞对胰岛素的反应缺乏敏感性,因而使葡萄糖的吸收和利用受到限制(胰岛素抵抗);而为了维持葡萄糖在体内的稳态,胰脏必须分泌更多的胰岛素,造成了高胰岛素血症。

2. 碳水化合物

食物中的碳水化合物种类与数量对血糖的高低及上升的速度都有明显的影响。低血糖指数的食物(GI<55),能够使血糖缓慢但有规律地升高。糖分在肌体内扩散的速度是逐步的,渐进的,因而能够保证持续的能量供给。高血糖指数食物(GI>70)会引起血糖急剧地大幅度升高。这种能量供应只能维持较短的时间,身体很快又会感到饥饿乏力。一般加工越精细、加

工温度越高的食物血糖指数越高。每种食物的 GI 详见附录二维码 259 种食物"血糖生成指数"一览表。

3.脂肪

膳食中过多的能量物质均以甘油三酯贮存在体内的脂肪细胞内,可引起肥胖,进而诱发糖尿病。

4.蛋白质

目前并未发现蛋白质与糖尿病发病有直接的关系,但有研究发现,2 型糖尿病患者摄入优质蛋白质可能有助于提高胰岛素应答,却不升高血糖。

5.矿物质

糖尿病患者钠摄入过多,会加重发生心血管病的危险。三价铬是葡萄糖耐量因子的组成部分,是胰岛素的辅助因子,故能增加周围组织对胰岛素的敏感性,使碳水化合物的氧化分解加快,降低血糖。锌是胰岛素的组成成分,镁和外周组织与胰岛素的敏感性有关,镁能促进胰岛素的合成与分泌,从而降低血糖。

6.维生素

足量的维生素 C 可提高靶细胞受体对胰岛素的敏感性,有助于血糖的氧化代谢,改善糖尿病的代谢紊乱。糖尿病人由于代谢紊乱,脂肪氧化增多,维生素 B_1、维生素 B_2、烟酸的消耗增加,维生素 A 对视觉的影响可延缓糖尿病人的眼部损伤。

(四)糖尿病的膳食营养防治原则

饮食治疗在糖尿病综合治疗中占有重要地位。任何类型的糖尿病,不管病情有无"并发症",是否采用口服药物或胰岛素治疗,都应长期坚持严格的饮食。

二维码 3-4 糖友,吃饱了吗?(下)

1.合理控制能量摄入,调节营养素供能比例

糖尿病的饮食治疗首要措施就是控制每日总能量,总能量应以维持或略低于理想体重为宜,总能量摄入过多,造成肥胖,增加糖尿病的发生和发展风险。体重是检验总能量摄入量是否进行合理控制的简便有效指标,建议每周称 1 次体重,并根据体重不断调整食物摄入量和运动量。

糖尿病病人注意控制碳水化合物、蛋白质和脂肪三大能量营养素的比例,分别应占总能量的 50%～60%、10%～15% 和 20%～30%。保证充足的蛋白质摄入量,成年患者推荐 0.8～1.0 g/(kg·d)为宜。但为了避免引发糖尿病肾病,蛋白质供能不应大于 20%。若有糖尿病肾病,蛋白质摄入量应降至 0.6～0.7 g/(kg·d)。处于生长发育阶段的儿童患者可按每日 2～3 g/kg 计算,或按蛋白质摄入量占总热量的 20% 计算。脂类中限制饱和脂肪酸的摄入量,使其不应超过总能量的 7%,适当提高多不饱和脂肪酸的摄入量,但不宜超过总能量的 10%。限制胆固醇的摄入量,每天不超过 300 mg,血胆固醇高者不超过 200 mg。选用植物油,每日用量 20 g 左右。

2.多选用低 GI 食物,适量增加膳食纤维的摄入量

糖尿病人的碳水化合物摄入量虽然未予严格限制,但对碳水化合物的来源要求很高,因为不同的碳水化合物对血糖的影响不同。建议多选用低低 GI 食物,适当选用中低 GI 食物,少食用高低 GI 食物,同时也要考虑食物摄入量的问题,控制所摄入食物的血糖负荷在 20 以内,病情较重者所摄入食物的血糖负荷尽量控制在 10 以内或接近 10。

（1）主食粗细搭配　粗杂粮比精细米面含有更丰富的膳食纤维、矿物质和维生素。因此，主食避免全部精细米面，建议粗细搭配，粗杂粮占主食的 1/3，如玉米、荞麦、燕麦、莜麦、甘薯、小米等，但不宜长期全部粗粮。粗杂粮中不溶性膳食纤维含量丰富，过多摄入影响胃动力，容易引起反酸、消化不良等现象。

（2）适量增加富含膳食纤维的食物　膳食纤维的存在会延缓食物中碳水化合物在肠道中的吸收，因而有利于防止餐后血糖上升太快以促进餐后血糖的平衡。富含膳食纤维的食物主要包括粗杂粮、蔬菜和水果。

（3）严格限制小分子糖类摄入　蔗糖、麦芽糖、葡萄糖、乳糖等小分子糖摄入体内后很容易被消化吸收，对血糖影响较大，应严格限制其摄入量。水果中含有较多的小分子糖，血糖控制不理想的糖尿病患者不建议食用；对于血糖控制稳定的糖尿病患者，可于两餐间少量食用，食用时也尽量避免选择高升糖指数水果。

（4）食用根茎类、鲜豆等含淀粉较多的蔬菜，如马铃薯、藕等，要适量减少部分主食。

3. 保证丰富的矿物质和维生素

糖尿病患者在日常膳食中，应多选用新鲜的果蔬补充维生素和矿物质，摄入水果较多时要减少部分主食。糖尿病人饮食要清淡，以减少钠的摄入。

4. 定时定量进餐，或少食多餐

定时定量进餐，或少食多餐，对糖尿病病人来说是一种很好的饮食习惯，可使血糖维持在基本正常水平，既不高也不至于太低。同时要求三餐食谱内容搭配均匀，每餐都有糖、脂肪和蛋白质的食物，这种配餐方法有利于减缓葡萄糖的肠道吸收，增加胰岛素的释放，符合营养配餐的原则。

5. 良好的生活习惯

禁烟酒，合理选择食物烹调方法，忌煎炸和熏烤食物。

（五）糖尿病食疗

1. 清蒸茶鲫鱼

原料：鲫鱼 500 g，绿茶适量。

制法：将鲫鱼去鳃、内脏，洗净，腹内装满绿茶，放盘中，上蒸锅清蒸，熟透即可。

食用方法：每日食 1 次，淡食鱼肉。

功效：补虚，止烦消渴，适用于糖尿病口渴，多饮不止以及热病伤阴。

2. 麦冬葛根粥

原料：麦冬 10 g，葛根粉 30 g，苦瓜 50 g，荞麦 50 g，燕麦 50 g，小米 50 g。

制法：将所有原料煮成粥。

食用方法：当主食吃。

功效：清热解毒。适用于口干烦热、便干尿黄等阴虚火旺症。

3. 土茯苓猪骨汤

原料：猪脊骨 500 g，土茯苓 50～100 g。

制法：将猪脊骨加适量水熬成 3 碗，去骨及浮油，入土茯苓，再煎至 2 碗即成，分 2 次服完。

食用方法：每日食 1 次。

功效：健脾气，利水湿，补阴益髓。

4.菠菜根粥

原料:鲜菠菜根 250 g,鸡内金 10 g,大米适量。

制法:将菠菜根洗净,切碎,与鸡内金加水适量煎煮半小时,再加入淘净的大米,煮烂成粥。

食用方法:顿服,每日 1 次。

功效:利五脏,止渴润肠。

5.山药炖猪肚

原料:猪肚、山药各适量。

制法:先将猪肚煮熟,再入山药同炖至烂,稍加盐调味。

食用方法:空腹食用,每日 1 次。

功效:滋养肺肾,适用于消渴多尿。

四、营养与高尿酸血症

高尿酸血症(hyperuricemia)是由嘌呤代谢障碍引起的代谢性疾病。人体尿酸约 80% 为内源性尿酸,是体内谷氨酸在肝内合成,或由核蛋白不断更新分解而来;约 20% 为外源性尿酸,是摄入高嘌呤食物所致。由于嘌呤合成代谢或尿酸生成增加或尿酸排泄减少,导致血液中尿酸含量不断升高,超过一定浓度后,便称为高尿酸血症。

痛风(gout)是由单钠尿酸盐沉积所致的晶体相关性关节病,与嘌呤代谢紊乱和(或)尿酸排泄减少所致的高尿酸血症直接相关,属代谢性疾病范畴。临床主要特点为无症状的高尿酸血症、反复发作的急性关节炎及某些慢性症,如痛风结石、关节强直或畸形、肾实质损害、尿路结石及高尿酸血症等,也常伴发代谢综合征的其他表现,如腹型肥胖、血脂异常、2 型糖尿病及心血管疾病等。

研究发现,5%～12% 的高尿酸血症患者最终会发展成为痛风。2000—2019 年痛风流行病学调查结果显示,目前我国高尿酸血症的总体患病率为 13.3%,通风为 1.1%,且呈现上升趋势,已成为继糖尿病之后又一常见代谢性疾病。

二维码 3-5　痛风不痛

(一)诊断标准

1.高尿酸血症

在通常饮食状态下,2 次采集非同日的空腹血,以尿酸酶法测定血尿酸值,男性高于 420 μmol/L 者、女性高于 360 μmol/L 者,即可诊断为高尿酸血症。

2.痛风(2015 年 ACR/EULAR 痛风分类标准)

(1)亚临床痛风　无症状高尿酸血症患者,关节超声、双能 CT 或 X 线发现尿酸钠晶体沉积和(或)痛风性骨侵蚀。

(2)难治性痛风　指具备以下 3 条中至少 1 条:

①单用或联用常规降尿酸药物足量、足疗程,血尿酸仍≥360 μmol/L;

②接受规范化治疗,痛风仍发作≥2 次/年;

③存在多发性和(或)进展性痛风石。

(二)高尿酸血症的危害

高尿酸血症除了引起痛风发作,造成急性关节炎、痛风石、慢性关节炎以及肾脏、输尿管结石等外,还与其他慢性病和代谢性疾病有关。多数研究表明,代谢综合征的发生与血尿酸水平呈正相关;高尿酸血症与高血压的发生、发展密切相关,是原发性高血压病的危险因素和预测因子;长期高血尿酸水平可破坏胰腺β细胞的功能而诱发糖尿病;高尿酸血症是心血管疾病的独立危险因素,会促进脑卒中、动脉粥样硬化的形成和发展,促使血液黏稠度增高、血浆中抗氧化物质水平降低,激活血小板启动凝血级联反应等;高尿酸血症与原发性肾小球疾病、继发性肾脏病变如糖尿病肾病、急性肾损伤、慢性肾脏病等密切相关。

(三)影响高尿酸血症的营养因素

1.能量营养素

高尿酸血症的发生与体重呈正相关,能量营养素摄入过多导致的肥胖是高尿酸血症的发病因素之一。

高蛋白的饮食可导致内源性嘌呤合成增加,过量摄入脂肪会影响肝脏、肾脏排泄尿酸,碳水化合物摄入会增加尿酸的排泄,这些都会增加高尿酸血症发生的危险。

2.水

充足的水分摄入可增加尿酸的溶解,有利于尿酸排出,预防尿酸性肾结石,延缓肾脏进行性损害。

3.酒精

酒精可抑制糖异生,使乳酸和酮体浓度升高,乳酸和酮体可抑制肾小管分泌尿酸,使肾排泄尿酸降低。酗酒与饥饿,常是痛风急性发作的诱因。

另外,啤酒中还含有大量嘌呤,可使血尿酸浓度增高。

(四)高尿酸血症与痛风的膳食营养防治

对于高尿酸血症和痛风人群,饮食的目的不仅是为了满足人体能量和营养素的需求,同时要求尽可能减少外源性嘌呤摄入,减轻血尿酸负荷,降低痛风发生的风险或减少痛风急性发作的次数;延缓相关并发症的发生与发展,以达到预防及配合治疗相关疾病的目的。

1.高尿酸血症或痛风发作缓解期

(1)限制总能量,保持适宜体重　流行病学和临床研究发现,肥胖是高血脂症、高血压、糖尿病、高尿酸血症及痛风的共同发病因素之一。对于体重适宜的人群,继续维持现有体重,食物摄入量不变;对于体重超重或肥胖的人群,参考肥胖人群饮食原则,适当减少总能量摄入量,以逐渐减轻体重到正常水平,切忌减重过快。减重过快会促进脂肪加速分解,易诱发痛风症急性发作。

(2)膳食结构合理　蛋白质不宜摄入过多,高蛋白食物可过量提供氨基酸,使嘌呤合成增加,尿酸生成也多,可能诱发痛风发作。脂肪可减少尿酸正常排泄,不宜摄入过多,每日脂肪包括食物中的脂肪以及烹调油控制在50 g以内。碳水化合物可防止酮体产生。所以,在总能量限制的前提下,蛋白质、碳水化合物、脂肪的供能比始终维持在正常范围内即可。

(3)选择低、中嘌呤食物,尽量减少高嘌呤食物　一般人膳食摄入嘌呤为600～1 000 mg/d,中、低嘌呤食物一般正常饮食,每日不超过500 g。高嘌呤食物一日不超过两种,每种不超过100 g。痛风症急性发作期,每日膳食嘌呤摄入量应控制在150 mg/d以内,在缓解期饮食要求的基础上,做到不吃高嘌呤食物,且将中嘌呤食物控制在300 g/d以下。食物中嘌呤含量分类见表3-7。

表 3-7 食物中嘌呤含量分类

嘌呤含量分类	食物品种
第一类:低嘌呤含量食物(100 g 含量＜50 mg)	(1)谷薯类:精白米、富强粉、糯米、玉米、荞麦、精白面包、馒头、面条、通心粉、苏打饼干、马铃薯、芋头、麦片 (2)蔬菜类:卷心菜、白菜、荠菜、胡萝卜、芹菜、黄瓜、茄子、甘蓝、莴苣、刀豆、南瓜、西葫芦、番茄、萝卜、苦瓜、豆芽菜、韭菜、山芋、马铃薯、泡菜、青椒、洋葱、荸荠、丝瓜 (3)各种蛋类 (4)乳类:各种鲜奶、炼乳、奶酪、酸奶、麦乳精 (5)各种水果、果干、果酱,糖果 (6)饮料:汽水、茶、巧克力、咖啡、可可 (7)各类油脂
第二类:中嘌呤含量食物(100 g 含量 50～150 mg)	(1)谷类:米糠、麦麸、麦胚、粗粮 (2)豆类及硬果:绿豆、红豆、花豆、菜豆、豆腐干、豆腐、豆浆、青豆、黑豆、四季豆、鲜豌豆、花生、腰果 (3)蔬菜类:鲜蘑、芦笋、海带、菠菜 (4)禽畜类:猪肉、牛肉、小牛肉、羊肉、鸡肉、兔肉、鸭、鹅、鸽、火鸡、火腿、牛舌 (5)水产类:鳝鱼、鳗鱼、鲤鱼、草鱼、黄花鱼、鳕鱼、鲑鱼、黑鲳鱼、大比目鱼、鱼丸、虾、龙虾、乌贼、螃蟹
第三类:高嘌呤含量食物(100 g 含量 150～1 000 mg)	(1)动物内脏:鸭肝、鹅肝、鸡肝、羊肝、猪肝、牛肝、鸡胸肉、牛肾、猪小肠、脑、胰脏 (2)水产类:白带鱼、白鲇鱼、沙丁鱼、凤尾鱼、鲢鱼、鲱鱼、鲭鱼、小鱼干、牡蛎、蛤蜊、扇贝、基围虾 (3)植物类:紫菜(干)、黄豆、绿豆、榛蘑(干)、猴头菇(干)、黑木耳(干) (4)其他:浓肉汁、浓鸡汤及肉汤、火锅汤、酵母粉

(4)液体摄入量充足 多喝水,选用含水分多的水果和食物。充足的液体摄入量利于尿酸盐溶解,促进尿酸的排出,预防尿酸肾结石,延缓肾脏进行性损害。每日饮水应 2 000 mL 以上,最好能达到 3 000 mL。为了防止夜尿浓缩,夜间也应补充水分。饮料以白开水、淡茶水、矿泉水、鲜果汁、菜汁、豆浆等为宜。

(5)禁酒 乙醇可抑制糖异生,尤其是空腹饮酒,使乳酸和酮体浓度升高,乳酸和酮体可抑制肾小管分泌尿酸,使肾脏排泄尿酸降低。酗酒如与饥饿同时存在,常是痛风急性发作的诱因。饮酒过多,产生大量乙酰辅酶 A,使脂肪酸合成增加,使甘油三酯进一步升高。啤酒本身含有大量嘌呤,可使血尿酸浓度增高。

(6)低钠饮食 痛风症易合并高血压和高血脂等疾病,应限制钠盐,通常为 2～5 g/d。

(7)建立规律的饮食生活习惯

①不暴饮暴食,或一餐中进食大量肉类,此习惯常是痛风急性发作的诱因;

②定时定量,也可少食多餐;

③选择科学的烹调方法,如炒、煮、蒸、炝、拌等烹制方法。涮要弃汤,因嘌呤易溶于水,开水余,可以使部分嘌呤溶于水,降低了食物中嘌呤的含量,同时荤汤尽量不吃或少吃;

④规律作息、勿熬夜。

2.痛风症急性发作期

在缓解期饮食要求的基础上,需要做到:

(1)不吃高嘌呤食物;

(2)中嘌呤食物控制在 300 g 以下。

(五)高尿酸血症与痛风的食疗

1.防风薏米粥

原料:防风 10 g,薏苡仁 10 g。

制法:原料混合煮粥。

功效:清热除痹,适用于湿热痹阻型痛风。

2.桃仁粥

原料:桃仁 15 g,粳米 160 g。

制法:原料混合煮粥。

功效:活血祛瘀,通络止痛,适用于瘀血痰浊痹阻型痛风。

3.山药薤白粥

原料:生淮山药 100 g,薤白 10 g,粳米 50 g,清半夏 30 g,黄芪 30 g,白糖适量。

制法:原料混合煮粥。

功效:益气通阳,化痰除痹,适用于脾虚不运,痰浊内生而导致的气虚痰阻之痛风证。

项目 2　营养与心血管疾病

项目目标

知识目标

掌握高血压、冠心病的膳食营养防治原则;

熟悉营养因素对高血压、冠心病的影响;

了解高血压、冠心病概念、标准及危害。

能力目标

能够对高血压、冠心病患者进行膳食分析与指导。

心血管疾病,又称为循环系统疾病,是一系列涉及循环系统(包括心脏、血管)的疾病,可以细分为急性和慢性,一般都与动脉硬化有关。心血管疾病症状很多,但最常见为高血压、冠心病。

一、营养与高血压

高血压是一种世界性最常见的心血管疾病,是当今人类死亡的第二号杀手。高血压是以动脉血压增高为主的全身慢性疾病。长期高血压极易导致心、脑、肾等重要脏器产生严重的危及生命甚至招致残疾的并发症,如冠心病、脑卒中等。

我国采用 WHO 建议的高血压标准(表 3-8),即在未服用高血压药情况下,收缩压高于 140 mmHg 和(或)舒张压高于 90 mmHg 时为高血压。

表 3-8 血压水平的分类（WHO）1999 年

类别	收缩压/mmHg	舒张压/mmHg
理想血压	<120	<80
正常血压	<130	<85
正常高值	130～139	85～89
1 级高血压（轻度）	140～159	90～99
2 级高血压（中度）	160～179	100～109
3 级高血压（重度）	≥180	≥110
单纯收缩期高血压	≥140	<90

高血压可分为原发性和继发性高血压。原发性高血压占所有高血压患者的 90% 以上。虽然原发性高血压的病因至今尚未十分明确，但可能与肥胖、饮酒及食物中含盐量高等因素有关。

(一)影响高血压的营养因素

1.碳水化合物

在动物试验中发现简单碳水化合物（葡萄糖、蔗糖和果糖）可升高血压。而研究证明膳食纤维与血压呈负相关，尤其可溶性膳食纤维可能由于影响肠道功能而间接影响胰岛素代谢，从而起到降低血压的作用。

2.脂类

增加多不饱和脂肪酸的摄入和减少饱和脂肪酸的摄入都有利于降低血压。临床研究发现，每天摄入鱼油 4.8 g 可降低血压 3.0～1.5 mmHg。

3.蛋白质

动物流行病学试验和研究显示，膳食蛋白质与血压呈负相关。膳食中某些氨基酸如色氨酸和酪氨酸可引起血压降低；牛磺酸对原发性高血压大鼠和高血压患者均有降压作用；精氨酸、酪氨酸、色氨酸、蛋氨酸和谷氨酸是影响神经介质和血压的激素因子。

4.矿物质

钠和食盐的摄入与高血压呈显著正相关。钾摄入量的增加可防止高血压的发生或减轻高血压的严重程度，对高盐引起的高血压患者补充膳食钾，降血压效果更为明显。这可能与钾促进尿钠的排出、抑制肾素释放、舒张血管有关。一般认为低镁与血压升高有关。摄入含镁高的膳食可降低血压，可能与其降低血管紧张性和收缩性的作用有关。膳食中钙摄入不足可使血压升高，一般认为膳食中每天钙的摄入少于 600 mg 就有可能导致血压升高，而膳食中增加钙可引起血压降低，有利于尿钠的排出。

5.酒精

研究显示，每天少量饮酒者的血压比绝对禁酒者还要低，但每天饮酒超过 42 g（酒精）以上的血压则显著升高。故少量的酒精具有舒张血管的作用，大量酒精具有收缩血管作用。

(二)高血压的膳食营养防治原则

1.控制总能量摄入

控制热量摄入，保持标准体重。控制体重可使高血压的发生率降低 28%～40%。控制能量摄入 25～30 kcal/kg 标准体重。同时,在限制热能的范围内,保证营养合理均衡。

2.限制膳食中的食盐摄入

轻度高血压人群食盐摄入 3～5 g/d,中度高血压人群食盐摄入 2～3 g/d,重度高血压采用无盐饮食。

3.减少膳食脂肪

控制膳食中脂肪的摄入占总能量的 25% 以下,每天的烹饪用油控制在 20～30 g。推荐优先选择植物油,避免使用动物油,少吃或不吃油炸和富含油脂的食物以及含反式脂肪酸的食物。

4.补充适量的蛋白质

蛋白质代谢产生的有害物质可引起血压波动,故蛋白质的摄入要适量。选择生物价值高的优质蛋白质。如可选用含脂肪量低的白肉、豆制品等。

5.注意补充钾和钙

多食用含钾和钙丰富的食物。奶和奶制品含钙丰富,吸收率高,且是低钠食物,对降低血压有较好的作用。

6.充足的维生素、矿物质和膳食纤维

蔬菜、水果含有丰富的维生素、矿物质和膳食纤维。多吃蔬菜和水果,可以保持较低的血压,有助于高血压病的防治。特别是蔬果中的维生素 C 可使胆固醇氧化为胆酸排出体外,从而改善心脏功能和血液循环。

7.限制饮酒

过量酒精会增加患高血压的风险,且酒精对降压药物有抗性,故提倡高血压患者戒酒。如饮酒,建议每天 2 杯(约含酒精 28 g)或以下。

二维码 3-6　防治
高血压怎么吃(PPT)

(三)高血压患者的膳食指导

1.谷类和薯类

膳食中增加全谷类和薯类食物的摄入,粗细搭配。视体力活动的不同,每日谷类和薯类的摄入量不同,轻、中体力活动的高血压患者,推荐每日摄入谷类 150～400 g,其中 1/3～1/2 为粗杂粮。少食用或不食用加入钠盐的谷类制品。

2.动物性食物

选择鱼、虾、禽、蛋和瘦肉类食品,每日摄入鱼虾类、禽肉、蛋类、畜肉类各 25～50 g。少食用或不食用高钠盐、高脂肪、高胆固醇的动物性食品。优先选择脱脂或低脂牛奶、酸奶。

3.豆制品

每日适量食用豆制品,如豆腐、豆浆等。少吃或不食用含盐的豆制品。

4.常吃新鲜水果、蔬菜

每日蔬菜摄入量为 500 g,至少 3 个品种,最好 5 个品种,且必须包含深色蔬菜和叶菜。推荐食用含钾丰富的蔬菜,如菠菜、莴苣叶、空心菜等。水果每天至少摄入 200 g,最好 2 个品种以上。有利于高血压患者自疗的蔬果食物有豆类、胡萝卜、芹菜、海带、紫菜、冬瓜、丝瓜、食用菌、花生、葵花籽、芝麻、核桃、香蕉、柚子、苹果等。

5.坚果

可适量食用坚果,每周 50 g。

6.饮食清淡

高血压患者清淡饮食,有利于降低血压。烹饪中应控制盐的添加。烹饪方式宜采用蒸、煮、炖等,烹饪油推荐使用富含多不饱和脂肪酸的橄榄油、菜籽油、茶籽油等,每天的烹调用油控制在 20~30 g。

7.无盐饮食

对于高血压患者,特别是严重的高血压患者,仅降低盐类摄入量是不够的,应从饮食中把盐类完全除去。所以,选择食物时须仔细阅读食品包装说明,避免含有"盐""苏打""钠"或带有"NA"标志的食品。

8.饮品

高血压患者不宜饮酒,尽量戒酒,必要时完全戒酒。不宜饮用含糖饮料和碳酸饮料,可适量饮用白开水、茶水、矿泉水、低糖或无糖的水果汁和蔬菜汁,保证摄入充足的水分。

(四)高血压人群的食疗

1.肉丝炒芹菜

原料:芹菜 50 g、猪瘦肉 50 g、高汤适量、植物油 15 g、酱油 14 g、淀粉 5 g、料酒、葱、姜适量。

做法:肉洗净切丝,芹菜洗净切段,葱、姜切好。把肉丝和姜、葱与淀粉拌匀,芹菜用开水焯一下。锅内放少许植物油,下姜葱,炒香时下肉丝,炒至变色,下酱油、料酒,翻炒至熟,下芹菜、盐等调料后出锅。

功效:芹菜中含甘露醇、有机酸等物质,有利尿、降压、镇静作用,应常吃,可降低血压。

2.鲫鱼豆腐

原料:鲫鱼 250 g、豆腐 400 g、韭菜 50 g、植物油 20 g、葱 10 g、姜 10 g、味精 5 g、蒜 20 g、料酒 10 g、盐 3 g。

做法:干净鲫鱼双面每隔 2 cm 斜片一刀至骨;豆腐切成中方块,放沸水中稍煮捞出净水;葱、姜切末,蒜切片,韭菜切 3 cm 段。锅内放油,将鲫鱼两面煎黄,铲出备用,下葱、姜、蒜炝锅,随即下清水、料酒,放入鱼、豆腐、盐,旺火烧开转小火炖半小时,待汤汁较浓后撒上味精及韭菜段,出锅即可食用。

功效:鲫鱼利水消肿,豆腐益气,是高血压患者的极好菜肴。

3.银耳羹

原料:银耳 5 g、鸡蛋 1 个、冰糖 60 g、猪油适量。

做法:将银耳温水浸泡,待其发透后,洗净分成片状。锅内加水适量,熬至银耳熟烂为止,放入冰糖。将鸡蛋打破取蛋清,兑入清水少许,搅匀后倒入锅中搅拌,待烧沸后,撇去浮沫。起锅时,加少许猪油即成。

功效:银耳滋阴润肺,生津养胃,清热止咳,益心健脑,补肾强精。适用于阴虚型高血压。

二、营养与冠心病

冠心病的全称是冠状动脉粥样硬化性心脏病。它是由于心脏的冠状动脉发生粥样硬化,造成动脉管腔狭窄或阻塞,导致心肌缺血缺氧而引起的心脏病。冠心病对健康和生命的威胁很大,突然发病有可能使人因心脏骤停而猝死。冠状动脉的粥样硬化与体内脂质代谢失常有关,饮食是影响脂质的一个重要方面。

(一)影响冠心病的营养因素

1. 脂类

流行病学调查表明,膳食脂肪摄入总量与动脉粥样硬化发病和死亡率有很密切的关系,膳食脂肪总量是影响血液中总胆固醇的含量的主要因素。脂肪的摄入应控制在总能量的30%以下。

(1)饱和脂肪酸　膳食中含12～16个碳原子的饱和脂肪的摄入量与动脉粥样硬化的发病率呈正相关。中国营养学会推荐SFA摄入应低于总能量的10%。

(2)单不饱和脂肪酸(MUFA)　单不饱和脂肪酸可降低血清总胆固醇、甘油三酯和低密度脂蛋白胆固醇,但不会降低高密度脂蛋白胆固醇。

(3)多不饱和脂肪酸(PUFA)。多不饱和脂肪酸可降低血清总胆固醇、低密度脂蛋白胆固醇,并不会升高甘油三酯。摄入比例平衡的 n-3 和 n-6 系列的多不饱和脂肪酸非常重要,二者应分别占总能量的 1%～2%、5%～8%。

(4)反式脂肪酸　反式脂肪酸通常是由植物油氢化后产生的,如人造黄油。反式脂肪酸摄入后可使低密度脂蛋白胆固醇升高,高密度脂蛋白降低,明显增加心血管疾病的危险性。经常摄入人造黄油的妇女,日后患心肌梗死的危险性较高。

(5)磷脂　磷脂有利于胆固醇的溶解和排泄,有降血脂和防止动脉硬化的作用,大豆卵磷脂降低血脂作用尤其明显。

2. 碳水化合物

碳水化合物的摄入量和种类与冠心病发病率密切相关。当糖类摄入过多时,容易使血液中甘油三酯增高。另外,糖类过多可致肥胖,而肥胖是高脂血症易发因素。因此,容易发病的中老年人平时一定要注意减少碳水化合物的摄入。但膳食纤维能够降低胆固醇和胆酸的吸收,并促进其从粪便中排出,改变肝脏脂蛋白和胆固醇的代谢,具有降低血脂的作用。因此,膳食纤维摄入量与冠心病的发病率和死亡率呈显著负相关。

3. 蛋白质

有动物试验证明,动物性蛋白质升高血胆固醇的作用比植物蛋白质明显。人群流行病学调查结果也发现食用动物性蛋白质高的地区,冠心病的发病率较食用动物性蛋白质低的地区显著增加。因为植物蛋白,尤其是大豆蛋白既含有丰富的氨基酸,又有较高的植物固醇,其有利于胆酸排出,减少胆固醇合成和预防动脉粥样硬化。

4. 矿物质

无机盐对高脂血症及冠心病的发生有一定影响,包括抑制和促进作用。如钙、镁、铜、铁、铬、钾、碘对心血管疾病有抑制作用,缺乏时可使心脏功能和心肌代谢异常。补充铬可提高DHL浓度,降低血清胆固醇的含量,对心血管疾病有一定的促进作用。

5. 抗氧化营养成分

体内和体外的试验表明,维生素 E、维生素 C、β-胡萝卜素有抗氧化和清除自由基的作用,可以减缓动脉粥样硬化形成。硒是谷胱甘肽过氧化物酶的重要组成成分,通过谷胱甘肽过氧化物酶发挥抗氧化作用,与维生素 E 在抗脂质氧化中起协同作用,可保护心血管和心肌健康,降低心血管疾病的发生率。

6.酒精

大量饮酒可引起高甘油三酯血症。酒精可增加血中游离脂肪酸含量,促进肝脏合成更多的内源性甘油三酯和低密度脂蛋白,增加了发生冠心病的风险。

(二)冠心病人群的膳食营养原则

1.控制总能量,保持理想体重。

能量摄入过多会导致肥胖,而肥胖是动脉粥样硬化的主要危险因素。所以,应通过限制食物中热能的摄入和增加能量消耗,使体重控制在理想范围内。

2.控制脂肪和胆固醇的摄入

通常,每天的脂肪摄入量应占总热量的 30% 以下。应适当增加不饱和脂肪酸的供给,减少饱和脂肪酸的摄入。食物中胆固醇每天应控制在 300 mg 以下,治疗饮食每天不超过 200 mg。禁用含胆固醇高的食物。河鱼和海鱼,如青鱼、草鱼、鲤鱼、黄鱼、鲳鱼、带鱼等,含胆固醇都较低,可经常食用。

3.多摄入植物蛋白

植物蛋白中的大豆蛋白有很好的降低血脂的作用,应提高大豆及其制品的摄入。

4.多摄食膳食纤维,少吃甜食

多摄食富含膳食纤维的食物,如蔬果、杂粮等。限制单糖、双糖的摄入,少食甜食和含糖饮料,保持碳水化合物的摄入占总能量的 60% 左右。

5.多摄食矿物质、维生素和抗氧化物丰富的食物

多食用新鲜绿叶蔬菜,特别是深色蔬菜,这些食物都富含胡萝卜素和维生素 C。水果含维生素 C 丰富,并含有大量果胶。山楂富含维生素 C 和胡萝卜,具有显著的扩张冠状动脉和镇静的作用。海带、紫菜、发菜、黑木耳等富含蛋氨酸、钾、钙、碘,均有利于冠心病的预防和治疗。

6.饮食清淡,少盐和少饮酒

高血压是动脉粥样硬化的重要危险因素,所以,宜饮食清淡,少盐和少饮酒预防高血压,从而预防冠心病。

(三)冠心病人群的膳食指导

1.食用复合碳水化合物

膳食中多选用复合碳水化合物,多吃粗粮和薯类,少吃单糖、蔗糖和甜食。

2.多吃新鲜蔬果和坚果

新鲜蔬果和坚果中含有大量的植物化学物质、维生素、矿物质、膳食纤维等,有助于降低冠心病、脑卒中的风险。

3.适量吃富含优质蛋白、少脂肪食品

在适量摄入优质蛋白的基础上,增加豆类及其制品,常吃奶类及富含不饱和脂肪酸的深海鱼类。每周摄食 1～2 次深海鱼类食品,可使冠心病引起的死亡率降低约 50%。

4.多吃抗氧化食品

除新鲜的蔬果和坚果外,绿茶、花茶等也是我国居民膳食中抗氧化物质的来源。如绿茶,含有类黄酮、多酚类、绿原酸等物质,有降低胆固醇、抑制血小板凝集、清除自由基等作用。

(四)冠心病人群的食物选择

山楂:山楂具有降低血清胆固醇和降压的作用,还有促进气管纤毛运动、排痰平喘的功效。

藻类:海带、紫菜、海蜇、石花菜等,均含有丰富的矿物质和多种维生素,具有降压作用。

胡萝卜:胡萝卜含有丰富的胡萝卜素和多种营养,可增加冠状动脉血流量,降低血脂,促进肾上腺素分泌,具有降血压、强心等功效。

大豆和花生:大豆及豆制品含有皂草碱类纤维素,具有减少体内胆固醇的作用。花生含有多种氨基酸和不饱和脂肪酸,经常食用,可防止冠状动脉硬化。

洋葱:洋葱能够扩张血管,降低外周血管和心脏冠状动脉的阻力。

生姜:生姜中含有姜油,姜油中的有效成分能够阻止胆固醇的吸收,并增加胆固醇的排泄。另外,生姜中的姜醇、姜烯可促进血液循环。

玉米:玉米具有抗血管硬化的作用,脂肪中亚油酸含量高达 60% 以上,还有卵磷脂和维生素 E 等,具有降低血清胆固醇,防治高血压、动脉硬化,防止脑细胞衰退的作用,有助于血管舒张,并维持心脏的正常功能。

荞麦:荞麦中含有芦丁、叶绿素、苦味素、荞麦碱以及黄酮物质。芦丁具有降血脂、降血压的作用,黄酮类物质可以加强和调节心肌功能,增加冠状动脉的血流量,防止心律失常。

(五)冠心病人群的食疗

1.石斛余圆汤

原料:鲜铁皮石斛条 30 g,虫草花 30 g,瘦肉末 500 g,小青菜 250 g,香菜 20 g,葱姜、盐、生粉、胡椒、味精适量。

制作方法:将鲜铁皮石斛条打成泥状,香菜剁碎,小青菜洗好备用;先将瘦肉末放入精盐充分搅拌上劲,再依次放入石斛泥、香菜末、适量生粉搅拌,让各种原料充分融合;待锅里面水烧开后,放入虫草花,关小火将调好的肉末做成圆子逐一放到锅里面,再放入青菜,最后调味,起锅。

功效:具有益胃润肺、养阴生津、养心明目之功效。

2.山楂玉米面粥

原料:山楂 5 个,蜂蜜 1 勺,玉米面粥 1 碗。

制作方法:山楂清洗去核切碎,拌入蜂蜜备用;在玉米面粥煮好时将山楂放入玉米面粥中,搅匀出锅即可。

功效:降低血压和胆固醇,软化血管,增强心脏功能。

3.金玉羹

原料:栗子 50 g,山药 100 g,羊肉 150 g。

做法:山药切片,栗子稍微捣一捣,羊肉切片,一起用砂锅炖 2 h。栗子是金色的,山药是白色的,看到锅里的这两样就像金和玉,所以叫金玉羹。

功效:栗子是补脾的,山药也是补脾的,羊肉是补心阳的,营养丰富,可提升免疫力。

4.山药粥

原料:大米 50 g,山药 30 g,芡实 10 g,薏苡仁 15 g。

做法:山药切片与大米、芡实、薏苡仁一起用高压锅炖 1 h。

功效:补心脾、润肺、强肾、软化血管。

5.茯苓山药水晶饼

原料:山药、茯苓、水晶糯米粉和麦芽糖各 50 g。

做法:取山药、茯苓、水晶糯米粉和麦芽糖各 50 g,加水调匀做成糕,上笼蒸熟。

功效:利水渗湿、健脾和胃、宁心安神。

6.枣栗粥

原料:大枣 5 枚,栗子 100 g,茯苓 10 g,大米 100 g,冰糖 30 g。

做法:将大枣、栗子、茯苓和大米共煮做粥,加冰糖,日服两次。

功效:补益脾肾,生血降脂,还用于治疗脾肾虚所致的泄泻和脾肾阳虚所致的五更泻。

【知识拓展】

DASH 膳食模式

DASH(dietary approach to stop hypertension)饮食,是一种为预防高血压而设计的长期健康饮食方式,中文音译为得舒饮食。原本是由美国国立卫生研究院、美国心脏、肺、血液研究所(NHLBI)为降低患者血压而推出的一种饮食法。2018 年,连续第 9 年被评为最佳综合饮食方式。与 DASH 饮食并列第一的还有历史悠久的地中海饮食模式。

其饮食原则为:每天吃足量的蔬菜、水果和全谷物;每天吃适量的脱脂或低脂奶制品;每天吃适量的瘦肉、鱼类和干果;限制钠、甜品、含糖饮料和红肉的摄入。

它建议人们减少饮食中钠的摄入量,并且吃多种富含钾、钙、镁等帮助降血压的食物。如果坚持 DASH 饮食,可以在短时间内达到降血压的效果。除此之外,DASH 饮食同样也符合预防骨质疏松、癌症、心脏病、中风和糖尿病的饮食推荐原则。综合来看,它获得最佳综合饮食方式的评价当之无愧。

项目 3　营养与肿瘤

项目目标

知识目标

掌握肿瘤饮食预防原则;

熟悉影响肿瘤的营养因素;

了解肿瘤的概念及类型。

能力目标

能够对肿瘤患者进行膳食指导。

肿瘤是指在多种内在和外在的致癌因素的作用下,人体内一些组织细胞出现异常增生而形成的新生物。肿瘤可发生于任何年龄、任何器官和任何组织。根据肿瘤对健康的危害和对生命的威胁程度,将其分为良性肿瘤和恶性肿瘤。恶性肿瘤,也称癌症,发病率及死亡率呈逐年上升趋势,已成为继心脑血管病之后,影响中国人寿命的第二大杀手。2019 年 7 月 9 日,我国出台了《健康中国行动(2019—2030 年)》,针对癌症预防、早期筛查及早诊早治、规范化治疗、康复和膳食指导等方面,给出指导性建议。

世界卫生组织指出,1/3 以上甚至 1/2 以上的癌症是可以预防的。预防的措施包括控烟、养成健康的饮食习惯、提高体力活动水平、减少环境污染等。

一、与肿瘤相关的营养因素

（一）能量

动物试验表明，限制 20％进食的动物比自由进食的动物自发性恶性肿瘤的发病率低且发生肿瘤的潜伏期延长；不限制摄入热量但动物运动以促进总能量的消耗，也可以抑制化学致癌物对试验动物的致癌作用。更多的统计资料表明，体重超重者比正常体重者更易患癌症。

（二）脂类

大量的流行病学资料表明，高脂肪膳食能显著地增加结肠癌、直肠癌、乳腺癌、肺癌、膀胱癌等恶性肿瘤的发病率。有流行病学研究也发现膳食胆固醇可增加患肺癌和膀胱癌的危险性。国外进行的病例-对照膳食调查发现，在调整总热量、饮酒量和吸烟后，膳食胆固醇可显著增加胰腺癌的危险性。此外，膳食脂肪的种类也与恶性肿瘤的发生有关系，EPA、DHA 的适量食用对肿瘤的恶化有明显的抑制作用。

（三）蛋白质

流行病学调查和动物试验结果表明，蛋白质的摄入过低或过高，均会促进肿瘤的生长。如蛋白质摄入过低，易引起食管癌和胃癌；蛋白质的摄入过高，易引起结肠癌、乳腺癌和胰腺癌。因此，蛋白质的摄入应当适量。一般成年人蛋白质约占总热能的 12％～15％，每日摄入 70～80 g 蛋白质为宜。大豆中不仅含丰富的蛋白质，而且含有抑癌作用的物质——异黄酮。建议多摄食大豆蛋白。

（四）碳水化合物

大量的病例分析表明，高淀粉的摄入人群胃癌和食管癌的发生率较高。膳食纤维对结肠癌、直肠癌有预防作用。进一步研究发现仅蔬菜中的纤维素对结肠癌、直肠癌有预防作用，而谷物纤维与此两种癌症的危险性无关或使之增高。

（五）维生素

维生素缺乏或不足可导致人体生理功能紊乱，引起肿瘤。维生素 A、β-胡萝卜素能提高机体免疫功能，具有抗氧化自由基能力，清除致癌物，故维生素 A 及 β-胡萝卜素的摄入量与肿瘤的发生关系密切。流行病学资料证明，癌症患者血浆中维生素 C 水平低，补充维生素 C 可阻断亚硝基化合物合成，提高免疫功能，促进干扰素的生成。维生素 C 还能抑制白血病细胞生长，并可治疗某些癌前病变。维生素 E 也能阻断亚硝基化合物合成，具有防癌的作用，且维生素 E 的抗氧化性对致癌物有解毒作用，可抑制癌细胞的增殖，诱导癌细胞向正常细胞分化，提高机体免疫力，降低肺癌、宫颈癌等恶性肿瘤的发病危险性。

（六）矿物质

硒是代谢过氧化氢的谷胱甘肽过氧化物酶的必需成分，该酶代谢氢氧化物，阻止了致癌氧化自由基的形成，从而保护机体对致癌作用过程的始动。补充硒可增加谷胱甘肽过氧化物酶的活动，防癌抗癌。碘过多和缺乏都可增加患甲状腺癌的危险。

（七）其他

大量饮酒可增加肝脏的负担，导致肝功能失常，增加肝癌发生的可能。此外，饮酒也可增加患口腔癌、食道癌、乳腺癌、甲状腺癌的危险。

二、肿瘤的膳食营养预防原则

(一)减少食物中的致癌物和致癌物前体的摄入

霉变的食物如玉米、花生、米、麦、豆等,易产生致癌物质——黄曲霉毒素,长期食用易致肝癌及胃肠癌发生。油炸食物如油煎饼、臭豆腐、油条、炸薯条等,经高温煎炸产生多环芳烃类物质苯并芘、丙烯酰胺等,这些物质与胃癌、大肠癌、乳腺癌、卵巢癌的发生有关。烟熏食物如熏肉、熏鱼等富含苯并芘,易致身体患胃癌、食道癌。腌制食品如咸鱼、咸菜、腊肠、火腿等,富含仲胺和亚硝酸盐,其在人体内转化为二甲基亚硝胺,易致胃、肠、胰等消化道癌症。特别是在喝酒后,酒精能促进人体内某些亚硝胺的致癌作用。烧烤食物如烤牛肉、烤羊肉等,高温烧烤产生氧化物等许多生物活性分解产物,具有多细胞毒性作用,对女性卵巢、乳腺、子宫组织有亲和力,是致癌的诱发剂。另外,此类食品也容易导致肥胖、营养过剩,也是致乳腺癌的高危因素。

(二)合理营养,均衡膳食

热能、脂肪、食盐摄入过多会直接增加身体致癌的危险,蛋白质的摄入过低或过高,也会促进肿瘤的生长。因此,只有保证每天均衡膳食,粗细搭配、荤素搭配,才能保持营养的合理摄入,减少患癌的危险。

(三)膳食中增加保护性的营养因子

1.增加抗氧化的营养素

补充抗氧化的营养素有防癌的作用。新鲜的蔬菜、水果中含有丰富的 β-胡萝卜素、维生素 C、维生素 E,是最佳的防癌食物。如芦笋、花椰菜、茄子、马铃薯、金针菇、大白菜等对喉癌、食管癌、肺癌、胃癌、结肠癌、乳腺癌、膀胱癌的预防作用最为明显。

2.增加膳食纤维的摄入

膳食纤维能稀释和粘连肠内致癌物并促进其排泄,有防癌的作用,尤以水溶性的膳食纤维为佳。水溶性的膳食纤维可来自蔬菜和水果,每天保证 500 g 蔬果,即可满足每日 20～40 g 膳食纤维的摄入,达到防癌效果。

3.适当增加蛋白质和钙

多饮牛奶或豆浆。这些食物的优质蛋白能减少胃内亚硝胺的合成,对胃癌有预防的作用。钙能与肠内次级胆酸中的脱氧胆酸结合成不溶性的物质,有预防结肠癌的作用。

4.食用抗致病菌的食物

有些食物含有多种活性成分,有抑菌抗菌的作用,膳食中可多食用。如大蒜、韭菜、葱等食物能抑制幽门螺旋杆菌的生长。流行病学的研究也证实大蒜有防胃癌的作用。

5.食用可提高免疫功能的食物

菌类、豆类食物、动物肝脏等含有提高人体免疫能力的活性成分,具有提高人体免疫功能的作用,这些食物要多吃。

三、恶性肿瘤患者的膳食指导

2017 年 8 月,中华人民共和国国家卫生和计划生育委员会颁布了《恶性肿瘤患者膳食指导》(WS/T 559—2017),对恶性肿瘤患者能量和营养素的需求及食物选择进行了明确的推荐。

(一)恶性肿瘤患者能量及营养素的推荐摄入量

1.能量

一般按照 20～25 kcal/(kg·d)(非肥胖患者的实际体重)来估算卧床患者的能量,30～35 kcal/(kg·d)(非肥胖患者的实际体重)来估算能下床活动患者的能量,再根据患者的年龄、应激状况等调整为个体化能量值。

2.蛋白质

一般可按 1～1.2 kcal/(kg·d)(非肥胖患者的实际体重)给予,严重营养消耗者可按1.2～2 kcal/(kg·d)(非肥胖患者的实际体重)给予。

3.脂肪

脂肪供能占总能量 35%～50%。推荐适当增加富含 n-3 及 n-9 脂肪酸食物。

4.碳水化合物

碳水化合物供能占总能量 35%～50%。

5.水

水(饮水和食物中所含水)一般按 30～40 mL/(kg·d)给予,使每日尿量维持在 1 000～2 000 mL。有心、肺、肾等脏器功能障碍的病人应特别注意防止液体过多。

6.矿物质及维生素

参考同龄、同性别正常人的矿物质及维生素每日推荐摄入量给予。在没有缺乏的情况下,不建议额外补充。

(二)恶性肿瘤患者的食物选择

1.谷类和薯类

保持每天适量的谷类食物摄入,成年人每天摄入 200～400 g 为宜。在胃肠道功能正常的情况下,注意粗细搭配。

2.动物性食物

适当多吃鱼、禽肉、蛋类,减少红肉摄入。对于放化疗胃肠道损伤患者,推荐制作软烂细碎的动物性食品。

3.豆类及豆制品

每日适量食用大豆及豆制品。推荐每日摄入约 50 g 等量大豆,其他豆制品按水分含量折算。

4.蔬菜和水果

推荐蔬菜摄入量每天 300～500 g,建议各种颜色蔬菜、叶类蔬菜。水果摄入量每天 200～300 g。

5.油脂

使用多种植物油作为烹调油,每天在 25～40 g。

6.其他

(1)避免酒精摄入。

(2)限制烧烤(火烧、炭烧)、腌制和煎炸的动物性食物。

(3)肿瘤患者出现明确的矿物质及维生素等营养素缺乏时,在寻求医学治疗的同时,可考虑膳食强化而补充部分营养素。

四、肿瘤人群食疗

1.八宝粥

原料:党参、白术各15 g,茯苓、怀山药、芡实、莲子、薏米各50 g,大枣10枚,糯米100 g,白糖适量。

制法:将莲子去心,诸药加水适量,煮30 min,滤去党参、白术药渣,加糯米、白糖煲粥。

功效:补益中气。适用于肿瘤手术或放、化疗后食欲下降,不思饮食,表现为食欲不振,倦怠乏力,多汗,食后腹胀,大便稀溏等。

2.菱粉薏米粥

原料:菱角粉50 g、薏米50 g、山药100 g、糯米100 g、佩兰叶10 g、浙贝粉10 g。

制法:山药切片,薏米水泡开,佩兰叶布包泡开,加入糯米,冷水烧开,再加入菱角粉和浙贝粉调匀,煲粥。

功效:祛痰利湿。适用于肿瘤痰湿较重者。表现为食欲不振,痰多口黏,胸脘痞闷,身重乏力,苔白厚,脉滑等。

【知识拓展】

最容易被癌症盯上的8类人群

如今癌症发病率频频上升,让我们倍感惶恐。那么,到底什么样的人群容易被癌症缠身呢?

(1)大鱼大肉吃不够　嗜吃大鱼大肉,是诱发结肠癌的关键因素。如在美国膳食中,脂肪含量占总热量的42%,大肠癌发病率很高,在男性肿瘤中占首位。专家指出,要保证身体需要,每天应吃400 g以上的蔬菜,吃肉不要超过75 g,体积相当自己的1个拳头大小。

(2)喜欢高热汤粥　研究表明,在食管癌高发区,多数患者有爱吃烫食的习惯。人的口腔、食管和胃黏膜的耐受温度为40~50℃。经常饮用70℃以上的浓茶水或汤粥,不但易烫伤食管形成慢性溃疡,而且致使慢性溃疡经久不愈,导致癌变。统计数据显示,在食管癌患者中,平时喜好热食热饮者占90%以上。

(3)烟、酒、咖啡成瘾　吸烟是诱发肺癌的罪魁祸首。统计表明,10个死于肺癌的患者中,有8个是烟民。每天吸烟20支以上,连续超过20年,最易诱发肺癌。喝酒最损害肝脏,长期大量饮酒会使肝细胞受损,导致肝硬化,而由肝硬化转化成肝癌的比例高达70%。另外,长期吸烟、喝酒还是患食管癌的主要原因。咖啡中则含有致癌物质——丙烯酰胺,长期大量饮用咖啡,对身体也有害无利。

(4)常处特殊环境　电离辐射,包括X射线、γ射线以及粒子形式的辐射(如β粒子)等,可引发癌症。放射工作者如长期接触射线而又缺乏有效防护措施,皮肤癌和白血病的发生率也较一般人高。

(5)常吃腌制和不新鲜食物　虾酱、腌菜等食物可刺激食欲,容易让人吃上瘾,但由于其中亚硝胺含量高,经常吃也容易致癌。建议人们吃完腌制食品后,多吃一些富含维生素C的新鲜蔬菜和水果,可以阻断亚硝胺的合成。

另外,霉烂变质的食物,会产生100多种毒素,可引起食物中毒、致癌等。

(6)家族有遗传史　很多癌症具有遗传性。如家族中母亲或姐妹曾患有乳腺癌的女性,其本人乳腺癌的发病机会比一般女性高 3 倍;一个人的近亲中有患肺癌的,而自己又吸烟,其患肺癌的风险比一般人要高 14 倍。遗传性的癌症并不可怕,只要及早预防、定期体检、劳逸结合、加强锻炼,是可以预防的。

(7)经常焦虑抑郁   研究表明,焦虑和抑郁的确会引发癌症。因为一个传递焦虑抑郁信号的 JNK 分子在其中充当导火索,引发潜在的致癌细胞生长肿瘤,使患癌症的概率大幅上升。所以,我们应该控制焦虑情绪,保持愉悦心情,及时为自己减压,降低患癌症的概率。

(8)缺乏运动和锻炼   缺乏运动和锻炼直接或间接影响人们的健康。卫生部曾发布《"健康中国 2020"战略研究报告》,报告提出,我国的癌症患者从 1993 年到 2008 年增加了 20%,原因是有八成的人从不锻炼身体。许多研究表明,身体活动量的减少会使人体免疫力降低,导致抵抗能力下降,各类免疫性疾病多发,为癌症埋下祸根。

🔬 综合技能训练 1:超重和肥胖的判断任务评价

根据评价人体营养状况的常用体格测量指标及超重和肥胖常用的判断指标和判断标准、判断方法。并根据给定的条件,选择一名同班同学,判断其是否超重或肥胖。具体人体测量方法可参考附录 2"二维码:人超重和肥胖判断标准"及附录 2"二维码:成人体重判定 WST 428—2013"。

1. 超重和肥胖的判断任务评价单

班级		姓名		实训日期	
技能训练任务		指导教师		学时	
一、技能训练内容 选择一名同班同学,判断其是否超重或肥胖。					

二、技能训练准备及要求(设备与资料等)
    1.准备笔、纸、计算器、皮尺、重量身高测量器材等材料。
    2.下载并熟读"成人体重判定 WST 428—2013"。
    3.知识准备:评价成人超重和肥胖的体格测量指标;标准体重及 BMI 的计算;超重和肥胖的判断。					

三、技能训练步骤
    1.学生分成 3～5 人一组,各小组在老师指导下,通过网络教学资源等多渠道查询超重和肥胖的判断技能训练任务等资料。
    2.各组根据汇总的相关资料,师生共同讨论、分析,根据给定条件,用集体智慧完成超重和肥胖的判断技能训练方案初稿,制作汇报提纲并选一代表进行学习汇报交流,对该方案进行修订。
    3.学生按照修订后的该技能训练方案,按给定人物条件及规范要求,按技能训练步骤五步法完成标准体重及 BMI 的计算,合理应用 BMI 等指标,正确判断判断同学是否超重及肥胖度等训练任务,最终填写任务评价单,教师在操作实施过程中巡回指导。					

四、结果记录与评价(学生对完成工作任务的情况进行记录,各小组进行总结、考核及评估,教师作出最后评价)

（一）结果记录

将测量及计算结果填入表 3-9 中,并根据超重和肥胖的判断标准判断是否肥胖及肥胖度。

表 3-9　某同学是否超重、肥胖判断表

姓名：　　　　　　　　　　　性别：　　　　　　　　　　　年龄：

指标	结果	简单评价
标准体重指数		
体质指数		
腰围		
腰臀比		
超重或肥胖度		

（二）学生训练总结

（三）结果评定

1.测量、计算是否正确。

2.超重、肥胖度的判断、评价是否客观、准确。

评定人：　　　　　　　日期：

综合技能训练 2:超重和肥胖的营养干预任务评价

根据评价超重和肥胖的判断标准、膳食营养防治原则,并根据给定的条件,制定营养干预方案。

2.超重和肥胖的营养干预技能训练任务单

班级		姓名		实训日期	
技能训练任务		指导教师		学时	

一、技能训练内容

根据下述条件,每位同学独立完成,并在规定时间内提交任务评价单

孙某,男性,40 岁,身高 175 cm,体重 95 kg。现为一著名企业老总,脑力劳动为主,工作繁忙,无暇运动,制定营养干预方案。

二、技能训练准备及要求(设备与资料等)

1.知识准备:营养干预的含义;影响超重和肥胖的营养因素;超重和肥胖的膳食营养防治原则;超重和肥胖膳食营养指导;

2 收集相关案例的基本信息和健康信息。

3.准备笔、纸、计算器高测量器材等。

三、技能训练步骤

1.学生分成 3～5 人一组,各小组在老师指导下,通过网络教学资源等多渠道查询超重和肥胖的营养干预等资料。

2.各组根据汇总的相关资料,师生共同讨论、分析,根据给定条件,用集体智慧完成超重和肥胖的营养干预技能训练任务方案初稿,制作汇报提纲并选一代表进行学习汇报交流,对该方案进行修订。

3.学生按照修订后的该方案,按给定人物条件及规范要求,完成收集案例基本信息和健康信息、根据肥胖标准确定案例进行肥胖等级评估和原因分析、制定膳食营养指导方案等训练任务,并在规定时间内提交任务评价单,教师在操作实施过程中巡回指导。

四、结果记录与评价(学生对完成工作任务的情况进行记录,各小组进行总结、考核及评估,教师作出最后评价)

(一)结果记录

将收集信息及计算分析结果填入表 3-10 中。

表 3-10 孙某膳食营养指导方案　　　年龄:　　　　　性别:

身高:　　　体重:　　　　劳动强度:

指标	结果	简单评价
标准体重		
标准体重指数		
体质指数		
超重或肥胖度等级评估		
能量需求/d		
膳食营养指导方案		

（二）学生训练总结

（三）结果评定

1.计算及结果是否正确。

2.针对孙某的膳食营养指导方案是否合理。

评定人： 日期：

综合技能训练3：糖尿病的营养干预任务评价

根据糖尿病的判断标准、糖尿病的营养防治原则及膳食指导，并根据给定的条件，制定营养干预方案。

3.糖尿病的营养干预任务评价单

班级		姓名		实训日期	
技能训练任务		指导教师		学时	

技能训练

一、技能训练内容

根据下述条件，每位同学独立完成，并在规定时间内提交任务评价单。

2型糖尿病女性患者张某，身高160 cm，体重60 kg，轻体力劳动，空腹血糖7.5 mmol/L，餐后2 h血糖12 mmol/L，血脂水平正常，拟采用单纯饮食控制，请制定其膳食指导方案。

二、技能训练准备及要求（设备与资料等）

1.知识准备：糖尿病的分类及判断标准；与糖尿病有关的营养因素；血糖指数概念与意义；糖尿病营养防治原则和2型糖尿病膳食指导。

2.收集案例基本信息和健康信息。

3.下载并熟悉"成人糖尿病患者膳食指导 WS/T 429—2013"，其具体内容见附录2"二维码：成人糖尿病患者膳食指导 WS/T 429—2013"。

3.演算纸、笔、计算器等。

三、技能训练步骤

1.学生分成3~5人一组，各小组在老师指导下，通过网络教学资源等多渠道查询糖尿病的营养干预等资料。

2.各组根据汇总的相关资料，师生共同讨论、分析，根据给定条件，用集体智慧完成糖尿病的营养干预技能训练方案初稿，制作汇报提纲并选一代表进行学习汇报交流，对该技能训练方案进行修订。

3.学生按照修订后的该方案，收集案例基本信息和健康信息，按给定人物条件及规范要求，完成计算张某每天需要的能量，制定张某膳食营养指导方案等训练任务，最终填写任务评价单，教师在技能训练过程中巡回指导。

四、结果记录与评价(学生对完成工作任务的情况进行记录,各小组进行总结、考核及评估,教师作出最后评价)

(一)结果记录

将收集信息及计算分析结果填入表 3-11 中。

表 3-11　2 型糖尿病张某膳食营养指导方案

年龄:　　　　性别:　　　　身高:　　　　体重:　　　　劳动强度:

指标	结果	简单评价
标准体重		
能量供给/d		
膳食营养指导方案		

(二)学生训练总结

(三)结果评定

1.计算及结果是否正确;

2.针对张某的膳食营养指导方案是否合理。

评定人:　　　　　　日期:

综合技能训练4:高血压的营养干预任务评价

根据高血压病的判断标准、高血压的营养防治原则及膳食指导,并根据给定的条件,制定高血压营养干预方案。

4.高血压的营养干预任务单

班级		姓名		实训日期	
技能训练任务		指导教师		学时	
技能训练					

一、技能训练内容

根据下述条件,每位同学独立完成,并在规定时间内提交任务评价单。

高血压患者:孙某,男性,40 岁,身高 175 cm,体重 95 kg。脑力劳动为主,工作繁忙,无暇运动,制定营养干预方案。

二、技能训练准备及要求（设备与资料等）

1.知识准备：高血压的判断标准及危害；与高血压有关的营养因素；高血压的膳食营养防治原则；高血压患者膳食指导。

2.收集案例基本信息和健康信息。

3.下载并熟悉"成人高血压患者膳食指导 WS/T 430—2013"，其具体内容见附录2"二维码：成人高血压患者膳食指导 WS/T 430—2013"。

4.演算纸、笔、计算器等。

三、技能训练步骤

1.学生分成3～5人一组，各小组在老师指导下，通过网络教学资源等多渠道查询高血压的营养干预等资料。

2.各组根据汇总的相关资料，师生共同讨论、分析，根据给定条件，用集体智慧完成高血压的营养干预技能训练方案初稿，制作汇报提纲并选一代表进行学习汇报交流，对该方案进行修订。

3.学生按照修订后的该方案，收集案例基本信息和健康信息，按给定人物条件及规范要求，完成计算孙某每天需要的能量、制定孙某膳食营养指导方案等训练任务，最终填写任务评价单，教师在技能训练过程中巡回指导。

四、结果记录与评价（学生对完成工作任务的情况进行记录，各小组进行总结、考核及评估，教师作出最后评价）

（一）结果记录

将收集信息及计算分析结果填入表3-12中。

表 3-12　高血压患者孙某膳食营养指导方案

年龄：　　　　性别：　　　　身高：　　　　体重：　　　　劳动强度：

指标	结果	简单评价
标准体重		
能量供给/d		
膳食营养指导方案		

（二）学生训练总结

（三）结果评定

1.计算及结果是否正确；

2.针对孙某的膳食营养指导方案是否合理；

评定人：　　　　　日期：

综合技能训练 5：冠心病的营养干预任务评价

根据冠心病的判断标准、冠心病的营养防治原则及膳食指导，并根据给定的条件，制定高血压营养干预方案。

5.冠心病的营养干预任务单

班级		姓名		实训日期	
技能训练任务		指导教师		学时	

一、技能训练内容

　　根据下述条件，每位同学独立完成，并在规定时间内提交任务评价单

　　冠心病患者：孙某，女性，60 岁，身高 165 cm，体重 75 kg。现退休在家，不爱运动，制定营养干预方案。

二、技能训练准备及要求（设备与资料等）

　　1.知识准备：影响冠心病营养因素；冠心病营养防治原则和冠心病患者膳食指导。

　　2.收集案例基本信息和健康信息。

　　3.演算纸、笔、计算器等。

三、技能训练步骤

　　1.学生分成 3～5 人一组，各小组在老师指导下，通过网络教学资源等多渠道查询冠心病的营养干预等资料。

　　2.各组根据汇总的相关资料，师生共同讨论、分析，根据给定条件，用集体智慧完成冠心病的营养干预技能训练方案初稿，制作汇报提纲并选一代表进行学习汇报交流，对该方案进行修订。

　　3.学生按照修订后的该方案，收集案例基本信息和健康信息，按给定人物条件及规范要求，完成计算孙某每天需要的能量；根据计算孙某每天需要的能量制定孙某膳食营养指导方案等训练任务，最终填写任务评价单，教师在技能训练过程中巡回指导。

四、结果记录与评价（学生对完成工作任务的情况进行记录，各小组进行总结、考核及评估，教师作出最后评价）

　　（一）结果记录

　　将收集信息及计算分析结果填入表 3-13 中。

表 3-13　冠心病患者孙某膳食营养指导方案

年龄：　　　性别：　　　身高：　　　体重：　　　劳动强度：

指标	结果	简单评价
标准体重		
能量供给/d		
膳食营养指导方案		

（二）学生训练总结

（三）结果评定

    1.计算及结果是否正确；

    2.针对孙某的膳食营养指导方案是否合理。

                  评定人：   日期：

综合技能训练6：肿瘤的营养干预任务评价

根据肿瘤的判断标准、肿瘤的营养防治原则及膳食指导，并根据给定的条件，制定营养干预方案。

6.肿瘤的营养干预技能训练任务单

班级		姓名		实训日期	
技能训练任务		指导教师		学时	

一、技能训练内容

    根据下述条件，每位同学独立完成，并在规定时间内提交任务评价单

    王某，男 39 岁，身高 170 cm，体重 62 kg，确诊肝癌一周，并准备住院治疗。请制定营养干预方案。

二、技能训练准备及要求（设备与资料等）

    1.知识准备：影响肿瘤的营养因素；肿瘤营养防治原则和恶性肿瘤患者膳食指导。

    2.收集案例基本信息和健康信息。

    3.下载并熟悉"WST 559—2017 恶性肿瘤患者膳食指导"，其具体内容见附录 2"二维码：WST559—2017 恶性肿瘤患者膳食指导"。

    4.准备演算纸、笔、计算器等。

三、技能训练步骤

    1.学生分成 3～5 人一组，各小组在老师指导下，通过网络教学资源等多渠道查询肿瘤的营养干预技能训练任务等资料。

    2.各组根据汇总的相关资料，师生共同讨论、分析，根据给定条件，用集体智慧完成肿瘤的营养干预技能训练方案初稿，制作汇报提纲并选一代表进行学习汇报交流，对该技能训练方案进行修订。

    3.学生按照修订后的该技能训练方案，收集案例基本信息和健康信息，按给定人物条件及规范要求，完成制定王某膳食营养指导方案等训练任务，最终填写任务评价单，教师在技能训练过程中巡回指导。

四、结果记录与评价（学生对完成工作任务的情况进行记录，各小组进行总结、考核及评估，教师作出最后评价）

    （一）结果记录

    将收集信息及分析结果填入表 3-14 中。

表 3-14　肝癌患者王某膳食营养指导方案

年龄：　　　　性别：　　　　身高：　　　　体重：　　　　劳动强度：

指标	结果	简单评价
能量供给/d		
能量供给/d		
膳食营养指导方案		

(二)学生训练总结

(三)结果评定

　　1.计算及结果是否正确；
　　2.针对王某的膳食营养指导方案是否合理。

评定人：　　　　　　日期：

【本模块小结】

　　本模块理论部分主要介绍了营养因素对代谢性疾病、心血管疾病、肿瘤的影响,各类疾病的膳食营养防治原则及膳食指导。技能部分介绍了超重肥胖的判断方法及营养干预的方法,训练了超重和肥胖判断,肥胖、糖尿病、高血压、冠心病、肿瘤的营养干预能力。

【思考及练习题】

一、学习思考

　　1.如何判断一个人体重是正常、超重还是肥胖？

　　2.肥胖人群的膳食有什么要求？

　　3.糖尿病人群的饮食有什么注意事项？

　　4.如何理解"糖尿病是吃出来的,并发症是饿出来的"？

　　5.高尿酸血症人群的日常饮食应注意什么？

　　6.急性痛风发作期的饮食有什么要求？

　　7.高血压病人在食物的选择上有哪些宜忌？

8.冠心病的一般防治措施和营养干预有哪些？

9.如何利用饮食预防肿瘤的发生？

10.恶性肿瘤患者的饮食有何特殊要求？

二、自测练习

1.选择

(1)以下哪些健康危害不是由于身体脂肪过多引起的( )

A.呼吸系统疾病 　　　　 B.睡眠呼吸暂停 　　　　 C.低血脂 　　　　 D.高尿酸血症

(2)BMI 值对以下哪些人群意义不大( )

A.运动员 　　　　　　　　　　　　　 B.年龄高于 65 岁的老人

C.怀孕和哺乳期的女性 　　　　　　　　 D.以上都是

(3)关于糖尿病患者,下列说法不正确的是( )

A..糖尿病患者应该首先节食

B.长期血糖控制不佳的糖尿病患者,可伴发各种器官功能不全或衰竭

C.加强体育锻炼

D.身体活动减少及(或)能量摄入增多而导致的肥胖是 2 型糖尿病患者中最常见的危险
　因子

(4)以下不是糖尿病饮食治疗的原则( )

A.控制总热量,坚持少量多餐,定时、定量、定餐

B.平衡膳食,食物选择多样化,适当增加膳食纤维食物

C.限制蛋白质摄入

D.限制脂肪及食盐摄入量

(5)关于糖尿病患者吃水果的错误说法是( )

A.每次要少吃,可分几次吃

B.吃了水果必须减少主食,多吃含糖低水果减轻胰腺负担

C.血糖控制不好时,不能吃

D.吃水果的时间不受任何限制,想吃就吃

(6)引起痛风发作的原因不包括以下哪个方面？( )

A.蔬菜水果食用多 　　　　　　　　 B.熬夜、作息不规律

C.液体食物摄入不足 　　　　　　　　 D.高嘌呤

(7)以下食物中不适于痛风患者食用的是( )

A.海鲜 　　　　　　 B.啤酒 　　　　　　 C.肉汤或骨汤 　　　　 D.以上都是

(8)下列说法,错误的是( )

A.糖尿病被称为富贵病,但实际主要是因为能量过剩引起肥胖促使糖尿病发生,但得了
　糖尿病后,即使吃得少,血糖依旧高,证明糖尿病人本身实质是营养不良,最直接表现
　就是摄入的糖分不能正常被机体充分利用,依旧留在血液中,甚至随尿液排出体外。

B.在家不能因为一次血糖测试过高就断定为糖尿病,因为生病、炎症、熬夜、生气等都会
　引起血糖升高,所以要排除其他外因的影响,过一周再进行测定。

C.糖尿病有遗传倾向,所以只要直系血亲有糖尿病,子女将来必定是糖尿病

D.市面上任何以治疗糖尿病为宣传噱头的保健食品均为虚假产品。

（9）下列说法,错误的是（　　）。

A. 不要养成饥一餐饱一餐的习惯,应按时定量进餐

B. 保证充足的睡眠,不熬夜

C. 每餐少吃一两口,保证七八分饱即可

D. 只要能量摄入量等于消耗量,便可以维持体重,所以不运动的人只要减少足够的能量摄入量即可

（10）以下有关糖尿病人群的饮食建议,不合理的是（　　）

A. 每日饮食参照中国居民膳食宝塔,食物多样

B. 吃蔬菜,蔬菜量至少500 g/d,深色蔬菜占所有蔬菜一半以上;若选用高淀粉蔬菜,应适量减少主食摄入量

C. 可以长期选用代餐粉代替正餐,以保证血糖的稳定性

D. 适量选择富含膳食纤维的食物摄入

（11）原发性高血压的诊断标准是（　　）

A. 收缩压 ≥18.7 kPa（140 mmHg）和（或）舒张压 ≥12.0 kPa（90 mmHg）

B. 收缩压 ≥20.0 kPa（150 mmHg）和（或）舒张压 ≥12.7 kPa（95 mmHg）

C. 收缩压 ≥20.0 kPa（150 mmHg）和（或）舒张压 ≥12.0 kPa（90 mmHg）

D. 收缩压 ≥21.3 kPa（160 mmHg）和（或）舒张压正常

E. 舒张压 ≥13.3 kPa（100 mmHg）和（或）收缩压正常

F. 原发性高血压的诊断标准是收缩压 ≥140 mmHg 和舒张压 ≥90 mmHg

（12）高血压病人饮食为（　　）

A. 低脂、低胆固醇、适量糖类膳食　　　　　B. 低脂、适量糖类膳食

C. 低脂、低胆固醇、限水膳食　　　　　　　D. 低脂、低盐、高蛋白膳食

E. 低盐、低脂膳食

（13）高血压与营养素关系错误的是（　　）

A. 与胆固醇、脂肪总量呈正相关　　　　　　B. 与钠盐摄入呈正相关

C. 与膳食中镁呈负相关　　　　　　　　　　D. 蛋白质是独立危险因素

E. 酒精与血压的关系没有确切结论

（14）冠心病的危险因素有（　　）

A. 大量饮酒　　　　　B. 吸烟　　　　　　C. 缺乏运动

D. 腹型肥胖　　　　　E. 日常生活缺乏水果、蔬菜

2. 填空

（1）腰臀比判断中心型肥胖的标准是男性_____、女性_____。

（2）代谢性疾病人群饮食建议中,主食建议粗细搭配,其中粗粮占比为_____。

（3）蔬菜的选择中,建议深色叶菜占蔬菜总摄入量的_____

（4）糖尿病的诊断标准为_____

（5）痛风症易合并高血压和高血脂等疾病,应限制钠盐,通常为每天_____。

3. 是非判断

（1）糖尿病的并发症是由于长期血糖过高引起的,所以对于糖尿病人来说,首要任务就是控制血糖,只要血糖稳定,控制在正常人水平,糖尿病就不会发生。（　　）

(2)痛风是由于体内嘌呤代谢异常,以血液中尿酸过高为主要表现的慢性代谢性疾病,目前治疗方法为"饮食+药物+运动",主要靠饮食控制。(   )

(3)王某,56 岁,糖尿病 10 年,因为饮食不太注意,血糖也一直不稳定,对于水果,只要不吃太多,一般问题不大。(   )

(4)痛风急性发作期,高嘌呤食物不允许摄入,缓解期,高嘌呤食物可少量摄入。(   )

(5)糖尿病只是血糖高而已,本身对身体的损害不大。(   )

(6)减肥必须要控制饮食,减肥速率控制在每周 1 kg 即可。(   )

(7)平衡膳食就是指膳食中提供的各种营养素不但数量充足,而且营养素之间应保持适当的比例,使膳食更适合人体的生理需要。(   )

(8)吃过咸的食物容易得高血压和动脉硬化。(   )

模块四
营养咨询与健康教育

【模块学习要求】

营养咨询和健康教育是通过营养信息的交流,帮助个体和群体获得食物与营养知识,培养健康生活方式的活动过程。其目的是提高各类人群对营养与健康的认识,消除或减少不利于健康的膳食因素,改善营养状况,预防营养性疾病的发生,提高人们的健康水平和生活质量。营养咨询和健康教育除了传播营养知识,还提供促使个体、群体和社会改变膳食行为所必需的营养知识、操作技能和服务能力。因此,在教学中,要求教师将学生的素质养成融入学生的理论学习和技能训练中,使其关注营养,培养健康理念,树立积极向上、努力进取的思想,增强学好营养学的社会使命感和责任感;具有自我管理、自主学习的意识,有较强的集体荣誉感和团队合作精神。通过学习,学生掌握营养咨询和健康教育的工作岗位职责中的基本知识,能够开展人体营养状况测定与膳食调查并对调查结果进行评价,能够合理制定个人营养方案。在本模块学习中,学习的重点是膳食指南的内容、膳食调查与评价,学习的难点是制定合理的个人营养方案。

【知识导图】

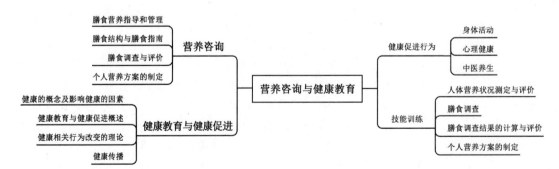

项目1　营养咨询

项目目标

知识目标

掌握膳食指南的内容、膳食调查与评价的方法；

熟悉膳食结构的分类，了解膳食营养指导和管理的内容和作用。

能力目标

能够正确开展个体营养状况测定及不同人群膳食调查的分析评价，并给予指导。

一、膳食营养指导和管理

膳食营养指导和管理是通过对居民的膳食指导和对集体供餐单位的膳食管理，帮助居民改善饮食结构，养成良好的饮食习惯，从而达到合理营养、促进健康、预防疾病的目的。膳食营养指导和管理是公共营养师的基本职责之一。

(一)膳食营养指导和管理的主要工作内容

1.正确地选择食物

选择《中国居民平衡膳食宝塔》中的5类食物。

2.合理地计划膳食

为个体、团体设计一个食谱，满足居民的营养需要，被进餐者接受(食谱的编制)。

3.评价膳食的营养价值

用适宜的方法收集消费者的膳食资料，与中国居民平衡膳食宝塔建议的各类食物摄入量进行比较，发现其膳食结构的主要偏差，以便进一步作出改善。

4.提出改进膳食质量的措施

目的是纠正当前膳食中存在的缺点，使其更加均衡合理，能够提供充足的而又不过多的能量和各种营养素以满足就餐人员的营养需要。

(二)膳食营养指导和管理的作用

1.传递"平衡膳食"的理念

"平衡膳食，合理营养，促进健康"是《中国居民膳食指南》的核心思想。膳食营养指导和管理的重要手段就是宣传《中国居民膳食指南》。那么，何谓"平衡膳食"呢？"平衡"有何含义呢？

(1)平衡膳食的定义　平衡膳食是指膳食中所含的营养素不仅种类齐全、数量充足，而且配比适宜，既能满足机体的生理需要，又可避免因膳食构成的营养素比例不当，甚至某种营养素缺乏或过剩所引起的营养失调。

(2)"平衡"的含义　"平衡"指人体对食物和营养素需要的平衡，即能量摄入与消耗的平衡。包括：

二维码4-1　合理营养
均衡膳食(视频)

①膳食提供的各种营养素达到供给量标准。

②膳食要求维持热量营养素平衡和能量平衡。膳食中蛋白质、脂肪和碳水化合物三者供能的理想指标是：蛋白质10%~15%，脂肪20%~30%，碳水化合物55%~65%。

③膳食中必需氨基酸含量比例与人体需要的平衡。

④膳食中不饱和脂肪酸与饱和脂肪酸的供给平衡。膳食中脂肪的构成:饱和脂肪酸:单不饱和脂肪酸:多不饱和脂肪酸＝1：1：1,且多不饱和脂肪酸中,(ω-6)：(ω-3)＝(4～6)：1。油科类植物种子如花生、月见草是亚油酸(LA)、亚麻酸(ALA)和花生四烯酸(AA)等ω-6系列多不饱和脂肪酸的最主要来源。人体内的ω-3系列多不饱和脂肪酸主要来源于鱼油。

2.帮助养成良好的饮食习惯

良好的饮食习惯不是自然形成的,需要有科学知识的指导,特别是在幼儿园、中小学。良好的饮食习惯包括:①定时进餐;②专心进食;③不挑食、不偏食;④少食多餐;⑤细嚼慢咽。

3.降低患相关疾病的风险

平衡膳食、合理营养可预防营养缺乏病,降低慢性病风险。

二、膳食结构与膳食指南

(一)膳食结构与膳食模式

膳食结构,是指膳食中各类食物的数量及其在膳食中所占的比重。它既能反映人们的饮食习惯、生活水平高低,也反映出一个国家的经济发展水平和农业发展状况,是社会经济发展水平的重要特征。膳食模式指一个地区居民长期形成的膳食结构、饮食习惯及消费频率,包括食物的种类、数量、比例或不同食物、饮料等组合。

1.当今世界主流的膳食结构

根据动物性、植物性食物在膳食中所占的比重,以及能量、营养素摄入量作为划分膳食结构的标准,可将当今世界各国的膳食结构分为以下4大类型。

(1)经济发达国家模式 以动物性食物为主的膳食结构

以多数欧美经济发达国家典型膳食为代表,属于营养过剩的膳食。主要特点是提供高能量、高脂肪、高蛋白质而含有较低的膳食纤维。与植物性为主的膳食结构相比,营养过剩是此类膳食结构国家人群所面临的主要健康问题。

二维码 4-2 素食真的
更健康吗？(视频)

(2)发展中国家模式 以植物性食物为主的膳食结构

以大多数发展中国家的膳食为代表。其特点是:谷物食物消费量大,动物性食物消费量小。动物性蛋白质一般占蛋白质总量的10％～20％,植物性食物提供的能量占总能量的近90％。该类型的膳食能量基本可满足人体需要,但蛋白质、脂肪摄入量均低,主要来自动物性食物的营养素(如铁、钙、维生素 A 等)摄入不足。营养缺乏病是这些国家人群的主要营养问题,但是以植物性食物为主的膳食结构,膳食纤维充足、动物性脂肪较低,有利于冠心病和高脂血症的预防。

(3)日本模式 也称营养模式,是动物性、植物性食物平衡的膳食结构

日本模式以日本传统膳食为代表。该类型膳食的特点是:能量能够满足人体需要,又不至过剩;蛋白质、脂肪和碳水化合物的功能比例合理;来自植物性食物的膳食纤维和来自动物性食物的营养素(如铁、钙等)均比较充足,同时动物脂肪又不高,有利于避免营养缺乏病和营养过剩性疾病,促进健康。此类膳食结构已经成为世界各国调整膳食结构的参考。

(4)地中海膳食模式 地中海膳食模式是居住在地中海地区的居民所特有的,以希腊、意大利等地中海沿岸国家为代表。膳食结构的主要特点如下:

①膳食富含植物性食物，包括水果、蔬菜、薯类、谷类、豆类、坚果类；

②食物的加工程度低，新鲜度较高，该地区居民以食用当季、当地产的食物为主；

③橄榄油是主要的食用油，所占比例较高；

④每天食用少量、适量奶酪和酸奶；

⑤每周食用少量、适量鱼、禽、蛋；

⑥以新鲜水果作为典型的每日餐后食品，甜食每周只食用几次；

⑦每月食用几次红肉（猪、牛和羊肉及其产品）；

⑧大部分成年人有饮用葡萄酒的习惯。

二维码 4-3　被列为非物质文化遗产的地中海饮食要怎么吃？（视频）

地中海地区居民心脑血管疾病发生率很低，已引起了西方国家的注意，并纷纷参照这种膳食模式改进自己国家的膳食结构。地中海模式膳食结构简单、清淡以及富含营养，有利于心脑血管疾病的预防。

2. 最具代表性的健康膳食模式

由于世界各地食物资源、饮食文化和信仰等不同，所以并无固定统一的平衡（或合理）膳食模式。地中海膳食、DASH 饮食模式是目前最具影响力的健康膳食模式的代表。

地中海式饮食主要是以意大利南部、希腊的大部分地区，尤其是克里特岛的居民膳食结构为基础形成的一种特点鲜明的饮食模式。该膳食模式的特点是食物多样、清淡和加工简单，营养素丰富、单不饱和脂肪酸（橄榄油）和膳食纤维（全谷物）的摄入量很高。2011 年国际地中海式饮食基金会提出了膳食金字塔，除了食物组成外，还包括经常性身体活动和饮酒适量。有很多文献报道了关于地中海式饮食降低心血管疾病、糖尿病等发病风险的研究。

1997 年美国开展了一项大型高血压防治计划，美国国立卫生研究院、美国心脏、肺、血液研究所研究制定并提出了 DASH 降血压饮食方案。DASH 饮食强调摄食足够的蔬菜、水果、低脂或脱脂奶，以维持足够的钾、镁、钙等离子的摄入，并尽量减少饮食中盐和油脂（特别是富含饱和脂肪酸的动物性油脂）的摄入量，可以有效降低血压。因此，现在常以 DASH 饮食作为预防及控制高血压的饮食模式。大量证据表明 DASH 饮食同样也可以预防骨质疏松、癌症、心脏病、脑卒中和糖尿病等。

3. 中国的膳食结构与膳食模式

中国居民传统的膳食结构是以粮谷、豆类、蔬菜和水果等植物性食物为主，肉类等动物性食物为辅，具有高碳水化合物、高膳食纤维、低动物性脂肪的特点。

在膳食结构方面存在的主要问题是富裕地区居民的膳食结构出现不良偏移。动物性食物和油脂消费过多，谷类和蔬菜类食物消费偏低，钙、铁、维生素 A 等微量元素摄入不足的情况依然普遍存在。在摄入食物的数量方面存在的主要问题是食盐的摄入量偏多。摄入的热量大大超过身体每日代谢所需的热量，超重与肥胖的人数迅速增加，因此也直接增加了患高血压、糖尿病、肥胖等慢性病的风险。

《中国居民膳食指南科学研究报告（2021）》指出，中国地域辽阔，受经济发展、传统饮食文化的影响，膳食模式差异很大。从以往 2002 年、2012 年、2015 年中国居民营养与健康状况监测分析，我国以浙江、上海、江苏为代表的江南地区膳食可以作为中国健康膳食模式的代表。该区域膳食以米类为主食，新鲜蔬菜水果的摄入量充足；动物性食物以猪肉和鱼虾类为主，鱼虾类摄入相对较高,猪肉摄入量低;烹饪清淡少油少盐,比较接近理想膳食模式。流行病学和慢性病监测发现,具有这一模式特点的人群,不仅预期寿命比较高,而且发生超重肥胖、2型糖尿病、代谢综合征和脑卒中等基本的风险均较低。

(二)膳食指南

1.中国居民膳食指南

膳食指南又称膳食指导方针或膳食目标,是针对各国各地具体存在的问题而提出的一个通俗易懂、简明扼要的合理膳食基本原则,用以引导居民合理消费食物。

《中国居民膳食指南(2016)》于2016年5月在国家卫计委新闻发布会上正式发布,是依据近期我国居民膳食营养问题和膳食模式分析以及食物与健康关系的科学证据报告,参考国际组织和其他国家膳食指南修订的经验,对我国第3版《中国居民膳食指南(2007)》进行了修订。新的中国居民膳食指南是以科学证据为基础,从维护健康的角度,为我国居民提供食物营养和身体活动的指导,所述内容都是从理论研究到生活实践的科学共识,在指导、教育我国居民采用平衡膳食、改变营养状况及增强健康素质方面具有重要现实意义和历史意义。《中国居民膳食指南(2016)》将通过帮助居民改善膳食结构,引导食物生产与消费,促进健康发展。

《中国居民膳食指南(2016)》以大众的营养为主题和健康利益为根本,对各个年龄段的居民如何进行合理膳食、适量运动、保持健康体重,避免不平衡膳食带来的疾病具有普遍性的指导意义。该指南由一般人群膳食指南、特定人群膳食指南和中国居民平衡膳食实践3部分组成。一般人群膳食指南共有6条,适合2岁以上的健康人群。特定人群膳食指南是根据个人的生理特点及其膳食需要而制定。特定人群包括孕妇、乳母、婴幼儿、学龄儿童、儿童青少年和老年人群。其中2岁以上各特定人群的膳食指南是在一般人群膳食指南的基础上给予的补充说明。本书主要对《中国居民膳食指南(2016)》的核心内容进行推荐。

二维码4-4　中国居民膳食指南2016核心推荐(1)(视频)

1)食物多样,谷类为主

人类的食物选择种类较多,各种食物中所含的营养成分也不完全相同,每种食物中至少含有一种营养物质。除母乳对0～6月龄婴儿外,任何一种天然食物都不能提供人体所需的全部营养素。平衡膳食必须由多种食物组成,才能满足人体各种营养需求,达到合理营养、促进健康的目的,因此提倡人们广泛食用多种食物。新版膳食指南中建议平均每天至少摄入12种以上食物,每周25种以上。每天的膳食应包括谷薯类、蔬菜水果类、畜禽肉蛋类、大豆坚果类等食物。

谷类食物是中国传统膳食的主体,是人体能量的主要来源,也是经济的能量食物。然而近30年来,我国居民膳食模式中谷类作为传统主食的地位发生了变化,居民的谷类消费量逐年下降。2002年中国居民营养与健康状况调查的结果显示,在一些比较富裕的家庭中,动物性食物的消费量已超过了谷类的消费量,这类膳食提供的能量和脂肪较高,而膳食纤维过低,对一些慢性疾病的预防不利。2012年我国居民来自谷类的能量占总能量的比例平均为53.1%,与1992年相比,谷类食物的供能比例下降了近20%。坚持谷类为主,就是为了保持我国膳食的良好传统,避免高能量、高脂肪和低碳水化合物膳食的弊端。

粗细搭配合理地摄取营养素。不同种类的粮食及其加工品的合理搭配,可以提高其营养价值。如谷类和豆类在一起食用能更好地对蛋白质进行互补。膳食指南建议每天摄入谷薯类食物250～400 g,其中全谷物和杂豆50～150 g,薯类50～100 g。

2）吃动平衡,健康体重

食物摄入量和身体活动量是保持能量平衡、维持健康体重的两个主要因素。如果吃得过多或运动量太少,多余的能量就会以脂肪的形式贮存在人体内,久而久之会使体重增加,造成肥胖;相反,如果长期能量摄入不足或能量消耗过多则会引起体重过低或消瘦。肥胖和消瘦都是不健康的表现,易患多种疾病,影响工作和生活,甚至影响寿命。成人健康的体质指数(BMI)应在 18.5～23.9 之间。

目前,我国大多数居民身体活动不足或缺少体育锻炼(中年人较多),能量摄入相对较多,导致超重和肥胖的发生率逐年增加,也越来越趋于年轻化。超重和肥胖是许多疾病的根基,如心血管疾病、2 型糖尿病、各种慢性疾病等。增加身体活动和体育锻炼是控制身体肥胖的有效途径,可以降低慢性疾病的发病率,还有助于调节心理平衡、有效消除压力,降低抑郁和焦虑等不良的精神状态。食不过量可以保证每天摄入的能量不超过人体的需要,适量的运动能增加能量消耗。膳食指南建议各年龄段人群都应该天天运动,保持健康体重。推荐成人积极参加日常活动,每周至少进行 5 d 中等强度的身体活动,累计 150 min 以上,平均每天主动身体活动 6 000 步。减少久坐时间,每小时起来动一动。

3）多吃蔬果、奶类、大豆

新鲜蔬菜水果、奶类、大豆及其制品是人类平衡膳食的重要组成部分,也是我国传统膳食重要的特点之一。蔬菜水果是人类摄取维生素、矿物质、膳食纤维等营养物质的食物来源。奶类营养成分齐全,组成比例适宜,容易消化吸收。奶类含有丰富的优质蛋白质、维生素和矿物质,尤其是含钙量很高并且利用率也较高,是膳食钙的良好来源。大量研究表明,儿童青少年饮奶有利于其生长发育,增加骨密度,预防成年患骨质疏松的概率。中老年人饮奶可以减少其骨质丢失,有利于骨健康。大豆中含有丰富的优质蛋白质、必需脂肪酸、B 族维生素、维生素 E 和膳食纤维等营养素,且含有磷脂、低聚糖,以及异黄酮、植物固醇等多种植物化学物质。大豆是重要的优质蛋白质来源。坚果富含脂类和多不饱和脂肪酸、蛋白质等营养素,适量食用有助于预防心血管疾病。膳食指南推荐每天摄入蔬菜 300～500 g,其中深色蔬菜占 1/2;水果200～350 g;每天饮奶 300 g 或相当的奶制品;平均每天摄入大豆和坚果 25～35 g。坚持餐餐有蔬菜、天天有水果,把牛奶、大豆当作膳食中重要的组成部分。

4）常吃适量的鱼、禽、蛋和瘦肉

鱼、禽、蛋和瘦肉均属于动物性食物,是人类优质蛋白质、脂类、脂溶性维生素、B 族维生素及矿物质的良好来源,是平衡膳食的重要组成部分。动物性食物中蛋白质不仅含量高,而且氨基酸组成更适合人体需要,尤其富含赖氨酸和蛋氨酸,如与谷类或豆类食物搭配食用,可明显发挥蛋白质的互补作用;但动物性食物中含有一定量的饱和脂肪酸和胆固醇,如果摄入过多会增加心血管疾病的发病率。鱼类脂肪含量

二维码 4-5　中国居民膳食指南 2016 核心推荐(2)(视频)

一般较低,且含有较多的多不饱和脂肪酸,有些海产鱼类富含 EPA,对预防心血管疾病有一定作用。禽类脂肪含量较低,不饱和脂肪酸含量也较高,其脂肪酸的组成优于畜类脂肪。蛋类富含蛋白质,各种营养成分齐全,是很经济的优质蛋白质来源。在吃鸡蛋时不宜丢弃蛋黄。畜肉类一般含脂肪较多,能量高,但瘦肉脂肪含量较低,含铁量丰富且利用率高。少吃肥肉、烟熏和腌制的肉制品。膳食指南建议成人每日摄入量:鱼虾类 40～75 g,畜禽肉类 40～75 g,蛋类 40～50 g,平均每天摄入总量 120～200 g。

5)少盐少油,控糖限酒

脂肪是人体能量的重要来源之一,并提供人体必需的脂肪酸,有利于脂溶性维生素的消化吸收,但脂肪摄入过高会引起肥胖、高血脂、动脉粥样硬化等疾病的发生。盐的摄入量与高血压的患病率密切相关,所以,我国居民应养成清淡少盐的饮食习惯,膳食不要太咸也不要太油腻,不要摄入过多的动物性食物和油炸、烟熏、腌制的食物。膳食指南建议每天烹调用油不超过 25~30 g,盐的量控制在 6 g 左右。

糖是纯能量食物,过多摄入可导致龋齿,引发超重肥胖的发生概率提高。建议每天摄入糖提供的能量不超过总能量的 10%,最好不超过总能量的 5%。对于儿童和青少年来说,含糖饮料是添加糖的主要来源,建议不喝或少喝含糖饮料和少食或不食用高糖食品,每天摄入量不超过 50 g,最好控制在 25 g 以下。

过量饮酒与多种疾病有关,会增加心血管疾病的发病率,所以应避免过量饮酒。若饮酒,成年男性一天饮用的酒精量不超过 25 g,成年女性一天不超过 15 g。

水是膳食的重要组成部分,是一切生命必需的物质,在生命中发挥着重要的作用。建议选择白开水或茶水作为饮水的主要来源。膳食指南建议成年人每日水的饮用量为 1 500~1 700 mL。

6)杜绝浪费,兴新食尚

食物是人类获取营养、赖以生存和发展的物质基础。勤俭节约是中华民族的优良传统。食物资源宝贵,来之不易。我们应当尊重劳动,珍惜食物,杜绝浪费。

我国拥有悠久的饮食文化,优良的饮食文化是实施平衡膳食的保障。新食尚鼓励膳食营养平衡、文明餐饮、不铺张浪费、回家吃饭、饮食卫生等优良文化的发展和传承;家庭应按需选购食物,适量备餐;在外就餐应根据人数定数量,集体用餐时应采取分餐制和简餐,文明用餐,反对铺张浪费;新食尚还要注重饮食卫生,在家吃饭,与家人一起分享食物和享受亲情。

食物选购是食品营养与卫生的关键环节,选择新鲜卫生的食物是预防食源性疾病的根本措施,要学会阅读食品标签、合理贮存食物、采用适宜的烹调方法,提高饮食卫生水平,保障食物营养和健康。

二维码 4-6　简单
实用的膳食指导(视频)

2.中国居民平衡膳食宝塔

《中国居民平衡膳食宝塔(2016)》是根据《中国居民膳食指南(2016)》的核心内容和推荐,结合中国居民膳食的实际情况,将平衡膳食的原则转化为各类食物的数量和比例的图形化表示(图 4-1),以直观的方式展示食物的分类及一个健康成人每日各类食物合理的摄入范围,便于理解和日常生活中执行。

1)中国居民平衡膳食宝塔结构

《中国居民平衡膳食宝塔(2016)》共有五层,各层的位置和面积在一定程度上反映了各类食物在膳食中所占的地位和比重。平衡膳食宝塔中的食物数量是根据一个健康成人每日需要能量(1 600~2 400 kcal)而设计的,反映的是一段时间内一个成人每天各类食物摄入量的平均范围。平衡膳食宝塔还包括身体活动量、饮水量的图示,强调增强身体活动和饮水的重要性。

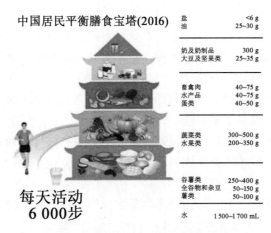

图 4-1　中国居民平衡膳食宝塔(2016)

注:图片来源于中国营养学会官网

第一层:谷薯类,包括谷类、薯类、全谷物和杂豆。谷薯类是我国膳食能量的主要来源,也是多种微量营养素和膳食纤维的良好来源。推荐每人每天摄入谷薯类食物 250～400 g,其中全谷物和杂豆类 50～150 g,薯类 50～100 g。

第二层:蔬菜水果。蔬菜水果是膳食纤维、微量营养素和植物化学物的良好来源。推荐每人每天摄入蔬菜 300～500 g,水果 200～350 g,其中深色蔬菜应占 1/2,还要注意果汁不能替代鲜果。

第三层:鱼、禽、肉、蛋等动物性食物,包括畜禽肉、水产品、蛋类。这些动物性食物是优质蛋白、脂类、维生素、矿物质的良好来源。推荐每人每周吃鱼 280～525 g,畜禽肉 280～525 g,蛋类 280～350 g,平均每人每天摄入畜禽肉、水产品、蛋类的总量为 120～200 g。建议动物性食物的摄入要适量,有条件的优先选择水产品和禽肉,吃鸡蛋不弃蛋黄,少吃肥肉、烟熏和腌制肉制品。

第四层:奶类、大豆及坚果类。奶类富含钙,是优质蛋白质和 B 族维生素的良好来源,推荐每人每天摄入奶类 300 g。大豆富含优质蛋白质、必需脂肪酸、维生素 E,并含有大豆异黄酮、植物固醇等多种植物化合物。坚果富含脂类和多不饱和脂肪酸、蛋白质等营养素,是膳食的有益补充。推荐每人每天摄入大豆和坚果 25～35 g。建议经常吃豆制品,适量吃坚果,坚果最好一周 50～70 g 之间。

第五层:烹饪油和盐。推荐成人每天食盐不超过 6 g,每天烹调油 25～30 g。建议培养清淡饮食习惯,少吃高盐和油炸食品。

此外,膳食平衡宝塔推荐每个人都应保持足够的日常身体活动,相当于每天 6 000 步或以上。建议每周至少进行 5 d 中等强度身体活动,累计 150 min 以上。推荐在温和气候条件下,成年男性每日最少饮用 1 700 mL(约 8.5 杯)水,女性最少饮用 1 500 mL(约 7.5 杯)水,建议人体补充水分的最好方式是饮用白开水。

值得注意的是,膳食宝塔建议的各类食物摄入量都是指食物可食部分的生重。各类食物的重量不是指某一种具体食物的重量,而是一类食物的总量,因此在选择具体食物时,实际重量可以在互换表中查询。

2)平衡膳食宝塔的应用

(1)根据自己的能量水平确定食物需要　膳食平衡宝塔中推荐的每人每日各类食物适宜

摄入量范围适用于一般健康成人,在实际应用时首先要根据个人年龄、性别、身高、体重、劳动强度、季节等情况适当调整能量。然后,根据能量需要进行食物量的选择。

(2)食物同类互换,调配丰富多彩的膳食 应用膳食宝塔可把营养与美味结合起来,按照同类互换、多种多样的原则调配一日三餐。

(3)要因地制宜充分利用当地资源 我国幅员辽阔,各地的饮食习惯及物产不尽相同,只有因地制宜充分利用当地资源才能有效地应用膳食宝塔。

(4)要养成习惯,长期坚持 膳食对健康的影响是长期的结果。应用于平衡膳食宝塔需要自幼养成习惯,并坚持不懈,才能充分体现其对健康的重大促进作用。

3.中国居民平衡膳食餐盘(2016)

中国居民平衡膳食餐盘(2016)是按照平衡膳食原则,在不考虑烹饪用油盐的前提下,描述了一个健康成人(每日需要能量 1 600~2 400 kcal)一餐中膳食的食物组成和大致比例,形象直观地展示了平衡膳食食物合理组合和搭配(图4-2)。此餐盘适用于 2 岁以上人群。

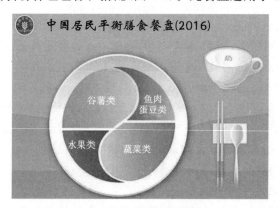

图4-2   中国居民平衡膳食餐盘(2016)

注:图片来源于中国营养学会官网

餐盘分为 4 部分,分别是谷薯类、动物性食品和富含蛋白质的大豆、蔬菜和水果,餐盘旁的一杯牛奶提示其重要性。结合餐盘图中色块显示,蔬菜和谷物面积最大,是膳食中的重要部分;按照重量计算蔬菜为膳食总重量的 34%~36%;谷薯类占总膳食重量的 26%~28%;水果占总膳食重量的 20%~25%;提供蛋白质的动物性食品和大豆最少,占膳食总重量的 13%~17%;一杯牛奶为 300 g。

与平衡膳食宝塔相比,平衡膳食餐盘更加简明,容易记忆和操作。按照餐盘比例计划膳食,简便易行,将很容易达到营养需求。即便是对素食者而言,只要将肉类替换为豆类,也能获得充足的蛋白质。

4.中国儿童平衡膳食算盘(2016)

中国儿童平衡膳食算盘(2016),又称平衡膳食算盘,是以中国儿童膳食指南为基础,在考虑实践中的可行性和可操作性的前提下,根据平衡膳食原则转化为各类食物数量的图形化表示,并采用直观的算盘形式表现,以便于传播正确的营养知识和指导儿童达到平衡膳食。此算盘份量适用于 8~11 岁中等体力活动水平的儿童。

中国儿童平衡膳食算盘(2016)将食物分为 6 行,并用不同颜色的彩珠表示(图4-3)。从下至上食物类别及代表颜色分别是:谷薯类(黄色)5~6 份,蔬菜类(绿色)4~5 份,水果类(蓝色)

3～4 份,动物性食物类(紫色)2～3 份,大豆坚果奶类(香槟色)2～3 份,油和盐(红色)适量。此外,算盘中跑步的儿童身挎水壶,表明鼓励喝白开水、每天户外运动 1 小时、积极活泼的生活和学习的思想。与传统中国居民平衡膳食宝塔相比,中国儿童膳食算盘在膳食宝塔基础上将蔬菜和水果分为两类,便于与儿童及其膳食制作者更好地沟通,并易于记忆一日三餐食物的基本构成。

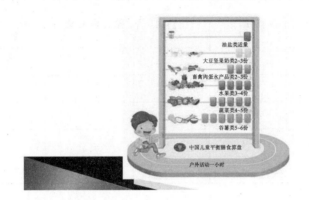

图 4-3　中国儿童平衡膳食算盘(2016)
注:图片来源于中国营养学会官网

中国儿童平衡膳食算盘(2016)是平衡膳食的可视化模板,是学龄儿童膳食指南推荐的总结和核心精神体现。算盘覆盖了六大类儿童必需的基本食物,以提供充足的营养素和能量;同时,算盘结构以植物性食物为主、动物性食物为辅,并建议少油盐,提出了每餐大致食物组成及食物份数,以保障儿童正常的生长发育,促进健康。

三、膳食调查与评价

膳食调查是营养调查的一个组成部分,但它本身又是一个相对独立的内容。单独的膳食调查结果就可以成为对所调查人群进行改善营养咨询指导的依据。

膳食调查的目的是要了解不同地区、不同生活条件下某人群或某个人的饮食习惯、饮食构成的优缺点,了解存在的主要问题,研究常吃的食物种类和数量,再根据食物成分表计算出每人每日各种营养素的平均摄入量,根据目前营养学知识和体格测量、临床体征检查和营养状况的实验室检验等结果,评定不同人群的营养状况,从而改善饮食的调配,并为国家食物计划和改进人民营养状况提供科学依据。

(一)膳食调查方法

膳食调查的方法有食物称重法、记账法、24 小时膳食回顾法、食物频率法及化学分析法 5 种方法。一般常用的是 24 小时回顾法。

1. 食物称重法

食物称重法又称称量法,是指通过准确称量调查对象在调查期间每日每餐各种食物的消耗量,从而计算出营养素摄入量,可用于集体食堂、家庭和个人的膳食调查,一般调查时间为 3～7 d。调查期间调查对象在食堂或家庭以外吃的食物(包括零食)都应该详细记录,准确计算。采用称重法可以调查每天膳食变动情况及 3 餐食物的分配情况,且较为准确。但此法费时费力,不适合大规模个体调查。称重法的具体步骤分为称量和计算。

(1)称量　逐日逐餐对调查对象所食的各种食物逐一称量,称量结果以 kg 或 g 表示,并将结果记录于表中,如表 4-1 所示。

表 4-1　食物消耗记录表

食物名称	生重/g	熟重/g	生熟比	熟食剩余量/g	实际消耗量/g	
					熟重	生重

说明:

生重:烹饪前每种食物原料可食部的重量;可食部即市品去掉不可食部分之后的剩余物。

熟重:烹饪后熟时的重量。

生熟比＝生食物重量/熟食物重量。

熟食剩余量:指各种主副食进餐后的剩余重量,包括厨房剩余量和个人就餐剩余量。

(2)计算　将调查期间所消耗的食物按品种分类、综合,求得平均每人每日的食物实际消耗量;按食物成分表计算平均每人每日的营养素摄入量。具体计算方法见膳食调查结果计算。

2.记账法

记账法较为简便,适用于有详细伙食账目的集体单位的大规模调查,也可用于家庭。记账法的主要内容为调查出团体每天食品消耗的品种、数量和用餐人数。调查时间一般为 30 d,也可以更长。根据该单位在一定期限内的各种食物消耗总量和就餐者的人次数,计算出平均每人每日的食物消耗量,再根据食物成分表计算每人每日的能量和营养素的摄入量。

(1)食物的消耗量记录　食物消耗量＝食物最初库存＋每日购入量－每日使用废弃量－剩余总量。

调查期间,不要疏忽各种小杂粮和零食的登记,如绿豆、蛋类、糖果等。

(2)进餐人数登记　家庭或单位调查要记录每日每餐进食人数,然后计算总人日数。人日数是指调查对象以一日三餐为标准折合的用餐天数,一个人吃早、中、晚三餐为一个人日数。为了对调查对象所摄入的食物及营养素进行评价,还要了解进餐者的性别、年龄、劳动强度及生理状态,如孕妇、乳母等。

记账法容易掌握,方式简便,节省人力和财力,可以调查较长的时间,减少因时间和季节出现的误差。但不够准确,只能得到人均的摄入量,难以分析个体膳食状况。

3.24 小时膳食回顾法

24 小时膳食回顾法通过访谈的形式收集膳食信息的一种回顾性膳食调查方法。通过询问被调查对象过去 24 小时(从最后一餐吃东西开始向前推 24 小时)实际的膳食情况,对其食物和营养素摄入量进行计算和分析评价。此法要求:①被调查者尽可能准确回忆过去 24 小时摄入的所有食物,包括饮品和零食点心等;②调查人员引导被调查者按照一定的时间顺序进行回忆,同时记录每一餐所摄入食物的烹饪方法,以此为依据估算每天烹饪油的摄入情况;③调查人员必须询问并记录被调查者进餐时间和地点;④调查人员可以采用一些食物模型引导调查对象对食物摄入量进行估计判断;⑤调查人员需根据调查内容提前设计好调查表。如表4-2。

表 4-2　24 小时膳食回顾法调查表

姓名		性别		年龄	
职业			调查时间		
居住地址					
餐次	进餐时间	食物名称	原料组成	备注	
早餐					
加餐或零食					
午餐					
加餐或零食					
晚餐					
加餐或零食					

24 h 膳食回顾法简便、调查费时短、应答率高,可较为准确反映个人短期膳食情况。但此法调查结果误差较大,因为应答者的回顾依赖于短期记忆,且调查员之间的偏倚较大,导致调查的准确性较低。24 小时膳食回顾法适用于个体调查及特种人群的抽样调查,调查对象一般在 7~75 岁。

4.食物频率法

食物频率法是调查被调查者在一段时间内,食用某种食物的频次。这种方法通常采用问卷的形式进行。以被调查者进餐摄入的食物种类,根据每日、每周、每月甚至每年所食各种食物的次数或食物的种类来评价膳食营养状况,从而分析既往膳食习惯与某些慢性病发生的关系。

食物频率法方法简单、费用少,能够迅速获得平时食物摄入的种类和摄入量,反映长期营养素摄取的方式,可作为研究慢性病与膳食模式关系的依据,也可作为在群众中进行膳食指导宣传教育的参考,在流行病学研究中可以用来研究膳食与疾病之间的关系。但此法可能因为当前的膳食模式影响对过去膳食的回顾而产生偏倚。

5.化学分析法

化学分析法是通过实验室化学分析的方法,测定被调查者在一定时间内(通常是一日)所摄入食物的能量和各种营养素数量与质量的膳食调查方法。此法进行时需有专业人员和仪器设备,因此结果精确。但此分析法工作量大、耗资大,不适宜进行大规模的膳食调查。一般用于研究特定人群营养素摄入量,且需要精确测量时才采用。

(二)膳食调查结果计算与评价

1.膳食调查结果计算

1)就餐人日数

一个人 24 h 为一个人日,习惯上每日只吃两餐,或者由于特殊情况(如重体力劳动、夜班生产等),每日少于或多于三餐者也为一个人日。

个人人日数计算在家庭和集体就餐单位调查中很重要,24 h 回顾法在外就餐也要询问,并计算在餐次总数内。其公式为:

个人人日数=早餐餐次总数×早餐餐次比+中餐餐次总数×中餐餐次比+晚餐餐次总数×晚餐餐次比

全家总人日数=所有在家用餐个人的人日数之和

【案例 1】在某托儿所调查,早餐有 20 名儿童进餐、中餐有 30 名、晚餐有 25 名。计算该托儿所人日数。

计算步骤如下:

步骤 1:定餐次比

餐次比的确定一般早餐为 30%、中晚餐各为 30%~40%为宜,也可按照儿童的三餐能量比各占 1/3 计算。

步骤 2:计算群体总人日数

若假设儿童的三餐能量比各占 1/3,总人日数:(20+30+25)×1÷3=25 人日。

若该托儿所三餐能量分配比例为早餐 20%、中餐 40%、晚餐 40%,则总人日数计算为(20×0.2+30×0.4+25×0.4)=26 人日。

【案例 2】已知某机关某日用餐人数和能量消耗如表 4-3,请计算该日就餐人日数。

表 4-3　某机关某日用餐人数和能量消耗

用餐时间	用餐人数/人	消耗能量/kcal
早	60	43 200
中	80	76 800
晚	45	28 800
合计	185	148 800

计算步骤如下:

步骤 1:计算平均每人每日消耗能量=各餐能量消耗量÷各餐人数

早餐每人消耗能量=43 200÷60=720(kcal)

午餐每人消耗能量=76 800÷80=960(kcal)

晚餐每人消耗能量=28 800÷45=640(kcal)

平均每人每日消耗能量总量是 2 320(kcal)。

计算该机关某日人均能量消耗见表 4-4。

表 4-4　某机关某日人均能量消耗

用餐时间	用餐人数/人	消耗能量/kcal	人均能量消耗/kcal
早	60	43 200	720
中	80	76 800	960
晚	45	28 800	640
合 计	185	148 800	2 320

步骤 2:计算三餐餐次比

早餐餐次比＝720÷2 320×100％＝31.0％

午餐餐次比＝960÷2 320×100％＝41.4％

晚餐餐次比＝640÷2 320×100％＝27.6％

计算该机关某日餐次比见表 4-5。

表 4-5　某机关某日餐次比

用餐时间	人均能量消耗/kcal	餐次比/％
早	720	31
中	960	41.4
晚	640	27.6
合 计	2 320	100

步骤 3:计算人日数＝早餐餐次总数×早餐餐次比＋中餐餐次总数×中餐餐次比＋晚餐餐次总数×晚餐餐次比＝60×0.31＋80×0.414＋45×0.276＝18.6＋38.12＋12.42＝69.14

计算该机关某日人日数见表 4-6。

表 4-6　某机关某日人日数

用餐时间	用餐人数/人	人均能量消耗/kcal	餐次比/％	人日数
早	60	720	31	18.6
中	80	960	41.4	38.12
晚	45	640	27.6	12.42
合 计	185	2320	100	69.14

结论:该日的人日数为 69.14。

2)平均每日食物摄入量的计算

平均每日食物摄入量即是将调查对象在调查期间所消耗的各种食物量被人日数除所得的平均食物摄入量,要求算成千克数,以便使用食物成分表计算平均能量及营养素的摄入量。其计算公式如下:

调查对象每人每天各种食物平均摄入量＝调查期间各种食物的消耗总量÷人日数

如果采用记账法调查,调查期间的食物消耗量要考虑市售食物的可食百分比。

如果采用称重法调查,则要求将调查对象所摄食各种熟食物通过生熟比逐一换算为其食物的重量。如果计算全家平均每日各种食物摄入量,先要计算全家食物实际消耗量:全家食物实际消耗量=食物结存量+每日购进食物量-每日废弃食物总量-剩余总量;再计算全家总人日数:全家总人日数=所有在家用餐个人的人日数之和;最后再计算全家平均每日各种食物摄入量:平均每日各种食物摄入量=实际消耗量(kg)÷全家总人日数。

3)各类食物的摄入量计算

依据"中国居民平衡膳食宝塔",将食物分为9大类,见表4-7。在进行食物归类时,有些食物要进行折算才能相加,如计算乳类摄入量时,不能将鲜奶与奶粉直接相加,应按蛋白质含量将奶粉算出一个系数,相乘折算成鲜奶量再相加。其他类食物如各种豆制产品,也同样进行折算后才能相加。

表 4-7　食物分类

食物类别													
谷薯类			蔬菜类	水果类	畜禽肉	水产品	蛋类	奶及奶制品	大豆及坚果类		纯能量物质及其他			
谷物类	薯类	杂豆							大豆及制品	坚果类	油脂类	蔗糖	酒精	食盐
摄入量/g													

4)平均每人每日营养素摄入量的计算

每人每日营养素摄入量应根据食物成分表中各种食物的能量及营养素的含量来计算。要注意调查食物是生重还是熟重,若食物编码中有熟食编码,尽量采用熟重,食物的重量也要按熟重记录。还要注意调查的食物是净重还是市品(毛重),如为市品,先按食物成分表中各种食物的"可食部"换算成净重。食物成分表中查不到的食物可用近似食物的营养成分代替,但要注明。

可食部(EP)=[食品重量(W)-废弃部分重量(W_1)]/ 食物重量(W)

食物中某种营养素的摄入量=食物摄入量×可食部(%)×100 g 可食部食物所含有的该营养素量÷100

某营养素日摄入总量=$\sum$[各种食物日摄入量×可食部(%)×100 g 可食部食物所含有的该营养素量÷100]

平均每人每日某营养素摄入总量=$\sum$[平均每日各种食物日摄入量×可食部(%)×100 g 可食部食物所含有的该营养素量÷100]

2.膳食调查结果评价

1)膳食调查结果评价内容

膳食调查结果评价包括膳食结构分析评价、能量和营养素摄入量分析评价、能量及蛋白质来源分析评价、能量餐次分配的评价等。

膳食结构分析评价:指各类食物的品种和数量在膳食中所占的比重,包括膳食中食物种类是否多样化、膳食中各类食物摄入量是否达到标准。膳食结构分析评价以"中国居民平衡膳食宝塔"为参考依据,但值得注意的是,"中国居民平衡膳食宝塔"是一个健康成人每人食物量摄入的平均水平模式。

能量和营养素摄入量分析评价:以"中国居民膳食营养素参考摄入量(DRIs)"为标准,对被调查者的能量和营养素摄入量进行评价。如果被调查者能量和三大产热营养素摄入量为标准的90%～110%,则能量和三大产热营养素的摄入量合理;若被调查者能量和三大产热营养素摄入量长期为标准的110%以上,就可能发生营养过剩;若被调查者能量和三大产热营养素摄入量长期低于标准的90%,就可能出现营养不足症;若摄入量长期低于标准的80%,就可能出现营养素缺乏症。

能量和蛋白质来源分析评价:能量来源分析评价一般包括膳食中供能的食物来源及供能营养素来源分布评价。我国推荐的合理膳食中,碳水化合物、脂肪、蛋白质提供的能量分别占膳食总能量的55%～65%、20%～30%、10%～15%。对膳食蛋白质的评价不仅要考虑其数量,还要对其质量进行分析评价。一般认为,合理膳食应在摄入蛋白质数量足够的基础上,其中优质蛋白质摄入量应占总蛋白质摄入量的1/3以上。

能量餐次分配评价:一般认为,合理膳食的三餐能量分配适宜比例为早餐30%、中餐40%、晚餐30%。上午加餐或饮食可归于早餐,下午加餐或饮食可归入午餐,夜宵可归入晚餐。

2)膳食调查结果评价注意事项

对个体膳食评价的核心是比较个体的日常摄入量和需要量。在任何情况下,一个人的真正需要量和日常摄入量只能是一个估算结果,因此对个体膳食适宜性评价都是不精确的。正确描述摄入量和恰当选择参考值对评价有重要意义。对结果进行解释,必要时应当结合该个体其他方面的材料,如体格测量或生化测定结果进行综合评价,以确定某些营养素的摄入量是否足够。

对群体的评价主要是评估人群中摄入不足或摄入过多的流行情况,以及亚人群间摄入量的差别。评价方法是比较日常营养素摄入量与需要量以评估摄入不足。对于有平均需要量(EAR)的营养素,摄入量低于EAR者在群体中占的百分数即为摄入不足的比例数。对于有适宜摄入量(AI)的营养素只能比较群体平均摄入量或中位摄入量和AI的关系。但当平均摄入量低于AI时,则没有办法判断摄入不足的比例。日常摄入量超过可耐受最高摄入量(UL)者所占的百分数就是人群中有过量摄入风险的比例。

【案例3】经过膳食调查,得到某14岁男生(轻体力活动水平)一日食谱(表4-8),请对该食谱进行综合分析和评价。

表4-8　18岁男大学生一日食谱

餐次	食谱(食物重量均指可食部分)
早餐	火腿面包:面粉150 g、火腿25 g 牛奶250 g 苹果100 g
中餐	馒头:面粉150 g 青椒肉丝:青椒100 g、瘦猪肉45 g、植物油6 g 熏干芹菜:熏干30 g、芹菜100 g、植物油5 g

续表4-8

餐次	食谱（食物重量均指可食部分）
晚餐	米饭：大米125 g 番茄炒鸡蛋：番茄120 g、鸡蛋50 g、植物油5 g 韭菜豆腐汤：韭菜25 g、南豆腐30 g、植物油5 g

步骤1：膳食结构分析评价

将食谱中各种食物归类，计算食物的品种数量及每类食物摄入量，并与"中国居民平衡膳食宝塔"推荐值作比较。见表4-9。

表4-9　食谱中食物种类及数量

食物类别	原料及质量	总计/g	推荐值/g
谷类薯类	面粉150 g、面粉150 g、大米125 g	425	250～400
蔬菜水果	青椒100 g、芹菜100 g、番茄125 g、韭菜25 g 苹果100 g	450	蔬菜300～500 水果200～350
禽畜肉及鱼类	火腿25 g、瘦猪肉45 g	70	80～150
蛋类	鸡蛋60 g	50	40～50
豆类及其制品	熏干30 g、豆腐30 g	13.5＋6.9＝20.4	25～35
奶类	牛奶250 g	250	300
纯能量食物	植物油19 g	19	油25～30

分析评价：该男生摄食的食物种类有14种，符合膳食指南核心推荐每天摄入食物种类至少12种。从食物摄入的数量上，与平衡膳食宝塔推荐量相比，谷类摄入稍多，缺乏薯类及杂粮；肉类、豆类、奶类摄入稍少，水果摄入过少。因此，该男生的食物多样化，食物结构较为合理；动物性食物中，无鱼虾类摄入；水果只有一种，且摄入量偏低。依据宝塔推荐，应补充鱼虾类摄入，增加水果品种和数量。

步骤2：能量和营养素摄入量分析评价

①算出每种食物所含营养素的量。查《中国食物成分表》，获得食谱中各食物100 g中该营养素含量，食物中所含营养素的量计算公式：

食物中某营养素含量＝食物质量(g)×可食部％×100 g食物中该营养素含量÷100

②计算出所有食物提供的营养素含量并累计相加，得到该食谱提供能量和营养素，见表4-10。

表4-10 膳食能量和营养素摄入量评价表

项目	能量/kcal	蛋白质/g	脂肪/g（%E）	碳水化合物/g（%E）	钙/mg	铁/mg	维生素A/μgRE	维生素C/mg	维生素B₁/mg
摄入量	2 227.4	80.1	56.1（22.7%）	355.6（63.9%）	592.5	21.7	441.2	117.8	1.6
推荐摄入量	2 500	75	20%～30%	55%～65%	1 000	16	820	100	1.6
占推荐量百分比/（%）	89.10	106.8	范围内	范围内	59.25	135.63	53.80	117.8	100

③能量和营养素摄入量分析评价。将计算结果与《中国居民膳食营养素参考摄入量（DRIs）2013》中同年龄、同性别人群水平比较。见表4-10。食谱提供的能量和蛋白质、脂肪、糖水化合物三大产热营养素摄入量为推荐值的90%～110%，食谱中提供的铁、维生素C、维生素B₁在推荐量的80%～120%范围内，食谱中提供的钙、维生素A远远低于推荐量的80%，则该食谱提供给男生一日所需要的能量和三大产热营养素的摄入量合理，提供该男生一日所需的铁、维生素C、维生素B₁基本符合要求，但钙、维生素A不足。建议钙可通过适当增加奶制品及豆制品摄入来弥补，维生素A可通过每周补充1～2次动物肝脏来弥补。

④分析评价能量的来源。计算蛋白质、脂肪、碳水化合物三种营养素提供的能量及占总能量的比例，并与合理膳食推荐值比较。见表4-11。

蛋白质提供能量占总能量比例＝80.1 g×4 kcal/g÷2 227.4 kcal≈14.4%

脂肪提供能量占总能量比例＝56.1 g×9 kcal/g÷2 227.4 kcal≈22.7%

碳水化合物提供能量占总能量比例＝100%－14.4%－22.7%＝62.9%

表4-11 膳食能量来源分配

项目	蛋白质	脂肪	碳水化合物
适宜的能量来源分配/（%E）	12～14	20～30	55～65
实际的能量来源分配/（%E）	14.4	22.7	62.9

由表中可知，食谱蛋白质、脂肪、碳水化合物的供能比例适宜。

⑤分析评价蛋白质的来源

将来自动物性食物及豆类食物的蛋白质累计相加，得33.6 g，食谱中总蛋白质为80.1 g，算得：

动物性及豆类蛋白质占总蛋白质比例＝33.6g÷80.1g×100%＝41.9%。

分析评价：优质蛋白质占总蛋白质的比例超过1/3，接近一半，可认为优质蛋白质的供应量比较适宜。

⑥能量餐次分配分析评价

早餐供能比：835.3÷2 227.4＝37.5%

午餐供能比：761.1÷2 227.4＝34.2%

晚餐供能比：631.0÷2 227.4＝28.3%

分析：三餐能量分配与比较适宜的30%、40%、30%比较，早餐供能比偏高，晚餐供能比偏低，须将早餐部分能量密度高的食物调整到晚餐。

⑦评价结论：该食谱食物种类较齐全，考虑了优质蛋白质的供应，但三餐能量分配上早餐供能偏高，晚餐供能偏低，也存在部分营养素（如钙、维生素 A）数量不足，稍做调整不失为一份较为科学合理的学生营养食谱。

四、个人营养方案的制定

二维码 4-7　一日三餐怎么吃(1)（视频）

个人营养方案内容主要包括膳食和营养素补充，所以，个人营养方案制定的核心就是个人营养食谱的制定。营养食谱编制就是运用平衡膳食的理论，对烹饪原料进行合理选择、搭配，并根据烹饪原料的营养素分布与特点，运用合理的烹饪方法烹制成美味佳肴，以促进食欲，提高营养素的消化吸收率，使人体合理获取身体所需的各种营养素，保证身体健康。营养食谱编制时要注意以下原则：①保证营养平衡；②照顾饮食习惯，注意饭菜口味；③考虑季节和市场供应情况；④兼顾个人经济条件。

目前食谱编制方法通常有三种：计算法、食物交换份法和计算机食谱编制法。

(一)计算法编制食谱

计算法是食谱编制最常见、最重要的方法，也是其他各种食谱编制方法的基础。

【案例4】刘先生，38 岁，公交车司机，身高 175 cm，体重 72 kg，以大米、猪肉、青鱼块、卷心菜、黄瓜为原料，为其设计中餐食谱。

【工作准备】

1.《中国食物成分表》《中国居民膳食营养素参考摄入量(DRIs)2013》、成人每日能量供给量估算表、计算器。

2.食谱编制记录表格。

3.复习健康成人对能量和各种营养素的需求和体格检查评价方法。

【步骤】

1.判断体型

(1)根据提供的资料，计算标准体重和体质指数(BMI)值。

标准体重(kg)＝身高(cm)－105＝175－105＝70

BMI＝体重(kg)/身高(m)^2＝72/1.75^2＝23.5

(2)根据 BMI 值判断体型，以《中国成人超重和肥胖症预防控制指南》为标准，BMI 值 23.5 为正常体重，刘先生属正常体型。

2.确定每日能量和营养素膳食目标

(1)直接查表法　健康成人可按照性别、年龄、劳动分级等，直接查找《中国居民膳食营养素参考摄入量(DRIs)2013》中 RNI 或 AI 为营养目标。

(2)计算法

①刘先生 38 岁，BMI 正常，属健康成年男性。

②公交车司机，属中等体力劳动，查《成人每日能量供给量估算表》，其标准体重能量需要量为 167.36 kJ/(kg·d)[40 kcal/(kg·d)]。

③其全日能量供给量＝标准体重(kg)×标准体重能量需要量(kcal/kg)＝70×40＝2 800 (kcal)。

④确定每日三种产能营养素的供给量。

在平衡膳食中,蛋白质、脂肪、碳水化合物三大供能营养提供能量应分别占总能量的15％、20％～30％、55％～65％,在计算中一般取中间值,则:

每日蛋白质需要(g)＝2 800(kcal)×15％÷4(kcal/g)＝105(g)

每日脂肪需要(g)＝2 800(kcal)×25％÷9(kcal/g)＝77.7(g)≈78(g)

每日碳水化合物需要(g)＝2 800(kcal)×60％÷4(kcal/g)＝420(g)

3.确定中餐三种产能营养素的供给量

根据餐次能量分配原则,早餐能量应占全天总能量的25％～30％,午餐应占40％,晚餐应占30％～35％。实践中,一般要根据职业、劳动强度和生活习惯进行适当调整。但健康成人其三餐能量分配一般为:早餐：中餐：晚餐＝30％：40％：30％。则中餐三种产能营养素的供给量:

蛋白质(g)＝105×40％＝42(g)

脂肪(g)＝78×40％≈31(g)

碳水化合物(g)＝420×40％＝168(g)

4.确定中餐主食品种和数量

(1)主食的品种主要根据用餐者的饮食习惯来确定,本例中餐提供的是大米。

(2)中餐主食的数量根据该餐碳水化合物的供给量来确定。

查《中国食物成分表》,100 g大米中碳水化合物的含量为76.8 g,则:

中餐所需大米量＝168÷76.8％≈218.8≈220(g)。

5.确定中餐副食品种和数量

(1)副食品种主要根据膳食宝塔要求的食物种类和数量及用餐者的饮食习惯来确定,本例中餐提供的是猪肉、青鱼块。

(2)中餐副食的数量根据中餐副食蛋白质供给量来确定。

中餐副食蛋白质供给量＝中餐蛋白质供给量(g)－中餐主食所含蛋白质量(g)

查《中国食物成分表》,100 g大米中蛋白质的含量为6.8 g,则主食所含蛋白质量＝大米量(g)×大米中蛋白质的含量＝220×6.8％＝15(g)

中餐副食蛋白质供给量＝42－15＝27(g)

查《中国食物成分表》得100 g猪肉、100 g青鱼块中蛋白质的含量分别为20.2 g和19.5 g。

若按猪肉、青鱼块提供蛋白质各占50％计,则中餐瘦猪肉量＝副食蛋白质供给量(g)×50％÷瘦猪肉蛋白质含量＝27×50％÷20.2％＝66.8(g)≈67(g)

中餐青鱼块量＝27×50％÷19.5％≈69.2(g)≈70(g)

6.计算中餐烹饪用油量

中餐烹饪用油量＝中餐脂肪需要量(g)－中餐主副食脂肪供应量(g)

查《食物成分表》得100 g大米、100 g猪肉、100 g青鱼块中脂肪的含量分别为1.3 g、10.1 g、5.2 g。

中餐主、副食脂肪供给量＝中餐大米提供的脂肪＋中餐瘦猪肉提供的脂肪＋中餐青鱼块提供的脂肪＝220×1.3％＋67×10.1％＋70×5.2％≈13.27≈13(g)

(3)中餐烹饪用油量＝中餐脂肪需要量(g)－主副食脂肪供应量(g)＝31－13＝18(g)

7.配备蔬菜,完成食谱一览表

(1)蔬菜的品种和数量可根据不同季节、市场的供应情况,以及与动物性食物和豆制品配菜的需要来确定。

(2)叶菜类应占一半以上,主要增加维生素和矿物质.

(3)食谱中每餐蔬菜的量一般不用计算,按照每日的需要摄入量在三餐中直接进行分配。成人每日蔬菜的摄入量在 300～500 g,假如中餐配备蔬菜 300 g,本例中餐可配卷心菜 200 g、黄瓜 100 g(表 4-12)。

表 4-12　中餐食谱一览表

食物名称	原料	重量/g
米饭	大米(硬米,标一)	220
卷心菜炒肉片	卷心菜	200
	瘦猪肉	67
	食用油	10
红烧青鱼块	青鱼块	70
	食用油	8
凉拌黄瓜	黄瓜	150

8.食谱进行评价与调整

食谱制定后计算出所提供能量及营养素的数量,与《中国居民膳食营养素参考摄入量(DRIs)2013》对应的推荐量标准比较。一般能量和供能营养素摄入达到标准的 90%～110% 为正常。如果某种营养素的供给与标准相差过大,必须进行适当调整。调整食谱中食物品种、数量以及搭配,直至基本符合要求。

必须注意的是,有些营养素的摄入只要在一段时间内保持平衡即可,并不需要每天都达到供给量标准的摄入要求。如维生素 A、维生素 D、钙、铁等。

本例由于只编制了中餐,故在此不做评价和调整。

(二)食物交换份法编制食谱

食物交换份法:将常用食物按其所含营养素量的近似值归类,计算出每类食物每份所含的营养素值和食物质量,再将每类食物的内容设计成表格,供配餐时交换使用的一种方法。其特点有:①简单、实用、易于操作,但不如计算法精确;②以计算法作为基础,对食物的营养素分布需有更为详细的了解,需要更多的实践经验;③以一日食谱为模本,设计出一周或一月食谱。它是完成一周食谱最简便的方法。

二维码 4-8　一日三餐怎么吃(2)(视频)

1.食物交换份法食谱编制原理

(1)食物交换份法中食物分类　根据所含类似营养素的量,把常用食物归为 4 类,即:含碳水化合物较丰富的谷薯类食物;含维生素、矿物质和膳食纤维丰富的蔬菜、水果类;含优质蛋白质丰富的肉、鱼、乳、蛋、豆及豆制品类;含能量丰富的油脂、纯糖和坚果类食物。

(2)各类食品、每一个食物交换份中所含三大产能营养素的量,见表 4-13。

表 4-13 每一交换份食品的产能营养素含量表

组别	食品类别	每份质量/g	能量/kcal	蛋白质/g	脂肪/g	碳水化合物/g	主要营养素
一、谷薯组	1.谷薯类	25	90	2.0	—	20.0	碳水化合物、膳食纤维
二、蔬果组	2.蔬果类	500	90	5.0		17.0	矿物质、维生素、膳食纤维
	3.水果类	200	90	1.0		21.0	
三、肉蛋组	4.大豆类	25	90	9.0	4.0	4.0	蛋白质
	5.奶类	160	90	5.0	5.0	6.0	蛋白质
	6.肉蛋类	50	90	9.0	6.0		蛋白质
四、油脂组	7.坚果类	15	90	4.0	7.0	2.0	脂肪
	8.油脂类	10	90	—	10.0	—	脂肪
	9.食糖类	20	90			20.0	蔗糖

(3)各类食物每个交换份的质量,见表 4-14 至表 4-20。

表 4-14 谷薯类食品的能量等值交换份表

食品名称	质量/g	食品名称	质量/g
大米 小米 糯米 薏米	25	干粉条 干莲子	25
高粱米 玉米渣	25	油条 油饼 苏打饼干	25
面粉 米粉 玉米面	25	烧饼 烙饼 馒头	35
混合面	25	咸面包 窝窝头	35
燕麦片 莜麦面	25	生面条 魔芋生面条	35
荞麦面 苦荞面	25	马铃薯	100
各种挂面 龙须面	25	湿粉皮	150
通心粉	25	鲜玉米(1个,带棒心)	200
绿豆 红豆 芸豆 干豌豆	25		

注:每份谷薯类食品提供蛋白质 2 g,碳水化合物 20 g,能量 376 kJ(90 kcal)。根茎类一律以净食部分计算。

表 4-15 蔬菜类食品的能量等值交换份表

食品名称	质量/g	食品名称	质量/g
大白菜 圆白菜 菠菜 油菜	500	白萝卜 青椒 茭白 冬笋	400
韭菜 茴香 茼蒿	500	倭瓜 南瓜 菜花	350
芹菜 苤蓝 莴笋 油菜苔	500	鲜豇豆 扁豆 洋葱 蒜苗	250
西葫芦 番茄 冬瓜 苦瓜	500	胡萝卜	200
黄瓜 茄子 丝瓜	500	山药 荸荠 藕 凉薯	150
芥蓝 瓢菜	500	慈姑 百合 芋头	100
蕹菜 苋菜 龙须菜	500	毛豆 鲜豌豆	70
鲜豆芽 鲜蘑 水浸海带	500		

注:每份蔬菜类食品提供蛋白质 5 g,碳水化合物 17 g,能量 376 kJ(90 kcal)。每份蔬菜一律以净食部分计算。

表 4-16　肉、蛋类食品能量等值交换份表

食品名称	质量/g	食品名称	质量/g
热火腿 香肠	20	鸡蛋(1 大个 带壳)	60
肥瘦猪肉	25	鸭蛋 松花蛋(1 大个 带壳)	60
熟叉烧肉(无糖) 午餐肉	35	鹌鹑蛋(6 个带壳)	60
熟酱牛肉 熟酱鸭 大肉肠	35	鸡蛋清	150
瘦猪 牛羊肉	50	带鱼	80
带骨排骨	50	草鱼 鲤鱼 甲鱼 比目鱼	80
鸭肉	50	大黄鱼 黑鲢 鲫鱼	80
鹅肉	50	对虾 青虾 鲜贝	80
兔肉	100	蟹肉 水发鱿鱼	100
鸡蛋粉	15	水发海参	350

注:每份肉类食品提供蛋白质 9 g,脂肪 6 g,能量 376 kJ(90 kcal)。除蛋类为市品重量,其余一律为净食部分计算。

表 4-17　大豆类食品能量等值交换份表

食品名称	质量/g	食品名称	质量/g
腐竹	20	北豆腐	100
大豆	25	南豆腐(嫩豆腐)	150
大豆粉	25	豆浆	400
豆腐丝 豆腐干 油豆腐	50		

注:每份大豆及其制品提供蛋白质 9 g,脂肪 4 g,碳水化合物 4 g,能量 376 kJ(90 kcal)。

表 4-18　奶类食品能量等值交换份表

食品名称	质量/g	食品名称	质量/g
奶粉	20	牛奶	160
脱脂奶粉	25	羊奶	160
乳酪	25	无糖酸奶	130

注:每份奶类食品提供蛋白质 5 g,碳水化合物 6 g,能量 376 kJ(90 kcal)。

表 4-19　水果类食品能量等值交换份表

食品名称	市品质量/g	食品名称	市品质量/g
柿子 香蕉 鲜荔枝	150	李子 杏	200
梨 桃 苹果	200	葡萄	200
橘子 橙子 柚子	200	草莓	300
猕猴桃	200	西瓜	500

注:每份水果提供蛋白质 1 g,碳水化合物 21 g,能量 376 kJ(90 kcal)。每份水果一律以市品质量计算。

表 4-20 油脂类食品能量等值交换份表

食品名称	质量/g	食品名称	质量/g
花生油 香油(1汤匙)	10	猪油	10
玉米油 菜油(1汤匙)	10	牛油	10
豆油(1汤匙)	10	羊油	10
红花油(1汤匙)	10	黄油	10

注：每份油脂类食品提供脂肪 10 g,能量 376 kJ(90 kcal)。

(4)不同能量需要量所需的各类食物交换份数和质量,见表 4-21。

表 4-21 不同能量所需的各类食品交换份数

能量/kcal	交换单位份	谷薯类		蔬果类		肉蛋类		豆乳类			油脂类	
		质量/g	单位/份	质量/g	单位/份	质量/g	单位/份	豆浆量/g	牛奶量/g	单位/份	质量/g	单位/份
1 200	13.5	150	6	500	1	150	3	200	250	2	15	1.5
1 400	15.5	188	7.5	500	1	150	3	200	250	2	20	2
1 600	18	225	9	500 200	1+1	150	3	200	250	2	20	2
1 800	20	275	11	500 200	1+1	150	3	200	250	2	20	2
2 000	22	325	13	500 200	1+1	150	3	200	250	2	20	2
2 200	24.5	375	15	500 200	1+1	150	3	200	250	2	25	2.5
2 400	27	425	17	500 200	1+1	150	3	200	250	2	30	3

注：本表所列饮食并非固定模式,可根据就餐的饮食习惯,并参照有关内容加以调整。

2.食物交换份法食谱编制示例

【案例】某就餐对象的基本情况如下：一体育系女大学生,为重体力活动水平,20 岁,体重正常,请采用食物交换份法为其编制一日食谱。

【工作准备】

1.《中国居民膳食营养素参考摄入量(DRIs)2013》;

2.计算器或电脑;

3.了解就餐者营养状况、需求和劳动强度。

【工作程序】

1.确定能量和各类食物交换份数

体重正常、重体力活动水平、女大学生,查《中国居民膳食营养素参考摄入量(DRIs)2013》,该女大学生每日 EER 为 2 400 kcal。

查表 4-13 知,2 400 kcal 共需要 27 个食物能量等值交换份,其中谷薯类食物 17 个交换份,蔬果类食物 2 个交换份,肉蛋类食物 3 个交换份,豆乳类食物 2 个交换份,油脂类 3 个交换份。

2.根据各类食物能量等值交换份表,确定具体食物种类和供给量(表 4-22)。

(1)谷薯类 17 份:选择大米 7 份,25×7=175(g);面粉 8 份,25×8=200(g);玉米 2 份,25×2=50(g)。

(2)蔬果类 2 份:选择黄瓜 0.2 份,500×0.2=100(g);青菜 0.2 份,500×0.2=100(g);青椒 0.3 份,400×0.3=120(g);丝瓜 0.3 份,500×0.3=150(g);梨 0.5 份,200×0.5=100(g);西瓜 0.5 份,500×0.5=250(g)。

(3)肉蛋类 3 份:选择鸡蛋 1 份,50 g;瘦猪肉 1 份,50 g;对虾 1 份,80 g。

(4)豆乳类 2 份:选择豆腐干 0.5 份,50×0.5=25(g);牛奶 1.5 份,160×1.5=240(g)。

(5)油脂类 3 份:选择豆油 10×3=30(g)。

表 4-22　体育系女大学生一日食物的份额与重量

组别	食品类别	食物名称	份数	重量/g
谷薯组	谷薯类	大米	7.0	175
		面粉	8.0	200
		玉米	2.0	50
蔬果组	蔬菜类	黄瓜	0.2	100
		青菜	0.2	100
		青椒	0.3	120
		丝瓜	0.3	150
	水果类	梨	0.5	100
		西瓜	0.5	250
肉蛋组	大豆类	豆腐干	0.5	25
	乳类	牛奶	1.5	240
	肉蛋类	瘦猪肉	1.0	50
		对虾	1.0	80
		鸡蛋	1.0	50
能量组	油脂类	豆油	3.0	30
合计			27.0	

3.确定三餐中各类食物份数和质量,制定一日食谱

将所选择的食物的份数和质量,按大致 30%、40%、30% 分配至一日三餐中,并编制成食谱,见表 4-23。

表 4-23　体育系女大学生一日食谱

餐次	食物名称	原料组成	份数	重量/g	烹调方法	注意事项
早餐	牛奶	鲜牛奶	1.5	250	微加热	
	馒头	面粉	4.0	100	蒸	用鲜酵母发酵
		玉米粉	1.0	25		
	拌黄瓜	黄瓜	0.2	100	凉拌	加少量醋
	烹调用油	麻油	0.5	5		
	水果	梨	0.5	100		可在餐后食用
中餐	米饭	大米	7.0	175	煮	
	炒青菜	青菜	0.2	100	炒	
	烹调用油	豆油	0.7	7		
	青椒香干肉片	青椒	0.3	120	炒	
		瘦猪肉	1.0	50		
		豆腐干	0.5	25		
	烹调用油	豆油	0.7	7		
	水果	西瓜	0.5	250		可在餐后食用
晚餐	馒头	面粉	4.0	100	蒸	
		玉米粉	1.0	25		
	丝瓜炒蛋	丝瓜	0.3	150	炒	
		鸡蛋	1.0	50		
	烹调用油	豆油	0.6	6		
	红烧对虾	对虾	1.0	80	烧	
	烹调用油	豆油	0.5	5		

4. 关键点总结

(1)能量相等的食品可以进行交换。同类食品进行交换,水果一般不和蔬菜交换,食用少量坚果可减少烹调油使用量。

(2)食物交换份法是一种较为粗略的食谱编制方法。优点是简单、实用,可根据能量等值的原则,在蛋白质、脂肪、碳水化合物含量相近的情况下进行食物交换,可避免摄入食物太固定化,并增加饮食和生活乐趣。

(三)计算机法编制食谱

使用计算法编制食谱工作非常烦琐,特别是人工计算,不仅费时费力,而且存在精确度不高的缺陷。随着现代计算机技术的发展,营养食谱的计算和评价完全可以通过计算机软件实现。

首先将食物营养成分数据库、不同人群营养素供给量标准数据库、能量需要系数数据库等大量资料贮存入计算机,然后编程完成如营养素含量的计算、营养素分析、膳食营养结构分析、食谱编制等工作。目前已出现了众多膳食营养管理系统软件,使用者只要掌握基本的电脑技能,拥有营养配餐的相关知识,运用计算机贮存的各种菜肴的菜谱,就可以方便快捷地确定营养食谱,并且将该食谱菜肴选用的烹饪原料的营养素含量计算出来,从而得出食谱营养素的营养分析。

各种营养配餐软件虽然名称、界面不同,但基本操作都相差不大,都是基于计算法编制食谱的原理来运行。

一般常见的膳食营养管理系统软件都可以进行如下操作。

1. 根据原有数据自行设计一日、一周食谱并进行计算分析

软件一般都已经存贮有包含营养素含量数据的几十种菜肴的菜谱,只需将就餐者的信息(年龄、性别、身高、体重、体力活动强度)输入,计算机可以自动挑选食物种类,运用挑选出的食物自动编制出带量食谱,计算出各类食物的用量并自动将其合理地分配到一日三餐或三餐一点中。用户可对食谱进行评价、调整以使其符合自己的需要。

付费注册软件定期会对数据库进行升级,丰富数据资源。如果用户有新的食物原料或菜肴食谱也可以自行输入,将菜谱名称及原料名称、重量、烹饪方法等重新输入菜谱中,方便后续使用。

2. 根据食谱营养成分的分析计算结果提出相应的调整建议

用户可以输入食谱,通过计算将食谱中食物的种类和数量、各种营养素的种类和数量以及食物来源等进行分析比较,对不合理部分提出调整建议,使其营养素的搭配更加合理。

3. 许多软件还可对个体和群体的膳食营养状况做出综合评价

针对儿童青少年还可实现生长发育状况的评价。另外,特殊营养配餐应用软件还有减肥配餐的设计功能及常见病病人膳食的设计功能。

【知识拓展】

居民营养状况调查

居民营养状况调查简称营养调查,是通过各种手段准确了解某个体或群体营养状况的方法。

营养调查的目的是了解居民膳食摄取情况及其与营养摄取量的对比情况;了解与营养状况有密切关系的居民体质与健康状态,发现营养不平衡人群,为进一步营养监测和研究营养政策提供基础资料;通过综合/专题性研究如地方病、营养相关疾病与营养关系等,来研究某些生理常数、营养水平判定指标,复核营养参考摄入量等。营养调查既用于人群社会实践,也用于营养学研究。

营养调查的对象包括调查范围内的全体居民;按地址、职业、性别、年龄、经济生活水平、就餐方式等按比例分层抽样调查;调查年份的每个季节各调查一次,至少要在夏秋和冬春进行两次以反映季节特点;每次调查应不少于4天,不应包含节假日,周末可有可无。

营养调查的内容包括膳食调查、人体测量、人体营养水平生化检验、营养不足或缺乏临床检查。膳食调查具体内容见本模块。人体测量是应用临床方法检测受检者的体格、体征等,以确定受检者的营养水平和健康水平;人体营养水平生化检验是借助生化实验手段,检查机体的营养贮备水平和营养状况等;营养不足或缺乏临床检查是根据症状和体征检测营养不足和缺乏症,是一种营养失调的临床检查。

项目 2　健康教育与健康促进

项目目标

知识目标

掌握健康概念及影响因素,掌握健康教育、健康促进、健康传播的概念与特征,掌握健康教育工作步骤、健康促进的活动领域、健康传播的要素与技巧;

熟悉健康相关行为改变的理论、健康教育及健康促进与公共卫生的关系;

了解健康教育与健康促进的意义及发展。

能力目标

能够开展营养教育相关工作。

一、健康的概念及影响健康的因素

(一)健康的概念

1990 年,WHO 重新颁布了健康的概念:一个人只有在躯体、心理、社会适应和道德四个方面都健康,才算是完全健康。躯体健康即传统意义上的"无病、无伤、无残",能精力充沛地生活和劳动,满足基本的卫生要求,具有基本的预防和急救知识。躯体健康是初级(第一级)健康。心理健康就是人格完整,情绪稳定,积极情绪多于消极情绪,自我感觉良好,有较好的自控能力;能够保持心理上的稳定,能自尊、自爱、自信,有自知之明;在自己所处的环境中有充分的安全感,能保持正常的人际关系,能受到他人的欢迎和信任;对未来有明确的生活目标,能切合实际地不断进取,有理想和事业上的追求。社会适应健康就是心理活动和行为能适应复杂的环境变化,为他人所理解和接受。道德健康就是不损人利己,有辨别真伪、善恶、美丑、荣辱、是非的能力,能够按照社会公认的准则约束、支配自己的言行,愿为人们的幸福作贡献。

为了帮助人们判断一个人是否完全健康,WHO 又提出了个人健康的 10 条具体标准:①有充沛的精力,能从容不迫地应付日常生活和工作的压力而不感到过分紧张;②处事乐观,态度积极,乐于承担责任,对日常生活中的小事不计较;③善于休息,睡眠良好;④应变能力强,能适应环境的各种变化;⑤能够抵抗一般感冒和传染病;⑥体重适当,身体匀称,站立端正,臂、臀部位协调;⑦眼睛明亮,反应敏锐,眼睑不发炎;⑧牙齿清洁,无龋齿,无痛感,牙龈颜色正常,无出血现象;⑨头发有光泽,无头屑;⑩皮肤有弹性,走路感觉轻松。

然而,健康与疾病之间并没有明确的界限,"健康—亚健康—临床健康—疾病—死亡"有内在联系。一个人的机体可能潜伏着病理性缺陷或功能不全,而表面上看起来仍是"健康"的。例如,约有半数的高血压患者不知道自己患有高血压;在自知高血压的患者中,由于缺乏保健知识,自觉症状不严重而没有及时就医或坚持服药,不少患者最终出现脑卒中、冠心病等严重后果。

(二)影响健康的因素

影响健康的因素有很多,但归纳起来主要有以下 4 类。

1.医药卫生服务因素

医药卫生服务是指由医药卫生服务部门提供的预防、医疗、保健、康复等服务。我国医药卫生体制改革中的社区卫生服务中心，就是体现以群众为基础，以健康为中心的重要实践，是实现公平、平等和人人享有卫生保健宏伟目标的重要举措。

2.环境因素

健康不应仅仅立足于个人生理和心理的健康，更应强调人类与环境的统一，强调健康、环境与人类发展问题的整体性。影响健康的环境因素包括自然环境因素和社会环境因素。

(1)自然环境　自然环境包括阳光、空气、水、气候、地理等，它们是人类赖以生存和发展的物质基础，是人类健康的根本。保持自然环境与人类社会和谐发展对维护、促进健康的意义众所皆知，如对健康有益的居住环境比有效的医疗服务更能促进健康，而空气污染导致酸雨、光化学事件、地表水污染导致骨痛病、水俣病、癌症等都是恶劣的居住环境会损害健康的有力证明。

(2)社会环境　社会环境又称文化－社会环境，包括社会制度、法律、职业、经济、文化、教育、人口、民族、人际关系和社会状态等因素，它们都与健康息息相关。社会制度为健康提供相关的政策和资源保障；法律、法规是人们的行为准则；职业决定着人们的劳动方式、强度和环境等；经济条件决定着衣、食、住、行等物质文明的程度；民族、文化决定着人的风俗、习惯、道德、饮食结构、生活方式等精神文明的程度。贫穷、人口拥挤等都会给健康带来负面的影响。

环境因素对健康的影响越来越被人们所重视，这需要全社会共同承担起这份责任。

3.行为和生活方式因素

无论是环境中的有害因素，还是医疗卫生保健因素，都常以人的自身行为作为中介作用于人体。个体的不良行为和生活方式，都直接或间接妨碍健康，如高血压、糖尿病、冠心病、结肠癌、乳腺癌、前列腺癌、精神性疾病、自杀、性传播疾病等。

(1)行为因素　有些行为和特定的疾病之间关系密切。例如，吸烟与肺癌、慢性阻塞性肺病、缺血性心肌病及其他心血管疾病有密切关系；婚外性行为、吸毒等与艾滋病有密切关系，这些不良行为严重危害着人类的健康。

(2)生活方式　生活方式包括饮食习惯、社会生活习惯等，是建立在文化继承、社会关系、个性特征、遗传等综合因素基础上的稳定的生活特征，受到社会关系和个体特征的制约。不良生活方式所导致的疾病常因进展缓慢而易被忽视，危害更加严重。

行为和生活方式因素是四大因素中最活跃，也相对易改变的因素。研究表明，只要有效地控制行为危险因素，合理饮食、增加体育锻炼、戒烟限酒、合理用药等，可较大程度地减少急、慢性残疾，延长寿命。

4.生物学因素

生物学因素包括病原微生物、遗传、生物个体差异及心理等因素。对生物学因素的控制是20世纪人类医学的快速发展的主要表现。

(1)病原微生物　20世纪中期以前，病原微生物引起的感染性疾病一直都是人类死亡的主要原因。青霉素的发现、疫苗的发明、新型药物的合成和医学技术的进步使大部分感染性疾病逐渐被人类控制。但是，新型或变异的病原微生物，给人类健康提出了新的挑战，如 AIDS 病毒、新型流感病毒、新冠病毒等。

(2)遗传　人类明确的遗传缺陷和遗传性疾病近 3 000 种，占人类各种疾病的 20% 左右。目前，我国新生儿缺陷总发生率为 13.7‰，其中严重智力低下者每年有 200 万人。高血压、糖尿病、肿瘤等慢性疾病的发生也与遗传密切相关。

（3）个体的生物学差异　包括年龄、性别和健康状况等方面的差异。不同个体之间存在较大的生物学差异，对某种疾病的易感状态也有很大不同。例如，不同的人处于相同的流感危险因素下，其感染的可能性及患病的严重程度是不同的。

（4）心理因素　在现今充满竞争的社会，心理承受力和心理稳定性与健康的关系尤为明显。自杀率、抑郁症发病率的上升是心理因素影响健康的佐证。

二、健康教育与健康促进概述

（一）健康教育与健康促进的概念

1. 健康教育的概念

健康教育（health education）是指通过有计划、有组织、有评价的社会和教育活动，促使人们自觉地采纳有益健康的行为和生活方式，消除或减轻影响健康的危险因素，以达到预防疾病，促进健康和提高生活质量的目的。

2. 健康促进的概念

健康促进（health promotion）是促进人们维护和提高自身健康的过程，是协调人类与环境之间的战略，是规定个人与社会对健康各自所负的责任。其基本内涵包括个人行为改变、政府行为（社会环境）改变两个方面，并重视发挥个人、家庭、社会的健康潜能。

（二）健康教育与健康促进的发展

从1986年到2016年，WHO组织召开了九次世界（全球）健康促进大会，每次大会都标志着相应时期健康促进的发展。

第一届世界健康促进大会于1986年在加拿大渥太华举行，发布了《渥太华宪章》，明确指出了健康促进的行动领域：①制定能促进健康的公共政策；②创造支持的环境；③加强社区的行动；④发展个人技能；⑤促进调整卫生服务方向。

第二届世界健康促进大会于1988年在澳大利亚的阿德莱德召开。通过会议讨论，大家达成共识，对健康的公共政策行动提出了建议：健康的公共政策的特点是明确所有政策领域必须考虑到健康和平等，并对健康负有责任。健康的公共政策的主要目的是创造支持性环境以使人们能够健康地生活。健康的公共政策应使民众对健康有选择权和较容易达到，并创造增进健康的社会环境和自然环境。

第三届世界健康促进大会于1991年在瑞典的松兹瓦尔召开，发布了《松兹瓦尔宣言》，把健康和环境两大主题紧密联系起来。会议号召全世界的人民积极行动起来，创造一种对健康更为支持的环境；指出了四种关键性的公共卫生行动策略，以促进在社区水平创建支持性环境。

第四届国际健康促进大会于1997年7月在印度尼西亚首都雅加达举行。全体与会者一致通过了《雅加达健康促进宣言》，提出了21世纪健康促进的重点：①提高全社会对健康的责任感；②增加对健康发展的投资；③巩固、扩大健康领域中的伙伴关系力；④增强社区的能力及赋予个人权；⑤保证促进健康所需的基础设施。

第五届世界健康促进大会于2000年在墨西哥召开。主题是"健康促进——建立公平的桥梁"，目的是展示健康促进如何改善人们的健康状况和生活质量，尤其是那些生存环境较为恶劣的脆弱人群;在国际、国家和地区的发展议程中,把健康促进置于优先地位,促进社会不同部门及各个阶层间建立密切的合作关系。同时提出了面向 21 世纪健康促进的 6 个技术性的优先领域:①强化健康促进的证据;②强调社会对健康的责任;③加强社区和个人的能力建设;④增加健康促进的投入;⑤发展健康促进工作的基础体系;⑥重新调整卫生系统和卫生服务。

第六届世界健康促进大会于 2005 年在泰国曼谷召开,在大会通过的《健康促进曼谷宪章》中号召人们承诺:①促进健康列为全球发展议程的中心地位;②使促进健康作为所有政府部门的基本责任;③使促进健康作为社区和民间社会的重要关注点;④使促进健康成为一项良好合作实践的要求,从而达到健康为人人的目标。

世界卫生组织(WHO)于 2009 年 10 月 26 日至 30 日在肯尼亚的内罗毕召开第七届全球健康促进国际大会,相关主题为:社区权力;健康知识和健康行为;加强卫生系统;伙伴关系和跨部门行动;能力建设促进健康。

2013 年 6 月 9 日至 14 日,第八届全球健康促进大会在芬兰赫尔辛基召开。主题是"将健康融入所有政策"(Health in All Policies),围绕"将健康融入所有政策"策略的理论基础、国家和地区经验、筹资与分配、减少健康不公平等,分主题进行了广泛交流与研讨。

2016 年 11 月 21 日至 24 日,由世界卫生组织和中国国家卫生计生委联合主办的第九届全球健康促进大会在中国上海举行。来自全球 100 多个城市的市长就协同推进健康与城市可持续发展达成《健康城市上海共识》(简称《上海共识》)。《上海共识》充分认识到健康与城市可持续发展相辅相成、密不可分,也认识到健康和福祉是联合国 2030 发展议程和可持续发展目标的核心,呼吁世界上所有的城市,不论大小、贫富,积极参与健康城市建设,为健康作出积极的政治决策,并承诺朝着共同的目标努力——建设我们能力所及的最健康城市。

(三)健康教育与健康促进的目的与意义

1. 健康教育与健康促进的目的

(1)帮助人们树立正确的健康观　通过健康教育与健康促进活动,让人们了解健康不仅仅是没有疾病或虚弱,而且是人体在躯体、心理和社会等多维度的完好状态,帮助人们树立正确的健康观。个体健康不仅对自己非常重要,而且是关系家庭幸福、社会和谐的重要因素,所以,促进健康是每个人的社会责任,人们应该履行自己的健康职责。

(2)帮助人们掌握影响健康的相关因素　通过健康教育与健康促进活动,促使人们了解社会生活的各个环节与健康有关的影响因素,并在生活、学习、工作、休闲以及突发性事件中尽可能减少受到各种致病因素的侵害,降低急性传染性疾病、慢性非传染性疾病和各种伤害的发生率,提高社会健康水平。

(3)帮助人们合理利用医疗卫生资源　通过健康教育与健康促进活动,让人们了解医学科学技术的基本原理及其局限性,了解相关疾病产生的原因、治疗方法、护理、康复等方面的知识,做到积极配合治疗,合理利用医疗资源,理解疾病正常转归。

(4)帮助人们建立健康的生活方式　通过健康教育与健康促进活动,提高人们预防保健知识和道德健康水平,促使人们正确认识现代社会因素迅速变化对自身的影响,帮助人们建立健康的生活方式,改变不利于健康的个人行为习惯,自觉地采纳有利于健康的行为习惯,促进家庭社会和谐,提高健康水平和生活质量。

(5)帮助人们树立健康投资意识　通过健康教育与健康促进活动,让人们了解健康每时每刻都受到各种各样因素的影响,人们不能仅在生病的时候关心健康,而是要经常关心健康。为了维护和增进健康,人们需要在人生的各个阶段对健康给予时间、资金、精力等各种资源的投入。

(6)帮助人们提高自我保健能力　通过健康教育与健康促进活动,使人们能够更好地控制自己的健康和环境,不断地从生活中学习健康知识,并掌握一定程度的自我预防、自我诊断和自我治疗能力,有准备地应付人生各个阶段可能出现的健康问题。

(7)帮助人们达成"健康为人人,人人为健康"的共识　通过健康教育与健康促进活动,让全社会都认识到健康是每个人都需要的,同时每个人都要为健康付出努力。社会经济发展的最终目的是为了人类的全面健康,医疗卫生部门在为人们健康服务的过程中,需要相关部门和服务对象的配合。

2.健康教育与健康促进的意义

(1)健康教育与健康促进是公民素质教育的重要内容。

(2)健康教育与健康促进作为解决卫生问题的主要战略措施,已得到世界公认。

(3)健康教育与健康促进是一项低投入、高产出、高效益的保健措施。

(4)健康教育与健康促进是提高广大群众自我保健意识的重要渠道。

(5)健康教育与健康促进是建设社会主义精神文明、构建和谐社会的重要任务。

(6)健康教育与健康促进是医务人员和健康管理师提高工作效率的重要工具、方法与策略。

(四)健康教育的基本特征及工作步骤

1.健康教育的基本特征

(1)健康教育是有计划、有组织、有系统、有评价的教育和社会活动。

(2)健康教育的核心是帮助人们树立健康意识,建立健康行为和生活方式。追求"知—信—行"合一,知识是基础,信念是动力,行为是目标。

(3)实施健康教育的前提是调查研究,基本策略是信息传播、行为干预。正确的信息是行为转变的基础,行为干预是实现健康教育目标的手段。健康教育应该提供必需的知识、技能和服务,帮助个体、群体的行为转变。

(4)健康教育的场所遍及社区、医院、学校、工厂、公共场所等。不同场所有不同的目标人群、教育内容和教育方式。

健康教育的形式一般有公众会议、专题教育、教育小组、服务开发信息(发放宣传册、彩页吸引、张贴告示等)、报刊文章及新闻媒体、电子手段(电子邮件、网站等)等。健康教育方法有语言教育、形象教育、电化教育、综合教育,即利用讲座、讨论、个别指导、大众传媒等语言形式,或开展览会等综合教育方法,采用图画、模型、示范表演等生动形象的表现手段,或采用电影、电视、网络等电化手段进行营养咨询和教育。

2.健康教育的工作步骤

健康教育特定目标是改善人群的健康相关行为,常以项目形式展开工作,其过程一般分为3个步骤:行为危险因素评估(又称为健康教育诊断)、行为危险因素干预(又称为健康教育干预)和干预效果评价(又称为健康干预评价)。

评估以调查研究为前提,收集、分析信息,得出诊断。

行为干预是健康教育的核心。干预活动主要包括:①取得领导和决策层的认可和支持,使各部门参与进来,共同制定健康促进和健康教育活动的政策,加强社会支持网络的建设,创造有益于健康的外部环境(硬件设施和人文环境);②以社区为依托,以健康为中心,加强社区职能,促使社会公众与医药卫生专业人员共同参与活动、参与决策;③推动和完善队伍建设,改变"医疗服务"为中心的观念,以"促进健康"为中心;④提倡文明、健康、科学的生活方式,促进社会主义精神文明建设。

干预评价就是评价干预对象的行为是否发生了改变。通常的做法是通过问卷了解干预对象的行为改变情况的有关信息,同时,找出一些客观的、评估行为改变情况的测量指标。

健康教育是一项投入少、产出高、效益大的事业,它可使人们利用有限的卫生资源产生最大的经济和社会效益,并具有持久性、多重性和潜效性。当然,健康教育也存在自身的局限性。从影响健康的四大因素来看,环境因素(包括自然环境、社会环境)难以通过健康教育来改变。而且,许多不良行为或生活方式受经济条件、文化背景、社会习俗和卫生服务等影响,并与工作条件、居住条件、饮食习惯、市场供应、环境状况、社会规范等密切相关。不良行为的改变,受到多种因素的影响,难以单纯地通过健康教育达到目标,还需要家庭和社会的大力支持。

(五)健康促进的基本特征、活动领域

1. 健康促进的基本特征

(1)健康促进是健康与环境的整合,强调人与环境的协调发展 这里的环境指的是直接作用于影响健康的各种因素,包括环境、社会行为、生物遗传、卫生服务等,并在组织、政策、经济、法律等方面提供支撑性环境。

(2)健康促进涉及整个人群的健康和生活的各个层面,而非仅限于疾病预防 健康促进是以健康为中心的全民教育,强调个体和群体有组织地参与。

(3)在疾病的三级预防中,健康促进强调一级预防甚至更早阶段 即避免暴露各种行为、心理、社会、环境的危险因素,全民增进健康素质,促进健康。

(4)健康促进的核心策略是社会动员,强调个体、家庭、社区和各种群体积极地参与。

(5)健康促进工作主体不仅是卫生部门,还包括各个领域和有关部门。

2. 健康促进的活动领域

(1)制定健康的公共政策 健康政策由多样互补的各方面组成,包括立法、财政措施、税收和组织的改变。健康促进政策要适用于非卫生部门,并考虑在执行过程中的障碍及克服方法。

(2)创造健康支持性环境 人类与其生存环境是密不可分的,且生活、工作、休闲模式的改变对健康有重要的影响。健康促进在于创造一种安全、舒适、满意、愉悦的生活和工作条件。

(3)强化社区行动 健康促进的重点是社区。健康促进赋予社区以当家做主、积极参与和主宰自己命运的权利。充分利用社区现有人力、物力资源以增进自我帮助和社会支持并形成灵活的体制,促进公众参与卫生工作和指导卫生工作的开展。

(4)发展个人技能 健康促进通过提供健康信息,帮助人们提高作出健康选择的技能,使人们能够有准备地应对人生各个阶段可能出现的健康问题,并能很好地对付慢性非传染性疾病和意外伤害。家庭、社区、学校和工作单位都有这个责任。

(5)调整卫生服务方向 卫生服务的责任由个人、社区团体、卫生专业人员、医疗保健部门、工商机构和政府共同分担,须多方共同努力,建立一个有助于健康的卫生保健系统。医疗部门的作用必须超过仅能提供治疗服务的职责,要更多地提供健康促进服务。

(六)健康教育、健康促进、卫生宣教三者的关系

卫生宣教是健康教育的重要手段。健康教育是卫生宣教在内容上的深化、范围上的拓展

和功能上的扩充。健康教育必须以健康促进战略思想为指导和支持,通过健康教育改变个体、群体的认识水平,使其采纳有益于健康行为的建议,同时还须借助健康促进政策、资源、环境等提供的支持,最终促进人们行为生活方式的改变。健康促进需要健康教育和卫生宣教来推动和落实,即通过传播与教育活动,促进各部门对健康教育的关注与参与,促进政策制定者、社会领导群体观念与行为的改变,实现对健康相关事业与活动的支持。健康教育是健康促进的基础,健康促进是健康教育的保证。因此,为了强化概念,二者经常一起被称为"健康教育与健康促进"。

健康教育、健康促进和卫生宣传的比较见表 4-24。

表 4-24 健康教育、健康促进、卫生宣传的比较

项目	健康教育	健康促进	卫生宣传
工作内容	传播卫生知识和有关卫生政策法规信息,对目标人群(个体和群体)进行健康观、价值观的认知教育及保健技能培训,针对不健康行为进行干预	促进制定有利于健康的公共政策,创造支持性环境;促进社会动员,加强社区行动;开展健康教育,发展个人技能,调整卫生服务方向	传播卫生知识、卫生政策、法规信息
工作目标	受众参与——行为改变	建立广泛的社会联盟,实现个人、家庭、社区和社会各部门履行对健康的社会责任(行为改变＋可持续性环境支持)	受众接受信息
特点	以知识传播为基础,以行为改变为核心,注重双向交流和信息反馈,注重行为教育和行为干预,计划注重设计评价,设计注重健康诊断和传播策略,注重科学性	以倡导履行社会责任,建立合作关系和联盟为主要工作方法,将健康教育与政治、组织、经济干预相结合,注重环境改变,艺术性高于科学性,属于行动领域(全社会参与,多部门合作,对影响健康的危险因素进行立体干预)	多为单向传播,受众广泛,不注重信息反馈和效果评价,属于行动领域
理论	以行为学、心理学、传播学、教育学、社会学和流行病学、预防医学的理论为基础形成健康教育理论,多学科性(跨学科性)	以健康教育理论为基础,无学科特性或称为跨学科而无学科性	无或仅以传播学理论为基础,无学科特性
方法	传播结合教育,以教育为主	多因素全方位整合,强调组织行为和支持性环境的营造	单纯知识传播
效果	知识、态度、行为变化,健康水平提高,但难以持久	个体和群体健康水平的提高,效果持久	卫生知识增加

三、健康相关行为改变的理论

健康教育的目的是帮助人们形成有益于健康的行为和生活方式,进而通过行为生活方式的改变来预防疾病、增进健康、提高生活质量。为此,需要研究人们的行为生活方式形成、发展

与改变的规律,发现影响健康相关行为的因素,为采取有针对性的健康教育干预措施提供科学依据。自 20 世纪 50 年代以来,健康教育相关行为理论不断被创立和发展,并在吸烟、运动、婴儿喂养方式、体重控制、低脂食物的选择、口腔保健等人群预防保健行为研究中得到广泛应用,为改善健康相关行为提供了重要的依据,使行为改善取得了良好的效果。

目前运用较多也比较成熟的行为理论包括"知信行"模式、健康信念模式等。

(一)"知信行"模式

"知信行"在文献中常被简化为 K-A-P。"知"是知识(knowledge)和信息,指受传者学习和接受保健知识和信息的过程。"信"是信念和态度(attitude),"行"指的是行为(practice)。"知信行"模式是健康教育的基本理论。

"知信行"模式在营养教育中的作用不可忽视。该理论将人们行为的改变分为获取知识、产生信念、形成行为 3 个连续的过程。营养教育可以影响这个过程的 3 个环节,但最主要的是影响获取营养知识这个环节。

"知信行"理论认为,知是基础,信是动力,行是目标。行为的转变是由知识到态度再到行为的转变。首先要具备一定的健康保健知识,再有良好的态度(或依从性),才有可能实现这种转变。行为的改变有两个关键的步骤:确立信念和改变态度。只有掌握一定程度的知识,才能使态度转变及采取合理的行为成为可能。

"知信行"模式直观明了,应用广泛。但在实践中发现,要使获得的知识和信息最终转化为行为的改变,仍然是一个漫长而复杂的过程。因为知识(信息)是行为改变的必要条件,但不一定能直接导致行为的改变。影响知识到行为顺利转化的因素很多,任何一个因素都有可能导致行为的顺利转化,也有可能导致行为转化的失败。社会文化、风俗、习惯、社会舆论、道德观念、法律法规等都对人的行为有直接的影响。

态度是行为的前奏,要改变行为必先转变态度。但影响态度转变的因素同样很多,如:①信息的权威性。信息的权威性、可靠性越强,号召力越大,说服力越强,态度转变的可能性越大。②传播的效能。传播的感染力越强,越能激发和唤起受传者的感情,态度转变的可能性越大。③"恐惧"因素。如利用疾病的严重后果和人们对死亡的恐惧感进行艾滋病健康教育。但如使用不当,会使受传者产生逆反心理。④行为效果和效益。行为改变者所获得的效益常会促使信心不足者转变态度。

知、信、行三者之间存在着因果关系,但不存在必然的关系。知、信、行三者之间的联系并不一定导致必然的行为反应。如人们接收到信息,了解了知识,但感到这些知识与自身的健康需求无关,或者对信息来源不信任,都不能促使行为发生相应的改变,这也是"知信行"理论在预测和解释健康相关行为时的不足之处。因此,在健康教育的实践中,只有全面掌握知、信、行转变的复杂过程,才能及时、有效地消除或减弱不利因素的影响,促进有利环境的形成,进而达到改变行为的目的。健康教育必须动员社会、部门、学校、家庭等多方面的力量,实行健康促进,才可能完成一种行为的改变。

知识、态度、个人行为和群体行为四者相比,转变所需的时间和难度是不同的。知识的转变比较容易达成。态度的转变,因受感情的影响,比知识转变困难些,历时也长些。个人行为的转变则比前二者更困难,更费时。群体行为的改变最难达成,且费时最久。

(二)健康信念模式

在 20 世纪 50 年代产生的健康信念模式(health belief mode)被用于解释包括健康行为和

危险行为在内的健康相关行为。该模式强调信念在行为决策中的重要性,认为健康信念是人们接受劝导、改变不良行为、采纳健康行为的关键,是运用社会心理学方法解释健康相关行为的理论模式。

信念使一个人深信一个事物或现象是真实的、可信的及符合真理的。例如,在上海"甲肝"流行期间,不相信毛蚶是传染源而患甲型肝炎的人是不食毛蚶者的数倍。可见知识只有在转变成信念之后,才能支配人们的行为。

1.健康信念模式的内容

即人们在决定是否采纳某健康行为时,首先要对疾病的威胁进行判断,然后对预防疾病的价值、采纳健康行为对改善健康状况的期望和克服行动障碍的能力作出判断,最后才会作出是否采纳健康行为的决定。

如果人们具有与疾病、健康相关的信念,他们就会有意愿采纳健康的行为,改变危险的行为。对采纳行为并能取得成功有信心则是行为实现的保障。

2.影响采纳有利于健康的行为的因素

在健康信念模式中,是否采纳有利于健康的行为与下列因素有关。

(1)感知疾病的威胁　对疾病威胁的感知包括对疾病易感性的感知和对疾病严重性的感知。对疾病易感性和严重性的感知程度高,即对疾病危险的感知程度高,是促使人们产生行为动机的直接原因。①感知疾病的易感性。指个体对自身患某种疾病或出现某种健康问题的可能性的判断。人们越是感到自己患某一疾病的可能性大,越有可能采取行动避免疾病的发生。人们往往对遥远的、可能性不大的、发生的概率很小的危害不太关注,如年轻人知道吸烟与肺癌的关系,但仍然吸烟。因为他们认为,那是几十年后才有可能发生的事。②感知疾病的严重性。疾病的严重性既包括疾病对躯体健康的不良影响,如疾病会导致疼痛、伤残和死亡,也包括疾病引起的心理、社会后果,如疾病会影响工作、家庭生活、人际关系等。人们往往更有可能采纳健康的行为以防止严重健康问题的发生。

(2)感知健康行为的益处和障碍　①感知健康行为的益处是指人体对采纳行为后能带来的益处的主观判断,包括对保护和改善健康状况的益处和其他边际收益。只有当人们认识到改变自己的行为有明显的好处时,比如可减缓病痛、减少疾病产生的社会影响等,才会去改变已经定型的不良行为。②感知健康行为的障碍是指个体对采纳健康行为面临的困难和障碍的主观判断,包括因行为复杂而不易做到或不能坚持、花费的时间较多以及经济负担较重等。如果感觉到困难和障碍多,就会使他们产生畏难情绪,阻碍他们采纳健康的行为。因此,个体对健康行为益处的感知越强,采纳健康行为的障碍越小,其可能性就越大。

(3)自我效能　也称为效能期待,是指对自己实施和放弃某行为的能力的自信,或者说是个体对能力的评价和判断,即是否相信自己有能力控制自己和外在的因素而成功地采纳健康的行为,并取得期望的结果。自我效能的重要作用在于当认识到采取某种行动会面临障碍时,有克服障碍的信心和意志才能采取这种行动。自我效能高的人,更有可能采纳别人推荐的有益于健康的行为。

(4)社会人口学因素　社会人口学因素包括人口特征(年龄、性别、种族)和社会心理因素(收入、社会地位、教育背景、人格等)。这些因素对不同的个体采纳健康行为的影响不同,即具有不同社会人口学特征的人采纳健康行为的可能性差异较大。

(5)提示因素　提示因素是指促进和诱发健康行为产生的因素,如传媒的影响、他人的忠告、医护人员的提醒、亲友的疾病经验、某种标志物等。提示因素越多,个体采纳健康行为的可能性越大。

健康信念模式已经得到大量试验结果的验证,对于解释和预测健康相关行为、帮助设计健康教育的规划、问题分析、指导健康教育的实施等都有很高的价值。但因涉及的因素较多,检验模式的效度和信度较困难。

四、健康传播

传播是一种社会性传递信息的行为,是人类借助符号和媒介传递信息、交流思想感情以及发生相应变化的活动。在健康教育与健康促进的过程中,传播是"知→信→行"转变的一个重要环节,传播效果影响着健康教育的成败,又受到社会、经济、心理等因素的影响。

(一)健康传播的概念

随着传播学引入公共卫生与健康教育领域,健康传播(health communication)于 20 世纪 70 年代中期诞生。我国学者在 20 世纪 90 年代初确立了健康传播的概念,将健康传播学研究纳入健康教育的学科体系。进入 21 世纪,健康教育与健康促进已被确立为卫生事业发展的战略措施,在医疗预防保健中的作用日益显现。健康传播是健康教育与健康促进的基本策略和重要手段,它帮助和指导人们提高卫生知识水平和自我保健的能力,预防疾病,促进健康。

健康传播是指为维护和促进人类健康,运用各种传播媒介和方法,收集、制作、传递、分享健康信息的过程。

健康传播是一般传播行为在卫生保健领域的具体和深化,是应用传播策略去影响公众,让人们获得健康信息,并促使相关个人及组织在态度、行为的改变,降低疾病的患病率和死亡率,有效提高个人、社区和国家生活质量和健康水准的行为。

(二)健康传播的特点

1.传播者具有专业素质

健康传播不同于一般信息的传播,它要求传播者是卫生专业技术人才。

2.信息正面

实际生活中的信息有正负两方面的影响,健康传播有明确的目的,即"以健康为中心"。要控制和抵抗色情、暴力、酗酒等有害于身心健康的污染信息,力图让公众知晓健康信息,认同健康信念,形成健康态度,采纳健康行为。

3.传播过程复合从信息来源到最终的目标人群

健康信息的传播往往经历多级、多途径传播,并经多次反馈。

(三)传播的要素

开展健康传播,要掌握传播的理论和传播技巧,并有效控制传播的各项基本要素。一个基本传播过程的构成要素包括以下几方面。

1.传播者

传播者又称传者。在传播过程中,传播者是信息的发出者,可以是个人、群体或组织,也可能是一个机构,如电视台、广播电台、报社、出版社、杂志社、影剧院、宣传部门、教育机构等,都属于传者的范畴。

传者具有以下职能:①收集对受传者有价值的信息;②加工制作信息,把医学科学知识转化为易被受传者理解、接受和实践的健康信息；③将加工制作好的信息通过传播媒介传递出去；④收集和处理反馈信息。

在进行健康教育的传播中，要重视传播者的学术声誉、专业水平、信息的准确性和可靠性等。传播者的声誉在传播过程中构成特殊的心理定势，影响着传播效果。如由一位医学教授和一位医学生作同样内容、同样水准的保健知识讲座，听众听前的积极性、听时的注意力和听后的记忆程度会有很大的差距，这就是心理定势作用。

2.信息

信息就是传播者所传递的内容，泛指人类社会传播的一切内容，如消息、数据、信号等。信息可以是观点、判断、思想和情感。信息是传播活动得以进行的最基本的因素，是传播的灵魂。

健康信息是指与人的健康有关的信息，泛指一切有关人的生理、心理、社会适应能力的知识、技术、观念和行为模式。健康信息具有以下几个特点：①符号通用和通俗性。信息传递过程中所使用的符号必须通用、准确，并且是受者易于接受理解的，尽量少用专业术语，否则达不到健康教育的目的。②科学性。只有科学准确的健康信息，才能促进人们的健康，达到健康传播的效果。③针对性和适用性。健康信息应根据受者的需要因时、因地、因人有针对性地制作，要能够保证不被人们错误理解，并能在现有的社会经济水平上加以应用。④指导性。健康信息对人们具有较强的现实指导意义，告诉人们如何运用健康知识、技能，教育人们改变不良的生活习惯，采纳健康的行为方式。

3.传播途径

传播途径也称传播媒介，包括信息传递的方式和渠道，是信息的载体，也是将传播过程中各种要素相互联系起来的纽带。

采取不同的传播途径对传播的效果有直接的影响。讲话、电传、电话、信件等是常见的个人传播媒介，报刊、电视、广播、书籍、网络、讲座等是常见的大众传播媒介。健康教育者在实际工作中，应根据具体情况，兼顾各方面的利益，选择适宜的传播媒介，以确保传播的效果。

4.受传者

受传者即信息的接收者和反应者。受传者可以是一个人，也可以是一个群体或一个组织。大量的受传者称为受众。不同职业、文化、民族、性别的受传者按照各自的爱好选择健康教育的信息，对信息的接受、理解和记忆均不相同。受传者还会根据自己的经验和知识对接收到的信息进行解释和反应，并且往往具有求真、求新、求近、求短、求奇、求乐的心理特点。因此，传播者应对传播的信息内容和传播媒介进行恰当的选择。

5.效果

传播效果是指受者接受信息后，在情感、思想、态度和行为等方面发生的反应。比如，通过健康传播使青少年拒绝吸烟的效果如下。

（1）知晓健康信息（获得吸烟有害健康的知识）　健康信息的知晓情况主要取决于信息传播的强度、比对度、重复率、新鲜度和创意性等信息的结构性因素。

（2）认同健康信念（相信吸烟是有害健康的行为）　受者接受所传播的健康信息，理解信息中倡导的健康信念，自觉或不自觉地按照这样的信念进行分析判断。

（3）形成健康态度（不喜欢他人吸烟）　受者的态度从不利于健康向有利于健康的方向转变，成为一种心理定势。

（4）采纳健康行为（拒绝吸第一支烟，最终养成不吸烟的好习惯）　这是健康传播效果的最高层次,受者接受健康信息后,在行为方面作出了反应。这是健康传播的最终目的。

传播过程中的每个环节都有许多因素直接或间接地影响着传播的效果。因此,在传播活动之后,应注意做好反馈性的调查研究,以了解传播是否达到了预期的效果。

(四)健康传播的技巧

健康信息的传播是一个十分复杂的过程,在传播的每个环节上都有许多因素能直接或间接地影响传播效果。这其中,良好的传播技巧在很大程度上能提高传播效果。

1.交谈的技巧

健康传播者,尤其是医药卫生工作者的责任不只是把健康信息表达清楚,还要考虑怎么交谈才能使对方产生兴趣,容易理解,并根据对方的各种反馈信息来调整自己的讲话内容和方式。交谈技巧包括说话技巧、倾听技巧、提问技巧、反馈技巧、非语言传播技巧等。

说话技巧,就是使用对方能理解的言语和能接受的方式,提供适合个人需要的信息。"一对一交谈"是健康传播过程中最常用的一种口头传播方式。

倾听是人们通过有意识的听而理解信息的过程。有效地倾听是人际交往的基本技能之一,听对方的词句,注意其说话的音调、流畅程度、选择用词等,借以洞察说话人的真正含义和感情,是对接收到的信息所作的积极能动的心理反应。有效的倾听应注意以下一些问题,如集中精力、主动参与并给予积极回应、注意观察,体察言外之意等。这需要传播者在倾听时要有耐心,在集中精力听的过程中不断进行分析,抓住要点,注意说话人不自觉地以表情等非语言形式表达的情感及其内在含义,这将有助于对其谈话内容的理解和解释。

提问的目的在于开启话题,获取信息,便于进一步沟通。提问的方式有时比提问的内容还要重要。比如:用平和的语气,不把提问变质问;问话有间隔,给对方一些思考时间,避免一个紧接一个地提问给对方造成紧张和心理压力等。不同的提问,可能产生不同的谈话效果。

反馈是指受者接收信息后所产生的反应通过某种传播形式又返回到传播者的现象和过程。恰当的反馈可以使谈话得以深入。在健康传播过程中,传者及时取得反馈,得以及时了解受者的知识、态度及行为状况;同时,适当地给予反馈,则可使受者获得必要的激励和指导。

非语言传播指以动作、体态等非语言形式传递信息的过程,它融汇在说话、倾听、提问、反馈中。人的表情、眼神等蕴含着丰富而真实的信息内涵,人际交流中的大部分信息是通过非语言形式传播的。

2.知识灌输的技巧

知识灌输是健康教育的主要途径,知识对形成健康的行为十分重要。人们健康知识的获得要依赖于健康教育传播者的健康教育服务,因此,掌握知识灌输技巧对满足人们对健康知识的需求是必不可少的。

(1)讲授 讲授是指健康教育者通过循序渐进的叙述、描绘、解释等向学习者传递信息、知识,阐明概念,以帮助学习者理解和认识健康问题,树立健康的态度和信念。讲授的主要技巧是讲述、讲解和讲演。讲述是教育者用口述的方法,将教学内容传达给学习者。讲述的基本要求是重点突出,注意启发鼓励受教育者参与教学,提出问题,引导受教育者分析和思考问题,激发其学习兴趣,避免照本宣科。讲解是对要领、原理、现象等进行的解释,在讲解时应尽量使用通俗易懂的语言。讲述与讲解各有侧重,在实践中常结合使用。讲述是从广度上说明问题,讲解是从深度上讲述理解问题的意义。讲演是一个人在公共场合向众多人就某问题发表意见或阐明事理的传播活动,是以讲为主、以演为辅、讲演结合的信息传播形式。举办专题讲座是健康教育的常用方式。讲演效果的好坏主要取决于讲演者的口才、个人魅力、讲演内容的吸引力、讲演过程中恰当的举例及能否有效地应用非语言技巧。从某种意义上讲,一次成功的讲演就是一次成功的学术演讲。

(2)阅读指导　知识的获得,只有传播者的讲授,是远远不够的。要领会、消化、巩固和扩大知识还必须靠自己去阅读。这就要求健康教育的传播者要掌握阅读指导,提高受者的自学能力。比如:①针对对方当前的健康问题指导其有针对性地阅读相关材料,比如对于高血压患者指导阅读心血管疾病合理用药的书籍。②根据受者的学习能力、身心状态进行评估,制订相应的阅读计划。③帮助受者制订经济、实用的购书方案,学会选择具有权威性、科学性、可读性的书籍。

(3)演示　演示即通过实物、直观教具使受者获得知识或巩固知识。演示的特点在于加强教学的直观性,它不仅是帮助受者感知和理解书本知识的手段,也是获得知识、信息的重要来源。演示的主要作用是帮助受者学习自我照顾的技能,如胰岛素自行注射、自测血糖、如何使用家庭常用保健用具等。

3.行为干预的技巧

健康教育的主要目的是改变人们的不健康行为,培养和巩固有益于健康的行为和生活方式。为了帮助患者或社区居民建立有益于健康的行为,必须掌握行为干预的技巧,也就是注重行为的模仿和强化训练。行为干预一般有行为指导、行为矫正、群体行为干预3种方式。

(1)行为指导是指通过文字、语言、声像等材料和具体的示范指导,帮助教育对象形成健康的态度,作出行为决策,学习和掌握新的行为方式。

(2)行为矫正是现代心理治疗的一种重要技术。国内外实践证明,应用行为矫正技术是快速取得健康教育干预效果的一种有效的手段,特别适用于戒烟、减肥等成瘾行为以及儿童的不良行为矫正。

(3)群体行为干预是利用小群体开展健康教育,是行为干预的一种有效途径。群体可以是社会生活中自然存在的,如家庭、居民小组、学生班集体等,也可以是为了某一特定目标把人们组织起来成为小的活动集体,如冠心病、糖尿病患者学习小组等。对于依靠个人努力难以实现的行为改变,如改变个人饮食习惯、戒烟、锻炼等,在有组织的集体中,在家人、同伴和朋友的帮助监督下,可以较容易实现。群体行为干预的方法主要有:①注意树立榜样;②制定群体规范;③多应用鼓励手段,对已改变的态度和行为给予支持和强化;④提倡互帮互助,增进群体的凝聚力。

【知识拓展】

临床医学、康复医学基础知识

一、临床医学基础知识

临床医学是研究疾病的病因、诊断、治疗和预后,提高临床治疗水平,促进人体健康的科学;是直接面对疾病、对病人直接实施治疗的科学。它根据病人的临床表现,从整体出发结合研究疾病的病因、发病机理和病理过程,进而确定诊断。通过预防和治疗,在最大程度上减弱疾病、减轻病人痛苦、恢复病人健康、保护劳动力。

(一)临床医学主要诊断技术

1.病史采集

病史采集即问诊,是通过医师与患者进行提问与回答了解疾病发生与发展的过程。全面系统的问诊主要包括:①一般项目;②主诉;③现病史;④既往史;⑤系统回顾;⑥个人史和家族史,女性还应包括月经史和生育史。重点的病史采集是指针对就诊的最主要或"单个"问题(现病史)来问诊,并收集除现病史外的其他病史部分中与该问题密切相关的资料。

2.体格检查

体格检查是指医师运用自己的感官,或借助于传统或简便的检查工具,如体温表、血压计、叩诊锤、听诊器、检眼镜等,来客观地了解和评估患者身体状况的一些最基本的检查方法。许多疾病通过体格检查再结合病史就可以作出临床诊断。体格检查的方法主要有5种:视诊、触诊、叩诊、听诊和嗅诊。

体格检查的主要内容有:①一般检查,为整个体格检查过程中的第一步,以视诊为主,包括全身状态检查、皮肤、淋巴结。②头部,包括头颅、眼、耳、鼻、口。③颈部。④胸部。⑤腹部,检查的顺序为视、听、叩、触。⑥生殖器、肛门、直肠。⑦脊柱与四肢。⑧神经系统。

3.实验诊断

实验室检查主要运用物理学、化学和生物学等实验室技术和方法,通过感官、试剂反应、仪器分析和动物实验等手段,对病人的血液、体液、分泌液、排泄物以及组织细胞等标本进行检验,从而获得反映机体功能状态、病理变化或病因的客观资料。实验室检查结果为临床诊疗防治和预后判断提供了有力的分析依据。

4.影像学检查

临床常用的影像检查有X线检查、超声成像、CT成像和磁共振成像(MRI)。20世纪70年代以来,由于单光子发射计算机断层和正电子发射计算机断层技术的发展,核医学显像成为临床医学影像诊断领域中一个重要组成部分。

(二)主要治疗方法

1.药物治疗

药物治疗是指用一切有治疗或预防疾病的物质用于机体疾病,使疾病好转或痊愈,保持身体健康,是最常用和最主要的治疗方法。

2.手术治疗

手术是外科治疗中的重要环节,是指用各种器械和仪器对机体组织或器官进行切除、修补、重建或移植等,以解除患者痛苦,达到治疗的目的,有时也作为检查、诊断的方法。近几十年来,微创外科手术,如显微外科手术和内镜手术逐渐发展和普及,越来越多地取代了传统手术。

3.介入治疗

介入治疗是指在医学影像设备(X线、超声、CT、MRI)的引导下,以影像诊断学和临床诊断学为基础,结合临床治疗学原理,利用导管、导丝等器材对各种疾病进行诊断及治疗的一系列技术。目前,介入治疗技术主要有:血管性介入技术,如瓣膜成形术、支架、药盒植入、血管造影等;非血管性介入技术,如活检、输卵管再通;内镜下的介入技术,如胃镜下食管静脉硬化治疗、肾镜下碎石等。

4. 放射治疗

放射治疗是利用放射线如放射性同位素产生的 α、β、γ 射线和各类 X 线治疗机或加速器产生的 X 线、电子束、质子束和其他粒子束等治疗疾病。放射治疗是治疗肿瘤的常用方法之一。

5. 物理治疗

物理治疗是应用自然界和人工的各种物理因子作用于机体，达到预防、治疗疾病和康复的方法。现代物理疗法的方法很多，包括电疗、超声治疗、磁疗、音乐电疗、光疗、冷热治疗、水疗、高压氧疗法等。

二、康复医学基础知识

医学康复是指通过应用医学的方法和手段帮助病、伤、残者实现全面康复的目的，包括药物、手术、物理疗法等治疗手段，是康复的首要内容和基础。康复医学服务的对象为残疾人、老年人、慢性病患者、疾病和损伤的急性期和恢复期患者、亚健康人群。

康复医学的首要任务是预防残疾的发生，保护患者的身体功能和各种能力。残疾预防分为三级，即在三个不同层次上来预防伤残或功能障碍的发生。残疾预防的主要目的是减少残损的发生率，有效的预防措施可降低残疾发生率的 70%。

一级预防指预防可能导致残疾的各种损伤或疾病，避免发生原发性残疾的过程。一级预防的主要措施包括：免疫接种、预防性咨询及指导、预防性保健、避免引发残疾的危险因素、实行健康的生活方式、提倡合理行为及精神卫生；安全防护职业性工伤事故；加强学校、家庭、社会的宣传教育及交通安全教育，减少各种意外事故造成的残疾等。例如，通过从青少年开始进行积极的运动锻炼和生活方式修正，减少或预防冠心病以及脑血管疾病的发生，从而预防冠心病或脑血管意外导致的残疾。

二级预防指疾病或损伤发生之后，采取积极主动的措施限制或逆转由损伤造成的残疾，可降低残疾发生率的 10%～20%，防止发生合并症及功能障碍或继发性残疾的过程。例如，在脑血管发生意外之后，早期进行肢体的被动活动以预防关节挛缩，采取合适的体位避免痉挛畸形，定时翻身以避免发生压疮等。二级预防主要通过残疾早期筛查、定期健康检查、控制危险因素、改变不良生活方式、早期医疗干预、早期康复治疗、必要的药物治疗、必要的手术治疗、及时提供系统的康复治疗等措施防止损伤后出现残疾。

三级预防指残疾已经发生，采取各种积极的措施防止残疾恶化的过程，以减少残疾残障给个人、家庭和社会造成的影响。这是康复预防中康复医学人员涉入最深和最多的部分。主要的措施包括防止残疾变成残障或降低残障影响的各种措施，如通过各种康复治疗、安装假肢、训练等，对残疾者直接干预，以改善或提高患者躯体和心理功能；通过职业咨询和训练，提高患者生活自理能力，恢复或增强工作和学习能力；通过改变雇主或社会公众的态度和行为、保险等，促使残疾者重返家庭和社会。

项目 3　健康促进行为

项目目标

知识目标

掌握身体活动要素、心理健康维护与促进的基本原则、中医养生方法；熟悉身体活动分类、心理健康维护与促进的实施措施；了解身体活动的健康益处、心理健康的标准。

能力目标

能够正确地进行身体活动指导、心理健康指导、中医养生指导。

一、身体活动

身体活动（physical activity，PA）指由于骨骼肌收缩引起机体能量消耗增加的所有活动。身体活动包括频率（frequency）、强度（intensity）、时间（timing）和类型（type）4 个基本要素，也就是 FITT 原则。另外还有身体活动量（volume）和进度（progress），统称为 FITT-VP 原则。

生命需要运动，身体活动过少和过量都不利于健康。个人可根据自己的年龄、身体状况和环境适量进行身体活动。适量身体活动指活动方式和活动量适合个人的身体状况。活动方式并不重要，重要的是量力而行，循序渐进，持之以恒。健康人活动时的心率一般应控制在每分钟 150～170（次）减去年龄为宜，例如一个 50 岁的人运动时能够使心率达到 120 次就比较合适。最好能够保持心率加快、身体发热这种状态 15 min 以上。每周至少运动 3～5 次，每次运动 30 min 以上。

身体活动不足极易造成疲劳、晕眩等现象，是造成肥胖、高血压、糖尿病、心脑血管疾病、多种恶性肿瘤等慢性病的重要危险因素。缺乏身体活动是造成全球范围死亡的第四位危险因素，占全球死亡归因的 6%，仅次于高血压（13%）、烟草使用（9%）和高血糖（6%），高于超重和肥胖（5%）。

为促进提高身体活动水平进而达到促进健康、降低疾病负担、促进社会经济发展等目标，过去 20 年来，世界卫生组织（WHO）和各国陆续制定和发布了各类行动策略和倡议等。

WHO 在 2004 年发布了《饮食、身体活动与健康全球战略》，呼吁所有成员国将促进身体活动作为重要的国家公共卫生干预政策。2010 年发布了《关于有益健康的身体活动全球建议》，针对不同年龄人群提供了有益健康的身体活动原则。2018 年 6 月发布的《全球身体活动行动计划 2018—2030》，积极倡导"加强身体活动，造就健康世界"。

各国陆续发布和积极更新完善了指导人群的身体健康活动指南。日本《（运动指南（2006）》发布较早，美国的《美国成人身体活动指南（2008）》影响更为广泛。我国于 2011 年也发布了《中国成人身体活动指南（试行）》。

由中华人民共和国国家卫生健康委员会疾控局、全国爱国卫生运动委员会办公室和中国疾病预防控制中心于 2007 年共同发起的"全民健康生活方式行动"，积极倡导"健康一二一"（每日一万步，吃动两平衡，健康一辈子），并确定 2017 年之后的 10 年内重点关注"三减加三健"（即减盐、减油、减糖，健康口腔、健康体重、健康骨骼）。

(一)身体活动的分类

1.按日常活动分类

根据日常生活中身体活动的目的和时间分配,可分为职业性身体活动、交通往来身体活动、家务性身体活动和业余休闲身体活动四类。

其中,职业性身体活动通常是指有劳动收入(如工资)的活动,包括家政服务等职业行为。业余休闲身体活动指上述三类活动之外的时间里从事的活动,可以是锻炼,也可以是看电视、做家务等活动。

2.按能量代谢分类

身体活动的本质是肌肉收缩做功,运动强度不同,稳定维持在这一强度的运动时间也不同,同时决定了肌肉活动的能量来自无氧代谢、有氧代谢或有氧与无氧混合代谢。身体活动因此可分为有氧代谢运动和无氧代谢运动,简称有氧运动和无氧运动。

(1)有氧运动 有氧运动是指以躯干、四肢等大肌肉群参与为主的、有节律、时间较长、能够维持在一个稳定状态、以有氧代谢为主要供能途径的运动形式,也叫耐力运动。如以每小时4 km的中等速度步行、每小时12 km的速度骑自行车即为有氧运动。

(2)无氧运动 无氧运动是指以无氧代谢为主要供能途径的运动形式,一般为肌肉的强力收缩活动,因此,不能维持一个稳定的状态。100 m短跑等几乎全部为无氧代谢供能。无氧运动也可发生在例如5 000 m长距离跑步等有氧运动末期,也是抬重物、俯卧撑、抗阻力肌肉力量训练的主要形式。

3.其他分类

根据生理功能和运动方式,身体活动还可以有以下类别。

(1)柔韧性活动(伸展性活动) 指促进提高关节柔韧性和灵活性的活动。如各种伸展性活动、瑜伽、太极等。

(2)强壮肌肉活动 指保持或增强肌肉力量、体积和耐力的活动。如日常各种负重活动、举哑铃、俯卧撑等。

(3)平衡性活动 指利于保持姿势的活动。如单腿站立、倒着走、平衡木练习等都属于平衡练习。强壮肌肉的核心练习和下肢练习也都有助于提高平衡能力。

(4)健骨运动 指作用于骨骼并产生了骨骼肌性和压力性负荷的活动。这类活动可以改善骨结构或骨密度,从而增加对于骨折的抵抗力。例如蹦、跳、舞蹈等活动属于健骨运动,同时也属于肌肉力量运动。

(5)高强度间歇训练 包含大强度有氧运动并间或短时间低强度有氧运动恢复期的组合型活动。目前尚缺乏明确的有氧运动类型和强度建议,也缺乏明确的对间歇周期时长的建议。

(二)身体活动的健康益处

人体承受体力负荷时,心血管、呼吸、神经、肌肉、骨骼、关节系统和有关的代谢过程等都会发生反应性的变化。这些变化与体力负荷量、机体对体力负荷的适应程度、身体运动素质、个人健康和疾病状况等多种因素有关。应通过测量和分析这些变化,了解机体所承受体力负荷的耐受、适应程度,并据此判断产生的健康效益。

(1)就强度而言,中等强度(3~5.9 MET)身体活动,如4~7 km/h的快走和低于7 km/h的慢跑,可以降低心血管病、糖尿病、结肠癌和乳腺癌等慢性病的风险和病死率。强度大于或等于 7 MET 的活动具有更强的促进和预防疾病作用;强度小于 3 MET 的活动可以增加能量消耗,有助于体重控制。

(2)就活动时间而言,每天 30 min 中等强度活动对心血管病、糖尿病和相关症预防作用证据充分,但延长活动时间可以获得更大的健康效益。虽然增加身体活动强度和延长中等强度的活动时间都能增加活动量,但后者运动伤害的风险会更低。

(3)身体活动的健康效益有赖于长期坚持。同时机体在重复一定强度的活动过程中所产生的适应性,也可降低发生运动意外伤害的风险。

(4)每周 150 min 中等强度或 75 min 高强度,可以增进心肺功能,降低血压和血糖,改善血糖、血脂代谢,调节内分泌系统,提高骨密度,保持或增加体重,减少体内脂肪蓄积,控制不健康的体重增加等;可以使冠心病、脑卒中、2 型糖尿病、乳腺癌和结肠癌的发病风险降低 20%～30%。身体活动量增加到每周 300 min 中等强度或 150 min 高强度,可以获得更多的健康效益。

(5)过多静态行为对健康的危害逐渐得到关注和证实。现有有力证据显示,过多的久坐行为显著增加全死因死亡、心血管疾病发病与死亡和 2 型糖尿病发病风险。并且,越是缺乏中高强度身体活动者,过多静态行为的危害更为显著。而中高强度身体活动达到足够大量者,或可降低过多久坐行为的危害。

(三)身体活动伤害的预防

身体活动伤害,指活动中和活动后发生的疾病,如外伤和急性心血管事件。运动本身是造成身体活动伤害的一个诱发因素,但也可以是直接致病因素。

运动锻炼的风险与效益并存,有益健康的身体活动必须适度。适度的含义包括个体身体活动的形式、时间、强度、频度、总量及注意事项等具体计划和实施。运动锻炼有助于促进健康、预防疾病,但安排不当也有发生意外伤害的风险。

为避免身体活动伤害,锻炼中应注意:

(1)量力而行、循序渐进,并采取必要的保护措施。

(2)为保证安全,需要时刻自我监测运动中的不适症状。

(3)掌握发生意外时的应急处置技能。

(4)平常很少活动的人、中老年人、患者和有潜在疾患的个体,在开始锻炼和增加活动量时应进行必要的健康筛查和运动能力评估。

(5)较大强度身体活动对心肺功能有更好的改善作用,但也易引起运动伤害,因此更应合理安排运动量。

二、心理健康

心理健康是指心理上各个方面的活动过程均处于一种良好或正常的状态,包括合理的认知活动、适度的情感反应、恰当的意志行为、积极的生活态度、良好的适应状态等,是现代人追求的一种心理状态。

(一)心理健康的标准

对心理健康标准的理解,最经典的是马斯洛(Maslow)和米特尔曼(Mittelman)提出的心理健康十条标准:有足够的自我安全感;能充分地了解自己,并能对自己的能力作出适度的评价;生活理想切合实际;不脱离周围现实环境;能保持人格的完整与和谐;善于从经验中学习;能保持良好的人际关系;能适度地发泄情绪和控制情绪;在符合集体要求的前提下,能有限度地发挥个性;在不违背社会规范的前提下,能恰当地满足个人的基本要求。

我国学者也提出了心理健康的标准,内容包括:智力水平处于正常范围内,并能正确客观地反应事物;心理与行为特点和生理年龄相匹配;情绪稳定,积极与情景相适应;心理与行为协调一致;社会适应良好,人际关系和谐;行为反应适度,不过敏,不迟钝;在遵循基本社会行为规范的基础上,能实现个人动机,满足个人合理要求;自我意识与自我实际基本相符,"理想自我"与现实自我基本保持一致。

心理健康是一个动态、开放的过程。心理健康的人在特别恶劣的环境中,可能也会出现某些失常的行为。判断一个人的心理是否健康,应从集体上根据经常性的行为方式做综合性的评估。

(二)心理健康与疾病的关系

现代医学研究显示有超过 75% 的疾病与心理社会因素密切相关,且随着社会经济的发展,人们生活和行为方式不断改变,心理社会因素对健康的影响也越来越明显,各种与急慢性应激相关的躯体疾病和精神障碍也越来越受到关注,心理社会因素在疾病发生发展中的作用显得更为突出,现代社会中多数慢性疾病和精神障碍都与心理健康水平降低有关。

现代心理学研究认为,心理社会因素不仅直接导致精神障碍的发生与发展,还影响到躯体疾病的转归,积极乐观的情绪体验如幸福、爱慕、愉悦、希望等,能让人们感受到生活充实且富有意义,机体的抗病能力会增强;消极悲观的情绪体验如恐惧、焦虑、愤怒、悲伤等,往往能让人失去生活的存在感,变得无助失落,机体的抗病能力则削弱。同样,躯体疾病本身也会对个体的心理活动产生影响。因此,保持健康的心理,建立积极的应对方式和健康的生活行为方式,是保障身心健康的重要条件之一。

(三)心理健康维护与促进的基本原则

人们在日常生活、社交、学习和工作中会遭遇到各种压力,受到各种挫折,对身心健康造成不同程度的伤害,导致健康水平下降甚至出现身心障碍。及时进行心理健康维护和促进不但有助于消除身心障碍,恢复健康,还能拓展心理潜能,提高心理承受能力,促使个体心理发展更为成熟。心理健康维护与促进需要坚持 6 个原则。

1.理想与现实相结合的原则

正确树立人生观和价值观,热爱生活、积极工作、认真学习,关注情感,感受体验,注重参与;不片面追求成就、荣誉和利益,以成就为动力,荣誉为过程,利益为激励。学会不断自我激励,提升潜力,是维护心理健康的基础。

2.躯体与心理相结合的原则

规律生活,合理膳食,积极锻炼,按时作息。工作学习量力而行,尽心尽职,注意劳逸结合,张弛有度,尽力避免失误。避免躯体和心理过度疲劳和紧张,促进身体健康和心理健康同步发展,是保持心理健康的基本措施。

3.科学与个体相结合的原则

科学合理安排生活和工作,面对现实中的具体问题和挑战要进行针对性的具体分析,结合自身的目标、潜力、资源进行整合,学会扬长避短。在不断反思中学习和进步,是减少心理挫折的重要策略。

4.整体与差异相结合的原则

个体与社会之间总会存在一定的差距和冲突,及时适应环境,与时俱进,化解冲突;善于发现自身与社会或他人之间的差距,及时采取措施进行纠正,始终保持个体的生活节奏与时代同步。融入社会文化,增强社会认同感,是提高心理健康水平的保障。

5.指导与主体相结合原则

在个人心理发展出现偏离时及时得到他人的指导,发现他人心理发展出现偏离时及时给予指导。建立良好的人际关系,与人为镜,互助互学是构建健康心理的重要环节。

6.发展与矫治相结合的原则

人生的意义就在于成长与经历,个体的心理在发展中会不断遭受挫折,又会在挫折中不断学习和自我纠正,但有时挫折难以克服和纠正,阻碍了个体的成熟与发展,出现心理问题或心理障碍。矫治是心理挫折难以克服时的有效方法,是防治心理障碍的重要措施。

(四)心理健康维护与促进的实施措施

1.树立社会主义的人生观与价值观

基于认知活动的人生观与价值观是一切心理活动和行为动机的基础。合理的认知,不仅有益于心理健康,减少行为偏差,还直接影响自身和他人的感受和态度,提高心理承受能力。

2.保持与社会发展同步的生活节奏

生活和职业角色与社会发展同步有助于家庭关系的和谐,成员之间的交流,更容易获得社会和他人的认同。

3.培养良好的心理素质和健全的人格

良好的心理素质和健全的人格容易获得更好的人际交流、更高的工作效率、更多的社会资源、更强的心理承受能力,更好地保障心理健康水平。

4.规律生活,有效应对

有规律的健康生活习惯不但能确保机体状态良好,精力充沛,还有助于心理功能稳定,思路清晰,应对能力增强,工作效率提高。

5.积极锻炼,合理兴趣

积极锻炼身体有助于保持健康体魄,合理的兴趣活动有助于改善生活体验,提升激情,增加生活乐趣。

6.自我觉察,善交朋友

自我觉察和自我反省是个体心理发展趋于成熟的重要标志,学会自我觉察和自我反省有助于从挫折中成长,变压力为动力;善交朋友不仅有助于疏解压力,还有助于获得更多的心理援助和社会支持。

7.释放压力,定期放松

学会适时释放压力有助于减轻心理负担,保持心理健康,提高抗压能力。定期放松是公认释放压力的有效方法之一。

三、中医养生

中医认为人是一个动态平衡的整体,认为人的健康状况是多种内部和外部因素共同作用的结果,讲究的是调养。而西医侧重于医治患病部位,比较具有针对性,讲究的是"治"病。

中医学以中国古代阴阳五行学说作为理论基础,将人体看成是气、形、神的统一体,通过望、闻、问、切,四诊合参的方法,探求病因、病性、病位,分析病机及人体内五脏六腑、经络关节、气血津液的变化,判断邪正消长,进而以辨证论治为原则,制定"汗、吐、下、和、温、清、补、消"等治法,使用中药、针灸、推拿按摩、拔罐、气功、食疗等多种治疗手段,使人体达到阴阳调和而康复。

中医养生学是中医学的学科分支,它是在中医理论指导下,研究中医的养生保健思想和原则,运用中医的方法手段,实现预防疾病、保障和促进人体健康的一门学科。在中医理论指导下,养生学吸取各派精华,形成了一系列的养生方法,常见方法如下。

(一)饮食养生

饮食养生,简称"食养",是指在中医理论指导下,合理地摄取食物,以营养机体、维持健康、保健强身、延年益寿为目的的活动。食物之所以能够养生治病,是由它们自身具有一定的性能所决定的。这些性能是古代医家在长期实践中对食物的认识积累而加以概论和总结出来的,它与阴阳、脏腑、经络、治疗等中医基础理论紧密地结合在一起。食物的性能主要有"性""味""归经"等几方面内容。

二维码 4-9　饮食养生(PPT)

"性"是指食物具有寒、凉、温、热四种性质,中医称为"四性"或"四气"。食物的四气属性,是古人根据食物作用于人体所产生的反应归纳总结出来的。凡适用于热性体质或病症的食物,就属于寒凉性食物。如西瓜可用于热病烦渴,鸭梨可用于咳嗽、咯黄痰,表明这两种食物具有寒凉之性。反之,凡适用于寒性体质或病症的食物,则属于温性或热性食物。如干姜可用于畏寒腹痛,生姜、葱白用于风寒感冒等,表明其具有温热之性。

"味"是指辛、甘、苦、酸、咸五种基本的滋味。五味的确定,一方面是通过口尝而得,它是食物真实味道的反映。如糖甜,具有甘味;蒜辣,具有辛味;醋有酸味;苦菜有苦味。另一方面是通过食物作用于人体的反应而总结出来的,因此具有相同味道的食物通常有共同的作用。概括而言,辛散、酸收、甘缓、苦坚、咸软。如葱白味辛,具有发散行气的作用,可用于外感表证;石榴味涩,能收敛固涩,可用于泻痢下血。

"归经"是食物对机体某部分的选择性作用,即主要对于某脏腑及其经络发生明显的作用,而对其他经络则作用较小或没有作用。如,鸭梨和西瓜,同属寒性食物,虽然都有清热作用,但归经不同,鸭梨偏于清肺热,西瓜偏于清胃热。又如莲子和干贝,同属于补益之品,莲子补心,干贝则补肾。因此,在应用食物进行调养的时候应将其多种性能结合起来综合考虑,有针对性地选择适宜的饮食。

此外,饮食养生,大要有四:一要"和五味",即食不可偏,要合理配膳,全面营养;二要"有节制",即不可过饱,也不可过饥,食量适中,方能收到养生的效果;三要注意饮食卫生,防止病从口入;四要因时因人而异。

(二)运动养生

运用传统的体育方式进行锻炼,以活动筋骨,调节气息,静心宁神来畅达经络,疏通气血,和调脏腑,达到增强体质,益寿延年的目的,这种养生方法称为运动养生,又称为传统健身术。"动则不定"是我们中华民族养生、健身的传统观点。

运动养生是通过锻炼以达到健身的目的,因此,要注意掌握运动量的大小。运动量太小则达不到锻炼目的,起不到健身作用;太大则超过了机体耐受的限度,反而会使身体因过劳而受损。运动养生不仅是身体的锻炼,也是意志和毅力的培养。

(三)药物养生

具有抗老防衰作用的药物,称为延年益寿药物。运用这类药物来达到延缓衰老、健身强身目的的方法,即药物养生。药物养生的具体应用是着眼在补、泻两个方面。用之得当,可在一定程度上起到益寿延年的作用。但药物不是万能的,只是一种辅助的养生措施。在应用过程中,一定要注意不盲目进补、补勿过偏、辨证进补、盛者宜泻、泻不伤正、用药宜缓的原则。

具有益寿延年效果的中药有很多。它们既有补益作用,也能疗疾;既可组方使用,也可单味服用。如:

补气类:如人参、黄芪、茯苓、山药、薏苡仁;

养血类:如熟地黄、何首乌、龙眼肉、阿胶、紫河车;

滋阴类:如枸杞子、玉竹、黄精、桑葚、女贞子等;

补阳类:如菟丝子、鹿茸、肉苁蓉、杜仲等。

(四)体质调护

二维码 4-10　体质养生(PPT)

体质现象作为人类生命活动的一种重要表现形式,与健康和疾病密切相关。体质决定了我们的健康,决定了我们对某些疾病的易感性,也决定了患病之后的反应形式以及治疗效果和预后转归。为此,应用中医体质分类理论,根据不同体质类型的反应状态和特点,辨识体质类型,采取分类管理的方法,因人制宜制定防治原则,选择相应的预防、治疗、养生方法进行体质调护,对实现个性化的、有针对性的预防保健具有重要意义。

体质辨识以中医体质分类为基础。中医体质分类是根据人群中的个体各自不同的形态结构、生理功能、心理状态等方面的特征,按照一定的标准,采用一定的方法,通过整理、分析、归纳,分成若干类型。中医体质学者经过近 30 年的研究,根据人体形态结构、生理功能、心理特点及反应状态,将中医体质分为平和质(A 型)、气虚质(B 型)、阳虚质(C 型)、阴虚质(D 型)、痰湿质(E 型)、湿热质(F 型)、血瘀质、气郁质(G 型)、特禀质(H 型)9 个类型,平和质之外的 8 种体质类型均为偏颇体质,并制定《中医体质分类与判定》标准,该标准已纳入中华人民共和国国家卫生健康委员会《国家基本公共卫生服务规范(2019 年版)》。

(五)经络保健

针灸、推拿、穴位贴敷是以中医经络学说为基础,以调整经络、刺激腧穴为基本手段,激发营卫气血的运行,从而起到和阴阳、养脏腑的作用,达到增强体质,防病治病的目的,是中医养生法的特色之一,是在经络学说指导下的重要的中医治疗手段。

在身体某些特定穴位上针灸,以达到和气血、调经络、养脏腑、益寿延年的目的,这种养生方法称为保健灸法。灸法一般多用艾灸,艾为温辛、阳热之药,其味苦、微温、无毒,主灸百病。

运用手和手指的技巧,推拿人体一定部位或穴位,从而达到预防、保健目的的养生方法,叫作保健推拿。保健推拿主要是通过对身体局部刺激,促进整体新陈代谢,从而调整人体各部功能的协调统一,保持机体阴阳相对平衡,以增强机体的自然抗病能力,达到舒筋活血。

穴位贴敷是把药物研成细末,用水、醋、酒、蛋清、蜂蜜、植物油、药液等调成糊状,或用呈凝固状的油脂(如凡士林等)、黄醋、枣泥制成软膏、丸剂或饼剂等,再直接贴敷穴位,起到增强人体正气,提高抗病能力,预防疾病的作用。

【知识拓展】

食物养生与药物养生的关系

食物养生和药物养生有很大的不同。食物养生最显著的特点之一就是"有病治病,无病强身",对人体基本上无毒副作用。也就是说,利用食物(谷、肉、果、菜)性味方面的偏颇特性,能够有针对性地用于某些病症的治疗或辅助治疗,调整阴阳,使之趋于平衡,有助于疾病的治疗和身心的康复。但食物毕竟是食物,它含有人体必需的各种营养物质,主要在于弥补阴阳气血的不断消耗。因此,即便是辨证不准确,食物也不会给人体带来太大的危害。近代名医张锡纯在《医学衷中参西录》中曾指出:"食物病人服之,不但疗病,并可充饥;不但充饥,更可适口,用之对症,病自渐愈,即不对症,亦无他患。"因此,食物养生适应范围较广泛,主要针对亚健康人群,其次才是患者,作为药物或其他治疗措施的辅助手段,随着人们日常饮食生活自然地被接受。

药物养生主要使用药物。药物性质刚烈,自古有"毒药"之称,主要是为治病而设。因此,药物养生适应范围较局限,主要针对患者,是治疗疾病和预防疾病的重要手段。如若随便施药,虚证用泻药,实证用补药,或热证用温性的药物,寒证用寒凉性质的药物,不仅不能治疗疾病,反而会使原有的病情加重,甚至恶化。因此用药必须十分审慎。

食物养生寓治于食,不仅能达到保健强身、防治疾病的目的,而且还能给人感官上、精神上的享受,使人在享受食物美味之中,不知不觉达到防病治病之目的。这种自然养生与服用苦口的药物相比迥然不同,它不像药物那样易于使人厌服而难以坚持,它更容易使人们接受,可长期运用,对于慢性疾病的调理治疗尤为适宜。

综合技能训练1:人体营养状况测定与评价

根据人体营养状况测定与评价标准,选择一名同班同学进行人体体格测量,评价其营养状况。

1.人体营养状况测定与评价任务单

班级		姓名		实训日期	
技能训练任务		指导教师		学时	
一、技能训练内容 　　两位同学一组,相互测量并独立完成人体营养状况评价任务,在规定时间内提交任务评价单。					
二、技能训练准备及要求(设备与资料等) 　　1.知识准备:评价人体营养状况常用的体格测量指标及其意义;人体体格测量指标评价;体格测定方法;标准体重、标准体重指数、BMI、腰臀比值(WHR)的计算及人体营养状况的评价。 　　2.体格测量相关设备、工具,如体重计、软尺、皮褶厚度计等。 　　3.每人一张体格测量记录表。 　　4.分组:2人一组,相互协作,互相测量及评价。					

三、技能训练步骤：

1.学生分成 2 人一小组,三小组为一讨论组,讨论组在老师指导下,通过网络教学资源等多渠道查询人体营养状况测定与评价等资料。

2.各讨论组根据汇总的相关资料,师生共同讨论、分析,根据给定条件,用集体智慧完成人体营养状况测定与评价方案初稿,制作汇报提纲并选一代表进行学习汇报交流,对该方案进行修订。

3.学生按照修订后的训练方案,完成身高、体重、腰围臀围与皮褶厚度测量等训练任务,每位同学独立完成,并在规定时间内提交任务评价单,教师在操作实施过程中巡回指导。

具体实施见"【知识链接】评价人体营养状况的体格测量细则"内容。

四、结果记录与评价(学生对完成工作任务的情况进行记录,各讨论组进行总结、考核及评估,教师作出最后评价)

(一)结果记录

将测量、计算结果及结果评价填入表 4-25 中。

表 4-25　人体体格测量指标评价表

姓名		性别		年龄		时间	
基本信息记录							
项目		测量值		项目		测量值	
身高/cm				肱三头肌部皮褶厚度/mm			
体重/kg				肩胛下角皮褶厚度/mm			
上臂围/cm				腹部(脐旁)皮褶厚度/mm			
结果评价							
指标名称		指标值				营养状况等级评价	
标准体重指数							
体质指数(BMI)							
腰臀比值(WHR)							
皮褶厚度/mm							
根据测量及评价结果给出改善建议(包括营养、运动等)							

(二)学生训练总结

(三)结果评定

1.测量结果、指标计算及结果评价是否正确。

2.给被检测者提出的改善建议是否合理。

评定人：　　　　　　日期：

【知识链接】

评价人体营养状况的体格测量细则

第一步:询问选中同学个人情况:姓名、性别等并记录于表 4-25 中。

第二步:体格测量。正确测量该同学身高、体重、腰围、臀围、皮褶厚度等,并记录于表 4-25 中。

1. 身高测量

(1)测量方法

①被测者赤足,立正姿势(上肢自然下垂,足跟并拢,足尖分开呈 60°),站立在身高坐高计的坐板上,足跟、骶骨部及两肩胛间与立柱相接触(三点靠立柱),躯干自然挺直,头部正直,两眼平视前方,保持耳郭上缘与眼眶下缘呈水平位(两点呈水平)。

②测试者站在被测者右侧,将水平滑板下滑至被测者头顶(机械身高计)。

③测试者读数时,两眼与水平压板呈水平位,以厘米为单位,读至小数后一位(0.1 cm)。

④电子身高计直接读显示屏上的数值并记录。

(2)注意事项 测量工具使用符合国家标准生产的电子或机械的身高计,使用前校对零点,以标准刻度钢尺检查其刻度是否正确,误差不能大于 0.1 cm。测量器材应置于平坦地面并靠墙、测量姿势要求"三点靠立柱""两点呈水平";水平压板与头部接触时松紧要适度,头顶的发辫要松开,发结等饰物要取下;使用过程中,应经常检查立柱是否垂直和摇动,零件有无脱松等情况,并及时加以校正。

2. 体重测量

(1)测量方法

①将电子或机械体重秤置于平坦地面上,调零。

②被测者测量前排空大小便,穿着恰当的服装,站在秤台中央。

③待被测者站稳、秤的指针或数值显示稳定后读数和记录。

④读数以 kg 为单位,精确至 0.1 kg。

⑤两次读数误差不超过 0.1 kg。

(2)注意事项

测量工具使用符合国家标准生产的电子或机械的体重秤。使用前进行校正,检验其准确度和灵敏度,准确度要求误差不超过 0.1 kg。检验方法是分别称量备用的 10 kg、20 kg、30 kg 标准砝码,检查指示读数与标准砝码差值是否在允许范围内。灵敏度检查方法是置 100 g 砝码,机械的体重秤应观察刻度尺抬高了 3 mm 或游标移动显示 0.1 kg 位置,电子体重秤显示 0.1 kg。被测者站在秤台中央,上、下秤台的动作要轻。测量体重的标准要统一(如穿着厚薄一致,被测者脱去外衣、鞋袜和帽子,男性只穿短裤,女性穿短裤、背心或短袖衫。测量前不能饮水、进食,测量时间相同等)。

3. 腰围臀围测量

(1)测量方法

①被测者姿势。被测者自然站立,全身放松,呼吸自然。

②腰围测量方法。一般使用无伸缩性材料制成的塑料带尺测量腰围。测量时被测者站直,双手自然下垂,在其肋骨下缘与髂前上嵴连线的中点做标记,用塑料带尺通过该中点测量腰围。

③臀围测量方法。让被测者站直，双手自然下垂，测量者用软尺置于臀部测量点，水平围绕臀部周进行测量。

④读数要求。在被测者呼气末期读数，以"cm"为单位，读至 0.1 cm，两次测量的误差不超过 1cm。

（2）测量部位　腰围的测量部位目前还没有统一标准，比较常用的有两个部位：腰围的水平位置为脐线；自肋骨下缘和髂嵴连线的中点。一般左右两侧各定一个测量点，测量时软尺应通过两个测量点。

臀围是臀部向后最突出部位的水平围长。其测量部位有臀部的最高点即趾骨联合和背后臀大肌最凸出处。

（3）注意事项　测量工具使用符合国家标准生产的软尺，宜用布质材料涂漆制作。软尺在使用前应仔细检查有无裂隙、变形、折转，位置是否正确。测试者应注意软尺的松紧度要适宜，以对皮肤不产生明显压迫为度。

4. 皮褶厚度测量

（1）测量方法

①被测者应穿着背心、裤衩或短裤。

②实验者右手握皮褶厚度计使两半弓形测试臂张开，左手拇指和食指将被测者所测部位的皮肤捏紧提起。拇指、食指捏住提起时，拇指与食指间应保持适当的距离，这样捏紧提起皮肤既包括皮肤又包括皮下组织，但要防止将所在部位的肌肉也提起。为检查是否将肌肉也提起，可令被测者主动收缩该部位的肌肉，此时肌肉即滑脱。然后将张开的皮褶厚度计在距离手指捏起部位 1 cm 处钳入，右手将皮褶厚度计的把柄放开，读出指针的数值（mm），并记录下来。每个部位应重复测三次，任意两次之间所测的数值误差不应超过 5%。应当指出，用皮褶厚度计所测的皮下脂肪厚度是皮肤和皮下脂肪组织双倍的和。

（2）测量部位

①上臂（肱三头肌）皮褶厚度。被测者上肢自然下垂，取左上臂肱三头肌部位处（左肩峰至尺骨鹰嘴的中点上方 1～2 cm，右上臂肩峰至桡骨头连线近中点，即肱三头肌部位），测试者用左手拇指和食指将皮肤连同皮下组织捏起，呈皱褶，然后用皮褶厚度计测量皮褶根部的厚度（要防止将所在部位的肌肉也提起，被测者主动收紧该部位肌肉，此时肌肉即滑脱），连续量三次取平均值。注意皮褶厚度计应与上臂围垂直。

②背部（肩胛下角）皮褶厚度。被测者上肢自然下垂，测量者在其左肩胛骨下角下方 1～2 cm 处，顺自然皮褶方向将皮褶纵向捏起测量其厚度，连续量三次取平均值，注意皮褶计要与水平呈 45°角。

③腹部（脐旁）皮褶厚度。测量者用左手拇指及食指将距脐左侧 1 cm 处的皮肤和皮下组织沿着正中线平行方向捏起，用皮褶厚度计测量距拇指约 1 cm 处的皮褶根部厚度。

（3）注意事项

测量工具使用符合国家标准生产的皮褶厚度计，使用前须校正，指针调至"0"位后，需将皮褶厚度计两个接点间的压力调节至国际规定的 10 g/mm² 的范围内，水平放置砝码时，皮脂计读数在 15～25 mm，即红色刻度线之间。

第三步：计算标准体重、标准体重指数、体质指数 BMI、腰臀比值 WHR，填入表 4-25 中。

第四步：依据计算结果填写营养状况评价并给出改进意见。

综合技能训练 2：膳食调查任务评价

采用 24 h 询问法，选择一名同学互为调查对象，互相进行膳食调查。

2.膳食调查任务评价单

班级		姓名		实训日期	
技能训练任务		指导教师		学时	

一、技能训练内容

　　2 人一组，互为调查对象，采用 24 h 膳食回顾法了解彼此的饮食习惯、饮食日构成，为下一步对彼此膳食调查结果进行计算与评价提供依据。每位同学独立完成膳食调查任务，并在规定时间内提交任务评价单。

二、技能训练准备及要求（设备与资料等）

　　1. 知识准备：膳食调查的目的和意义；各种膳食调查方法、使用范围、优缺点；询问法（24 h 回顾法）膳食调查的方法和具体实施步骤；调查表的设计。

　　2.确定调查对象；2 人一组，彼此互为调查对象。

　　3.准备膳食调查记录表、笔、录音笔等；每人一张膳食调查记录表 4-26。

三、技能训练步骤

　　1.学生分成 2 人一小组，三小组组成一讨论组，讨论组在老师指导下，通过网络教学资源等多渠道查询膳食调查等资料。

　　2.各讨论组根据汇总的相关资料，师生共同讨论、分析，根据给定条件，用集体智慧完成膳食调查技能训练方案初稿，制作汇报提纲并选一代表进行学习汇报交流，对该方案进行修订。

　　3.学生按照修订后的该方案，完成膳食调查记录表及计算某同学平均每天膳食等训练任务，每位同学独立完成，并在规定时间内提交任务评价单，教师在操作实施过程中巡回指导。

　　具体实施见"【知识链接】膳食调查细则内容"。

四、结果记录与评价（学生对完成工作任务的情况进行记录，各讨论组进行总结、考核及评估，教师作出最后评价）

　　（一）结果记录

　　1.将膳食调查结果填入表 4-26。

表 4-26　膳食调查及食物摄入记录表

姓名_____年龄_____性别_____民族_____城市_____职业_____劳动强度_____

饮食习惯：

进餐时间：早_____　;中_____　;晚_____

嗜好：

经常吃的食物：

食物摄入记录						
日期	餐别	饭菜名称	食物原料名称	原料使用量	废弃量	净摄入量

2.计算某同学平均每天膳食并填入下表 4-27 中。

表 4-27 被调查者平均每日食物摄入量

餐次	食物名称	食物重量/g
早餐		
中餐		
晚餐		

(二)学生训练总结

(三)结果评定

　　1.膳食调查中,3 天原始调查记录是否真实可靠;

　　2.膳食调查及食物摄入量记录是否准确;

　　3.被调查的某同学平均每日食物摄入量计算是否准确;

　　4.学生将膳食调查技能训练任务单上交,接受教师和同学的提问,最后再进行完善并上交。

评定人:　　　　　　日期:

【知识链接】

膳食调查细则

　　1.采用询问法(24 h 回顾法)记录某同学连续 3 天的饮食情况于膳食调查记录表 4-26 中。

　　(1)回顾前 24 h 所食早餐、午餐、晚餐、加餐食物,填入膳食调查记录表。不要忽视三餐之外的各种小杂粮和零食的登记;

　　(2)分清食物、食物名称区别,并记录;

　　(3)根据所食食物多少估量出食物重量,并记录;

　　(4)核对膳食记录表,检查食物名称、食物摄入量的正确性及合理性。

2.计算某同学平均每天膳食

将调查期间每餐所摄入的同类食物相加,除以调查天数,得平均每餐各类食物摄入量,填入表 4-27 中。注意,早餐和中餐之间加餐计入早餐,中餐和晚餐之间加餐计入中餐,晚上加餐计入晚餐。

综合技能训练 3:膳食调查结果的计算与评价

以《中国居民平衡膳食宝塔》和《中国居民膳食营养素参考摄入量(DRIs)2013》为依据,对综合技能训练 2 膳食调查的结果进行计算和分析评价。

3.膳食调查结果的计算与评价任务评价单

班级		姓名		实训日期	
技能训练任务		指导教师		学时	

一、技能训练内容

每位同学根据下述条件和要求,独立完成,并在规定时间内提交任务评价单。

依据膳食调查结果表 4-27 中数据,进行计算与分析,对彼此膳食结构、膳食能量及营养素的摄入进行正确分析评价,并提出合理的改进方法。

二、技能训练准备及要求(设备与资料等)

1. 知识准备:《中国食物成分表》使用;中国居民平衡膳食宝塔(2016)内容及应用;食物能量及所含营养素计算;膳食结构评价分析的内容、意义、依据及评价标准;膳食中能量和营养素摄入量分析评价的依据及标准。

2. 熟悉《中国居民膳食营养素参考摄入量(DRIs)2013》及《中国食物成分表》,具体内容见附录 1 和附录 2"二维码:《中国食物成分表》。

3. 准备计算器、演算纸等。

三、技能训练步骤

1. 学生分成 2 人一小组,3 小组组成一个讨论组,在老师指导下,通过网络教学资源等多渠道查询膳食调查结果的计算与评价等资料。

2. 各讨论组根据汇总的相关资料,师生共同讨论、分析,根据给定条件,用集体智慧完成膳食调查结果的计算与评价方案初稿,制作汇报提纲并 3 小组选一代表进行学习汇报交流,对该膳食调查结果的计算与评价方案进行修订。

3. 学生按照修订后的该方案,完成膳食调查结果的计算与评价技能训练任务,每位同学独立完成,并在规定时间内提交任务评价单。教师在操作实施过程中巡回指导。

具体实施见"【知识链接】膳食调查结果的计算与评价细则"内容。

四、结果记录与评价(学生对完成工作任务的情况进行记录,各小组进行总结、考核及评估,教师作出最后评价)

(一)结果记录

根据上述不同计算公式将计算评价结果填于表 4-28 至表 4-34。

1. 膳食结构分析评价

表 4-28　膳食模式与中国居民平衡膳食宝塔标准比较

类别	重量/g	标准
第一层		谷薯类 250～400 g 包含全谷物和杂豆 50～150 g 薯类 50～100 g
第二层		蔬菜类 300～500 g 水果类 200～350 g
第三层		禽肉类 40～75 g 水产品 40～75 g 蛋类 40～50 g
第四层		奶及奶制品 300 g 大豆及坚果类 25～35 g
第五层		油 25～30 g 盐小于 6 g
膳食模式 分析评价		

2.能量和营养素摄入量分析评价

表 4-29　食物营养成分计算表

餐次	食物名称	重量/g	能量/kJ	蛋白质/g	糖类/g	脂肪/g	钙/mg	铁/mg	锌/mg	硒/μg	维生素 A/μg	维生素 B$_1$/mg	维生素 B$_2$/mg	维生素 C/mg	维生素 E/mg	膳食纤维/g
早餐																
小计																
中餐																
小计																
晚餐																
小计																
合计																

表 4-30　一日能量、营养素摄入量与推荐的供给量标准比较

类别	能量/kJ	蛋白质/g	糖类/g	脂肪/g	钙/mg	铁/mg	锌/mg	硒/μg	维生素A/μg	维生素B$_1$/mg	维生素B$_2$/mg	维生素C/mg	维生素E/mg	膳食纤维/g
摄入量														
供给标准														
相对比%														
能量和营养素摄入量分析评价														

3.能量来源分析评价

表 4-31　一日摄入的三大产能营养素的热能占一天的总热能的百分比

类别	摄入量/g	产生的热能/kJ	占热能的百分比/%	标准/%
蛋白质				10～15
脂肪				20～30
碳水化合物				55～65
总计				100
能量来源分析评价				

4.蛋白质来源分析评价

表 4-32　蛋白质来源百分比

类别	重量/g	占蛋白质总量的百分比/%	推荐值/%
动物类食品			大于1/3
豆类食品			
谷类食品			
果蔬类食品			
其他类食品			
合计			
蛋白质来源分析评价			

5.三餐能量分配比分析评价

表 4-33　一日三餐热能分配比

餐次	热能/kJ	占热能百分比/%	推荐值/%
早餐			30
午餐			40
晚餐			30
合计			
三餐能量分配比 分析评价			

6.评价结论及改进措施

表 4-34　评价结论及改进措施表

项目	内容
评价结论	
改进措施	

(二)学生训练总结

(三)结果评定
1.结果记录是否正确。
2.分析评价是否合理。
3.评价结论及改进措施是否合理。

　　　　　　　　　　　　　　评定人：　　　　　日期：

【知识链接】

膳食调查结果的计算与评价细则

1.膳食模式分析评价

依据"中国居民平衡膳食宝塔",将"技能训练2 膳食调查技能训练"表 4-27 中的被调查者平均每日食物摄入量进行食物归类,结果填入表 4-28,并依据结果进行分析评价。

膳食结构分析评价以"中国居民平衡膳食宝塔"为参考依据,分析膳食中食物种类是否多样化(每日食物品种数至少 12 种)、膳食中各类食物摄入量是否达到标准,来评价膳食结构是否合理。

注意,各类食物的摄入量一般指食物的生重。在进行食物归类时应注意有些食物要进行折算才能相加,如计算乳类摄入量时,不能将鲜奶与奶粉直接相加,应按蛋白质含量将奶粉算出一个系数,相乘折算成鲜奶量再相加;大豆类产品指的是干豆的重量,同样要折算后才能相加;肉类是指去骨的肉重。

2.能量和营养素摄入量分析评价

查《中国食物成分表》,获得各食物 100 g 中该营养素含量,计算表 4-27 中食物所含营养素的量(即食物中营养素的摄入量)、能量指标。将数据填入表 4-29、表 4-30 中。将能量和各种营养素摄入量与《中国居民膳食营养素参考摄入量(DRIs)(2013)》相应推荐量比较,并进行分析评价。

食物中某种营养素的含量=食物摄入量×可食部(%)×100 g 可食部食物所含有的该营养素量÷100

某营养素日摄入总量=$\sum$ 各种食物中某营养素的含量

能量(kcal)=(食物碳水化合物的质量+食物蛋白质质量)×4 +食物中脂肪质量×9

3.能量来源分析评价

计算三大产热营养素提供的能量占一天摄取总能量的比例,将计算结果填入表 4-31 中,并将结果与标准比较后进行分析评价。

4.蛋白质来源分析评价

将表 4-32 中空格填入相应数据,并进行分析评价。

5.三餐能量分配比分析评价

将早、中、晚三餐的所有食物提供的能量分别按餐次累计,得到每餐摄入的能量,然后除以全天摄入的总能量,得到每餐提供能量占全天总能量的比例,将比例填入表 4-33,对三餐能量分配是否合理进行分析评价。

6.根据该案例的分析评价,提出改进措施,填入表 4-34 中。

综合技能训练 4:个人营养方案的制定任务评价

根据个人营养需求特点,采用计算法编制个人一日营养食谱。

4.个人营养方案的制定任务评价单

班级		姓名		实训日期	
技能训练任务		指导教师		学时	

一、技能训练内容

　　每位同学根据下述给定的条件,独立完成制定个人营养方案技能训练任务,并在规定时间内提交任务评价单。

　　某男性学生,走读,22 岁,身高 175 cm,体重 70 kg,以加工肉类食品和方便面为主要食物,对蔬菜、水果和全麦面包之类不感兴趣,平时偶尔吃点苹果或香蕉,但吃后感觉不适,故大便不好。问此男性学生膳食合理吗?如果不合理,请为该男性学生制定合理的个人营养一日食谱。

二、技能训练准备及要求(设备与资料等)

1.知识准备;营养平衡理论;大学生营养需求特点;大学生食物选择特点;营养食谱设计的原则;计算法编制食谱的方法、步骤。

2.熟悉《中国居民膳食营养素参考摄入量(DRIs)2013》及《中国食物成分表》,具体内容见附录1和附录2"二维码;《中国食物成分表》。

3.收集整理男性大学生身体及膳食资料;

4.准备笔、纸、计算器等材料。

三、技能训练步骤

1.学生分成 3~5 人一组,各小组在老师指导下,通过网络教学资源等多渠道查询个人营养方案的制定任务等资料。

2.各组根据汇总的相关资料,师生共同讨论、分析,根据给定条件,用集体智慧完成个人营养方案的编制方案初稿,制作汇报提纲并选一代表进行学习汇报交流,对该个人营养方案的编制方案进行修订。

3.学生按照修订后的编制方案,完成个人营养方案的编制任务,并在规定时间内提交任务评价单,教师在操作实施过程中巡回指导。

具体实施见"【知识链接】个人营养方案的编制细则"内容。

四、结果记录与评价(学生对完成工作任务的情况进行记录,各小组进行总结、考核及评估,教师作出最后评价)

(一)结果记录

1.男性大学生每日膳食是否合理判断。

2.男性大学生每日能量及供能营养素的需要量。

3.男性大学生每日主副食确定(表 4-35)。

表 4-35 男性大学生每日主副食

餐次		食物(原料)名称	重量/g	烹调方法
早餐	主食			
	副食			
午餐	主食			
	副食			
晚餐	主食			
	副食			

4.将初步拟定的一日食谱填入表 4-36。

表 4-36 初步拟定大学生一日食谱表

餐次	食物名称	原料名称	重量/g	烹调方法
早餐				
午餐				
晚餐				

5.初步拟定食谱的复核与调整。将复核的结果填入表 4-37、表 4-38。

表 4-37 对初步拟定食谱能量与营养素复核计算与分析评价表

原料名称	可食部重量/g	能量/kJ	蛋白质/g	脂肪/g	糖水化合物/g	钙/mg	铁/mg	维生素 A/μg	维生素 C/mg	膳食纤维/g
合计										
推荐摄入量										
占推荐量的百分比/%										
分析评价										

表 4-38　餐次能量比和供能营养素分配比复核分析表

餐别	能量推荐比	能量		蛋白质		脂肪		碳水化合物	
		总和/kcal	比例/%	重量/g	比例/%	重量/g	比例/%	重量/g	比例/%
早餐	30％								
午餐	40％								
晚餐	30％								
合计	100％								
分析评价									

4.将调整后的食谱填入表 4-39

表 4-39　大学生一日营养食谱表

餐别	食物名称	原料名称	重量/g	烹调方法
早餐				
午餐				
晚餐				

(二)学生训练总结

(三)结果评定

1.男大学生每日食物摄入量的合理性判断是否客观、准确。

2.大学生一日营养食谱的制定是否合理。

评定人：　　　　　　日期：

【知识链接】

个人营养方案的编制细则

第一步：询问男性学生个人膳食情况，结果填入表 4-35。

按调查表中所列的谷薯类、蔬菜、水果、豆类、坚果、补充食品等内容，询问被调查对象在半年内：常吃哪些、最常吃哪些、平均每周吃几次、每次平均吃多少等问题。

第二步：判断男性学生每日食物摄入量是否合理。

以平衡膳食宝塔为依据，将平衡膳食宝塔推荐的食物及食物量与该男性大学生每日摄入的食物的种类和数量对比，判断大学生每日食物摄入量是否合理。

第三步：大学生个人营养食谱制定。

1. 确定全日能量需要量

(1) 能量需要量查表法　通过查找《中国居民膳食营养素参考摄入量(DRIs)2013》，获取个人能量需要量。

(2) 能量需要量计算法

标准体重(kg)＝身高(cm)－105

体重指数(kg/m^2)＝实际体重(kg)/身高(m^2)

根据体质指数(BMI)，判断其属于消瘦、正常、肥胖，根据成人每日能量供给表(表 4-40)确定能量需要量。

全日能量需要量(kJ)＝标准体重(kg)×单位标准体重能量需要量(kJ/kg)

表 4-40　成人每日能量供给表　　　　　　　　　kJ/kg

体型	体力活动量			
	极轻体力活动	轻体力活动	中体力活动	重体力活动
消瘦(BMI≤18.5)	126	147	168	168～189
正常(18.5＜BMI＜23.9)	84～105	126	147	168
肥胖(BMI≥28)	63～84	85～105	126	147

2. 确定每日三大产能营养素需要量

(1) 根据蛋白质、脂肪、糖类分别占总能量的比例，计算每日需蛋白质、脂肪、糖类所产生的能量。

平衡膳食推荐每人每日的膳食组成中，三大产能营养素在每日膳食中能量所占比例分别为蛋白质占 10%～15%、脂肪占 20%～30%、糖类占 55%～65%，建议按照蛋白质占 15%、脂肪占 25%、糖类占 60% 来计算。

(2) 根据蛋白质、脂肪、糖类每克所产生的产能系数，计算蛋白质、脂肪、糖类的每日的需要量。

(3) 根据三餐能量分配比例，计算蛋白质、脂肪、糖类的每餐需要量。

三餐能量分配比例为：早餐占 30%，午餐占 35%，晚餐占 35%。

3.确定全日主、副食品种和数量

（1）主食品种、数量的确定

首先依据男性大学生的饮食习惯确定主食品种，然后依据每餐碳水化合物的需要量计算主食各品种的数量。

某餐主食品种数量＝该餐所需要糖类量×该主食提供糖类％÷（食物成分表中 100 g 该主食品种含糖类量/100）

（2）副食品种、数量的确定

①计算主食提供蛋白质数量。

②副食应提供的蛋白质数量。

某餐副食应提供的蛋白质数量＝该餐蛋白质需要量－该餐主食提供的蛋白质数量

③设定副食中蛋白质 2/3 由动物性食物提供，1/3 由豆制品提供，查食物成分表计算各类动物性食物、豆制品的数量。

某餐所需动物性食物量＝该餐副食应提供的蛋白质数量×2/3÷（食物成分表中 100 g 该动物性食物含蛋白质量/100）

某餐所需豆制品量＝该餐副食应提供的蛋白质数量×1/3÷（食物成分表中 100 g 该豆制品含蛋白质量/100）

⑤设计蔬菜水果品种和数量，要考虑重要微量营养素的含量。

根据饮食习惯，尽量选择时令蔬菜水果，蔬菜品种要多样，每日各种蔬菜总量为 300～500 g，每日水果总量为 200～350 g。

⑥确定油和食盐的用量。

油和食盐用量在规定的范围内。

每日植物油需要量＝每日需要总脂肪量－主食中脂肪量－副食中脂肪量

4.初步拟定一日食谱

根据计算的每日每餐饭菜的用量，编制男性大学生方便、切实可行的一日食谱，将结果填入表 4-36。

5.食谱复核与调整

利用食物成分表，将初步拟定的食谱中各种食物能量、营养素含量进行计算和累加，并与 RNIs 标准进行比较。根据比较的结果对初步拟定的食谱进行适当的调整，将结果填入表 4-39。

【本模块小结】

本模块理论部分主要介绍了营养咨询、健康教育、健康促进等方面的知识。技能部分以人体营养状况测定与评价、膳食调查、膳食调查结果的计算与评价、个人营养方案的制定为切入点，主要培养营养及健康管理工作岗位必要的技能：人体营养状况测定能力、膳食调查能力、膳食结果计算及评价能力、个人营养方案的制定能力。

【思考及练习题】

一、学习思考

1.什么是营养调查？其目的是什么？

2.膳食调查结束后,如何进行膳食营养评价?

3.营养素参考摄入量有哪些指标?

4.如何进行营养健康教育?

5.身体活动要素是什么?

6.简述心理健康维护与促进的基本原则。

7.中医养生方法有哪些?

8.《中国居民平衡膳食宝塔(2016)》应用时要注意哪些事项?

9.《中国居民膳食指南(2016)》的核心内容有哪些?

10.个体营养状况评价分析

一个 7 岁女孩,身高 150 cm,体重 38 kg。膳食问卷调查发现其三日内摄入的食物如下:大米 0.3 kg,猪肉(肥瘦)0.1 kg,面粉 0.1 kg,鸡蛋 0.15 kg,油菜 0.3 kg,芹菜 0.3 kg,菜籽油 0.1 kg,牛奶 0.6 kg,豆腐 0.6 kg,苹果 0.6 kg。

请思考:

(1)该女孩的膳食组成能否满足其能量和各种营养素的需要?(从能量、蛋白质、维生素 A、维生素 B_1、维生素 C、钙、铁几方面考虑。)

(2)其膳食组成是否合理? 如何改进?

(3)该年龄段儿童如何通过合理营养平衡膳食来促进生长发育?

二、自测练习

1.选择题

(1)下列不属于"三减"的是(　　)。

A.减盐　　　　　　B.减油　　　　　　C.减糖　　　　　　D.减重

(2)具有补气效果的中药是(　　)。

A.人参、黄芪、茯苓、山药、薏苡仁　　　　　B.熟地黄、何首乌、龙眼肉、阿胶、紫河车

C.枸杞子、玉竹、黄精、桑葚、女贞子　　　　D.菟丝子、鹿茸、肉苁蓉、杜仲

(3)某市控烟活动中"公共场所禁止吸烟"属于健康促进活动领域中的(　　　)

A.制定促进健康的措施　　　　　　B.创造支持的环境

C.加强社区的行动　　　　　　　　D.调整卫生服务的方向

(4)以下关于健康的说法正确的是(　　)

A.健康是多维的,指躯体、心理、社会适应和道德 4 个方面都健康

B.健康与疾病是间歇性的过程

C.健康指的是躯体健康

D.健康指的就是没有疾病

(5)"平衡膳食宝塔"建议的各类食物的摄入量是指(　　　)

A.食物的生重　　　　　　　　　B.某种具体食物的重量

C.食物的熟重　　　　　　　　　D.每日必须摄入的食物数量

(6)适用于集体伙食单位的膳食调查方法是(　　)

A.记账法　　　　B.称重法　　　　C.回顾询问法　　　　D.化学分析法

(7)体质指数是(　　)。

A.体重(kg)/身高(m)　　　　　　B.体重(kg)/身高(m^2)

C.体重(kg)/身高(m³)　　　　　　　　　　D.身高(m)/体重(kg)

(8)中国营养学会建议的平衡膳食宝塔提出了(　　　)。

A.食物分类的概念　　　　　　　　　　B.RDA

C.较理想的膳食模式　　　　　　　　　D.具体的食谱

(9)DRIs 指的是(　　　　　)。

A.适宜摄入量　　　　　　　　　　　　B.估计平均需求量

C.营养生理需要量　　　　　　　　　　D.膳食参考摄入量

(10)一男子 20 岁,身高 170 cm,体重 70 kg,其体质属于(　　　)。

A.肥胖　　　　　　　B.正常　　　　　　　C.消瘦　　　　　　　D.营养不良

(11)皮褶厚度是哪三个部位的皮下脂肪厚度之和(　　　)。

A.三头肌　肩胛下　脐旁　　　　　　　B.三头肌　腰部　小腿部

C.三头肌　脐旁　小腿部　　　　　　　D.腰部　脐旁　大腿部

(12)在膳食营养评价中,营养素摄入量低于 RNI 的(　　　)可认为严重不足。

A.70%　　　　　　B.80%　　　　　　C.90%　　　　　　D.60%

2.填空题

(1) 身体活动包括_____、_____、_____、_____ 4 个基本要素,也就是 FITT 原则。另外还有_____、_____,统称为 FITT-VP 原则。

(2)中医将体质分为_____、_____、_____、_____、_____、_____、_____、_____、_____ 9 个类型。

(3)中国居民平衡膳食宝塔分为_____层,最底层是_____,最顶层是_____。

(4)膳食调查方法主要有:_____、_____、_____、_____和_____。

3.是非判断

(1)身体活动量越多越好。(　　　)

(2)心理健康是一个动态、开放的过程。(　　　)

(3)食物的五味是酸、甜、苦、辣、咸。(　　　)

(4)中国营养学会建议的平衡膳食宝塔提出了较理想的膳食模式。(　　　)

(5)在膳食营养评价中,一般认为能量摄入量达到 RNI 的 90%以上可视为正常。(　　　)

(6)《中国居民膳食指南(2016)》由一般人群膳食指南、特定人群膳食指南和平衡膳食宝塔 3 部分组成。(　　　)

(7)膳食结构是指膳食中各类食物的数量及其在膳食中所占的比重。(　　　)

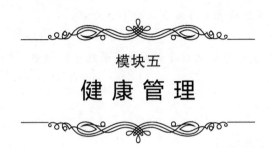

模块五

健 康 管 理

【模块学习要求】

　　每个人是自己健康的第一责任人。随着人们生活水平的提高,越来越多的人开始关注自身的健康。健康管理作为新兴行业顺应了人们不断增长的健康需求,在中国有着广泛的应用前景。它能帮助医疗机构、企业、健康保险公司以及社区、集体单位对个人的健康进行个性化的管理,以达到有效预防疾病、节约医疗支出的作用。故了解健康管理相关知识对维护人体健康和开展健康管理服务具有重要意义。在教学中,要求教师将学生的素质养成融入学生的理论学习和技能训练中,使学生具有诚信向善、尊重生命、科学严谨的工作态度;具有社会责任感和社会参与意识;具备健康的体魄、心理和健全的人格;养成良好的生活方式及自我管理、自主学习的习惯。通过学习,学生掌握健康管理、健康保险、健康管理服务营销基本知识,能够为不同的个体制定合理的生活方式健康管理干预措施。在本模块学习中,学习的重点是健康管理基本策略、基本步骤和常用服务流程及健康管理服务营销策略,学习的难点是能够为不同的个体制定合理的生活方式、健康管理干预措施,及为不同的健康管理服务产品选择合适的营销策略。

【知识导图】

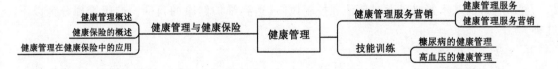

项目1　健康管理与健康保险

项目目标

知识目标

掌握健康管理的定义、特征及基本策略,掌握健康管理的基本步骤和常用服务流程;熟悉健康保险定义和分类;了解健康管理在健康保险中的应用。

能力目标

能够为不同的个体制定合理的生活方式和健康管理干预措施

一、健康管理概述

(一)健康管理的定义及特征

在《健康管理概念与学科体系的中国专家初步共识》中,健康管理是以现代健康概念(生理、心理和社会适应能力)和新的医学模式(生理—心理—社会),以及中医治未病思想为指导,通过采用现代医学和现代管理学的理论、技术、方法和手段,对个体或群体整体健康状况及其影响健康的危险因素进行全面检测、评估、有效干预与连续跟踪服务的医学行为及过程。其目的是以最小投入获取最大的健康效益。

在健康保险行业中,健康管理是指保险管理与经营机构在为被保险人提供医疗服务保障和医疗费用补偿的过程中,利用医疗服务资源或与医疗、保健服务提供者合作,以控制医疗风险或实现差异化服务为目标,对客户实施的健康指导和诊疗干预管理活动。

健康管理的特点:①标准化。即数字化,体现在健康管理目标、计划、考核的每一个过程。②流程化。即过程管理有序化、标准化。③足量化。对个体和群体健康状况的评估,对健康风险的分析和确定,对干预效果的评价,都离不开科学量化指标。④个性化。每一个人的健康需求和改变行为不同,不可能一把钥匙开万把锁;没有干预措施的个体化,就没有针对性,就不能充分调动个体和群体的积极性,就达不到最大的健康效果。⑤系统化。要保证所提供的健康信息科学、可靠、及时,没有一个强大的系统支持是不可能实现的。真正的健康管理服务一定是系统化、标准化的,其背后一定有一个高效、可靠、及时的健康信息支持系统。

(二)健康管理的基本策略

健康管理的基本策略是通过评估和控制风险,达到维护健康的目的。健康管理分为以下几种。

1.生活方式管理

生活方式管理是指以个人或自我为核心的卫生保健活动;是通过健康促进技术,来保护人们远离不良行为,减少危险因素对健康的损害,预防疾病,改善健康。生活方式管理的内容包括合理膳食、适量运动、戒烟限酒、减轻精神压力、控制体重等。

生活方式管理的特点:①以个体为中心。强调个体对自己的健康负责,调动个体的积极性,帮助个体作出最佳的健康行为选择。②以预防为主。有效整合三级预防(具体内容见健康管理一级、二级、三级预防)。预防是生活方式管理的核心,不仅仅是预防疾病的发生,还在于推迟和延缓疾病的发展历程(如果疾病已不可避免的话)。生活方式管理帮助个体改变行为,降低健康风险,促进健康,预防疾病和伤害。③通常与其他健康管理策略联合进行。

2.需求管理

需求管理包括自我保健服务和人群就诊的分流服务,目的是帮助人们更好地使用医疗服务和管理自己的小病。其实质是通过帮助健康消费者维护自身健康和寻求恰当的卫生服务,控制卫生成本,促进卫生服务的合理利用。需求管理的目标是减少昂贵的、临床非必要的医疗服务,同时改善人群的健康状况。因为,许多误以为是必须的、昂贵的医疗服务在临床上不一定是必要的。需求管理帮助个体减少这些浪费。需求管理通过电话、互联网等方式来指导个体正确选择医疗服务来满足自己的健康需求。

3.疾病管理

疾病管理是一个协调医疗保健干预和与病人沟通的系统,它强调病人自我保健的重要性,为患有特定疾病(慢性病)的人提供需要的医疗保健服务。疾病管理主要是在整个医疗服务系统中为病人协调医疗资源。如慢性病患者在接受如何管理自己疾病的教育后重复看病的频率降低。

疾病管理特点:①目标人群是患有特定疾病的个体。②不以单个病例和/或其单次就诊事件为中心,而关注个体或群体连续性的健康状况与生活质量。③在疾病管理中,医疗卫生服务及干预措施的综合协调至关重要。

4.灾难性病伤管理

灾难性病伤管理是疾病管理的一个特殊类型,顾名思义,它关注的是"灾难性"的疾病或伤害。"灾难性"可以是指对健康的危害十分严重,也可以是指其造成的医疗卫生花费巨大,常见于肿瘤、肾衰、严重外伤等情形。

灾难性病伤是十分严重的病伤,需要特别复杂的管理,经常需要多种服务和转移治疗地点。

5.残疾管理

残疾管理的目的是减少工作地点发生残疾事故的频率和费用代价。从雇主的角度出发,根据伤残程度分别处理,尽量减少因残疾造成的劳动和生活能力下降。

6.综合人群健康管理

综合人群健康管理是通过协调以上5种健康管理策略来对人群中的个体提供更为全面的健康和福利管理。综合人群健康管理成功的关键在于系统性收集健康状况、健康风险、疾病严重程度等方面的信息,以及评估这些信息和临床及经济结局的关联以确定健康、伤残、疾病、并发症、返回工作岗位或恢复正常功能的可能性。人群健康管理方法包括一级预防、二级预防和三级预防。

一级预防,即无病预防,又称病因预防,是指在疾病或伤害尚未发生时,进行提前针对病因或危险因素采取措施,降低未知的健康综合风险管理,以增强有效的能力预防疾病或伤害的发生或至少推迟疾病的发生。一级预防以预防为目的,如健康管理普及教育、接种、婚检、妊娠检等。

人一生中都是由健康在不知不觉中到亚健康的过程。人们在健康时,不会看重健康上的呵护,在能吃能喝能跑能跳时讲健康多数是不会被重视的,但恰恰相反,呵护健康的最好时间就是健康时,这样才能将健康持续得更完美! 亚健康在自然医学上被称为疾病前的潜伏期,当疾病出现了一些症状也是从亚健康中不知不觉中演变过来的,人体有可改变和不可改变生理至中间因素及并发症过程。

二级预防以疾病早发现早治疗为目的,又称为临床前期预防或症候前期预防,即在疾病的临床前期做好早期发现、早期诊断、早期治疗的"三早"预防措施。二级预防是通过早期发现、早期诊断而进行适当的治疗,来防止疾病临床前期或临床初期的变化,能使疾病在早期就被发现和治疗,以最大的可能避免或减少并发症,以及后遗症和残疾的发生概率,或者缩短致残的时间因素。二级预防的目的是以通过普查、筛查、定检做到五早:早发现、早诊断、早治疗、早报告、早隔离等。

三级预防,即以医疗手段治病防残,属于临床中的预防。三级预防是尽最大医疗手段防止伤残和促进功能恢复的过程,以提高生存质量,延长寿命,降低病死率为目的。三级预防意义体现在对已患疾病的及时有效的治疗,防病情恶化、防并发症。针对不同人群、不同疾病采取不同的医疗手段防治;但是预后症却无法百分百的把握,如三级患者需要具备较高的求生意愿才能更好地促进功能康复。

在健康管理的三级预防中,健康管理预防措施其实是一种自我责任,因此一级预防大于三级预防。

健康管理实践中基本上都应该考虑采取综合人群健康管理模式。

二维码 5-1　糖尿病的
三级预防(视频)

(三)健康管理的基本步骤

一般来说,健康管理有以下 3 个基本步骤。

1．了解健康信息

收集服务对象的个人健康信息,包括个人一般情况(性别、年龄等)、目前健康状况及疾病家族史、生活方式(膳食、体力活动、吸烟、饮酒情况等)、体格检查(身高、体重、血压等)和血、尿实验室检查(血脂、血糖等)。

2．健康及疾病风险性评估

根据所收集的个人健康信息,对个人的健康状况及未来患病或死亡的危险性用数学模型进行量化评估,进一步综合认识健康风险,鼓励和帮助人们纠正不健康的行为和习惯,制定个性化的健康干预措施并对其效果进行评估。

3．健康干预

在前两步的基础上,以多种形式来帮助个人采取行动,纠正不良的生活方式和习惯,控制健康危险因素,实现个人健康管理计划的目标。如一位糖尿病高危个体,除血糖偏高外,还有超重和吸烟等危险因素,因此,除控制血糖外,对个体的指导还应包括减轻体重(膳食、身体活动)和戒烟等内容。

健康管理是一个长期的、连续的、周而复始的过程,即在实施健康干预措施一定时间后,需要评价效果、调整计划和干预措施。只有周而复始长期坚持,才能达到健康管理的预期效果。

(四)健康管理的常用服务流程

1．健康调查和健康体检

健康调查是通过问卷或访谈,了解个人的一般情况、既往病史、家族史以及生活方式、习惯等。健康体检是以人群的健康需求为基础,按照早发现、早干预的原则来选定体格检查的项目。健康体检是开展健康管理的前提和基本手段。检查的结果对后期的健康干预活动具有明确的指导意义。健康管理体检项目可以根据个人的年龄、性别、工作特点等进行调整。

2.健康评估

通过分析个人健康史、家族史、生活方式和精神压力等获取的资料和体检结果,可以为服务对象提供一系列的评估报告,包括用来反映各项检查指标状况的个人健康体检报告、个人总体健康评估报告、精神压力评估报告等。

3.个人健康管理咨询

在完成上述步骤后,个人可以得到不同层次的健康咨询服务。个人可以到健康管理服务中心接受咨询,也可以由健康管理师通过电话与个人进行沟通。内容可以包括以下方面:解释个人健康信息及健康评估结果及其对健康的影响,制订个人健康管理计划,提供健康指导,制订随访跟踪计划等。

4.个人健康管理后续服务

个人健康管理后续服务的内容主要取决于被服务者(人群)的情况以及资源的多少,可以根据个人及人群的需求提供不同的服务。后续服务的形式可以是通过互联网查询个人健康信息和接受健康指导,定期寄送健康管理资讯和健康提示,以及提供个性化的健康改善行动计划。监督随访是后续服务的一个常用手段。随访的主要内容是检查健康管理计划的实现状况,并检查(必要时测量)主要危险因素的变化情况。健康教育课堂也是后续服务的重要措施,在营养改善、生活方式改变与疾病控制方面有很好的效果。

5.专项的健康及疾病管理服务

除了常规的健康管理服务外,还可根据具体情况为个体和群体提供专项的健康管理服务。这些服务的设计通常会按病人及健康人来划分。对已患有慢性病的个体,可选择针对特定疾病或疾病危险因素的服务,如糖尿病管理、心血管疾病及相关危险因素管理、精神压力缓解、戒烟、运动、营养及膳食咨询等。对没有慢性病的个体,可选择的服务也很多,如个人健康教育、生活方式改善咨询、疾病高危人群的教育及维护项目等。

二、健康保险概述

(一)健康保险的定义

健康保险,又称疾病保险,是指在被保险人身体出现疾病时,由保险人向其支付保险金的人身保险。健康保险的支付范围通常包括医疗费用、收入损失、丧葬费及遗属生活费等。为防止道德危险,办理健康保险时,保险人通常都规定一段时间的试保期,对被保险人在此期间后发生疾病造成的损失,保险人方负赔偿责任。健康保险的产品设计是

二维码 5-2　秒懂
健康保险

对保险标的、保险责任、保险费率、保险金额、保险期限等重要内容进行不同排列组合,从而形成满足消费者需求的保险商品的过程。健康保险的产品设计要遵循市场、简明、互补、平衡等原则,涉及要素包括投保范围、保险责任、责任免除、保险期间、续保、保险费、投保人解除合同的处理、被保险人的年龄、性别、职业等及其他风险要素。其中,保险责任是最重要的部分,直接关系到最终保险产品的质量。

(二)健康保险的分类

健康保险按照保险性质可分为社会医疗保险和商业健康保险。社会医疗保险是国家实施

的基本医疗保障制度,是为保障人民的基本医疗服务需求,国家通过立法形式强制推行的医疗保险制度。商业健康保险是在被保险人自愿的基础上,由商业保险公司提供的健康保险保障形式。本文中讲述的健康保险主要指商业健康保险。

我国 2019 年新修订的《健康保险管理办法》(具体内容见附录 2)将健康保险分为医疗保险、疾病保险、失能收入损失保险、护理保险以及医疗意外保险等 5 大类,针对不同的需要和损失进行给付和补偿。

1. 医疗保险

医疗保险是指以约定医疗行为的发生为给付保险金条件,为被保险人接受诊疗期间的医疗费用支出提供保障的保险。它具有如下特点。

(1)医疗保险的保险金的给付条件是以医疗行为的发生或医疗费用支出作为依据,与疾病诊断不直接相关。

(2)医疗保险产品具有不同的分类方法　按照保险金的给付性质,医疗保险可分为费用补偿型医疗保险和定额给付型医疗保险。费用补偿型医疗保险,是指根据被保险人实际发生的医疗、康复费用支出,按照约定的标准确定保险金数额的医疗保险。定额给付型医疗保险,是指按照约定的数额给付保险金的医疗保险。费用补偿型医疗保险的给付金额不得超过被保险人实际发生的医疗、康复费用金额。

按照保障责任范畴,医疗保险可分为基本型医疗保险和补充型医疗保险。补充型医疗保险是指与社会基本医疗保险制度相互衔接的一系列商业医疗保险产品,是构建国家多层级医疗保障制度的重要组成部分,目的是对社会基本医疗保险费用补偿不足部分进行有效的二次补偿。

(3)医疗保险风险因素多,经营管理复杂　保险公司为控制医疗保险的经营成本,鼓励医疗费用控制在合理的范围内,防止或降低被保险人的道德风险,通常在保险合同中规定免赔额、最高限额、共保比例等限制性条款。

2. 疾病保险

疾病保险是指以约定疾病的发生为给付保险金条件的人身保险。它具有以下特点。

(1)保险金的给付条件只依据疾病诊断结果,不与治疗行为的发生或医疗费用相关。

(2)疾病保险的主要产品类型是重大疾病保险,即当被保险人罹患保险合同中规定的重大疾病或疾病状态并符合其严重程度的定义时,保险公司按照约定保险金额履行给付责任的保险。重大疾病是指严重的、可能造成死亡的,或显著加速生存者提前死亡的、直接影响生存、工作能力和生活能力的特定疾病。这些疾病可能导致死亡,或在死亡之前的某个生理过程中体现。如急性心肌梗死、恶性肿瘤等。

重大疾病保险有多种分类方式。根据保险期限的不同可分为一年期的重大疾病保险、定期重大疾病保险和终身重大疾病保险;根据是否独立存在可分为以主险形式存在的重大疾病保险和以附加险形式存在的重大疾病保险;根据投保人群的性质,可分为全体重大疾病保险和个人重大疾病保险;根据不同的人口属性还可分为少儿重大疾病保险、女性重大疾病保险和男性重大疾病保险等。

(3)为了防止被保险人带病投保,降低逆选择的风险,疾病保险合同通常设有等待期。

3. 失能收入损失保险

失能收入损失保险是指以因约定疾病或者意外伤害工作能力丧失为给付保险金条件,为被保险人在一定时期内收入减少或者中断提供保障的保险。失能收入损失保险一般分为短期失能收入损失保险和长期失能收入损失保险。这两种形式既可以是团体保险,也可以是个人保险。目前国际市场上较为普遍的是团体失能收入损失保险,可以由雇主和雇员共同支付保险费,也可以是政府强制。失能收入损失保险具有如下特点。

(1)失能收入损失保险界定的核心包含两点:工作能力丧失和失能导致收入损失。失能的界定有两种情况,即全部失能和部分失能或永久部分失能。

(2)失能收入损失保险主要是满足被保险人因暂时或永久丧失工作能力后的基本生活需求,而不是承诺保证以往的生活方式。通常失能收入损失的保险金是失能前收入的百分比,并且最高额度限制在实现决定的限额范围内。赔付比例的设定是为了控制道德风险,避免失能收入保险金达到甚至超过以前的收入,从而造成被保险人没有动力重新工作,甚至拖延康复的情况。

(3)失能收入损失保险的给付期间可长可短。短期为1～5年,长期的通常给付至被保险人65周岁或70周岁。随着人口老龄化和退休年龄的延长,给付期间也可延长到65周岁以后,甚至提供终生给付。

(4)在失能收入损失保险的合同中通常设有免责期条款。目的在于排除短期伤残而导致的小额保险理赔,如某些仅持续几天的伤残。同时保险合同一般允许暂时中断免责期。

(5)在实际操作中,失能收入损失保险最大的困难和风险是判断被保险人是否持续满足赔付条件,并在被保险人恢复工作能力的情况下及时终止保险金给付。

(6)特殊条款。失能收入损失保险的保险合同中常常提供保费豁免,即约定在全残发生之后并持续处于全残状态时的保费将无须交纳。

4. 护理保险

护理保险是指按照保险合同约定为被保险人日常生活能力障碍引发护理需要提供保障的保险。护理保险具有如下特点。

(1)护理保险的主要形式是长期护理保险,以50岁以上的中老年人为主要消费群体,可以个人购买,也可以由企业为员工购买。

(2)护理保险需要制定理赔判别标准表。

(3)长期护理保险具有多种形式的保险责任。一般包括3种护理类型:专业家庭护理、日常家庭护理和中级家庭护理。

(4)长期护理保险通常在保险合同中承诺保单的可续保性,保证了长期护理保单的长期有效性。长期护理保险的受益人还可享受税收的优惠待遇等。

5. 医疗意外保险

医疗意外保险,是指按照保险合同约定发生不能归责于医疗机构、医护人员责任的医疗损害,为被保险人提供保障的保险。"医疗意外"指医疗行为没有产生理想的治疗效果并造成损害,这种损害是可以预见的,与不可预见损害的"意外保险"的定义不同。医疗意外保险具有如下特点。

(1)在医疗意外保险中,由于疾病的发生导致被意外保险人遭受实际的医疗费用损失,这种损失可以用货币来衡量。因此,医疗意外保险可以具有补偿性,即意外保险人在意外保险金额的限度内补偿被意外保险人实际支出的医疗费用。医疗意外保险也可以采用定额给付方式,但只在某些特定保障项目中适用,如住院医疗费、手术费、护理费等。当医疗意外保险采用补偿方式时,意外保险人通常是按照实际医疗费用进行补偿。

(2)医疗意外保险的费率厘定不仅取决于被意外保险人的年龄,还取决于被意外保险人的性别、健康状况、职业与嗜好等因素。例如,性别与某些疾病的发病率相关,某些职业的工作环境及特点与某些疾病的高发率相关。因此,医疗意外保险的纯保费是依据损失率来计算的。

(3)医疗给付意外保险的承保条件一般比较严格,对疾病产生的原因需要经过相当严格的审查。为防止已患病的被意外保险人投保,长期医疗保单中常规定一定观察期(多为半年),被意外保险人在观察期内因疾病支出的医疗费,意外保险人不负责。观察期结束后,意外保险人才开始承担意外保险责任。

三、健康管理在健康保险中的应用

健康管理在健康保险行业中的应用,是指将健康管理的基本步骤和常用干预方法与健康保险产品的提供结合起来,发挥健康管理在风险管控、健康服务方面的优势,降低健康保险的出险率及赔付率,从而促进健康保险行业的发展。

(一)健康保险中的健康管理类型

健康保险行业中应用健康管理的主要目的是提供健康服务与控制诊疗风险,因此可以将其分为健康指导和诊疗干预两类。

1.健康指导类

健康指导类包括两种类型:一是健康咨询,即从为客户建立健康档案和提供专业性信息服务入手,通过家庭咨询医师或健康咨询热线对个性健康和诊疗咨询,实现对参保人员的健康和诊疗信息的采集,为风险分析和采取控制措施奠定基础;二是健康维护,为客户提供不同需求的健康体检、健康评估和健康指导等健康促进服务,实现更具便捷性和及时性的疾病预防保健和护理服务。

2.诊疗干预类

主要指参保人员在医疗机构享受诊疗服务时,针对服务选择、服务方式与服务过程等进行建议和管理的活动。它可以通过引导参保人员的诊疗行为,降低诊疗过程中不合理的医疗费用支出。它包括两种类型:一是就诊服务,指依托合作医院网络的建立,为参保人员提供就诊指引、门诊或住院预约等绿色通道式的就诊服务,提高其就医的便捷性、及时性与合理性;二是诊疗保障,指依托合作医院网络与医师队伍的组建,为客户提供专家会诊、家庭医生和医护上门等全程式的诊疗管理,满足参保人员的诊疗需求。

(二)健康保险业中健康管理体系构建

在健康保险业中,健康管理的核心任务就是健康指导与诊疗干预,即延伸与扩展为客户提供健康服务,以及实施面向各个健康诊疗环节的事中风险管控。为此需要构建完整的运行体系,主要包括3个方面:①搭建服务支持平台,确保健康服务与风险管控的正确实施,如合作医院、医师队伍、其他服务机构、服务与管理技术、标准化体系等;②建立完善的服务体系,这涉及健康、疾病、诊疗、康复的全过程,包括咨询、指导、评估、干预等多种形式,有机组合形成完整的服务流程与服务计划;③建立健康诊疗风险控制模式,从疾病发生风险、就诊行为风险和诊疗措施风险等方面,进行健康诊疗信息收集、风险分级评估和高危对象筛查,采取专项疾病管理、第二诊断意见等手段,有针对性地实施风险防范与干预。

(三)健康保险与健康管理的合作

为确保健康保险业中健康管理体系的顺利搭建,健康管理机构与健康保险机构需要充分发挥各自优势,选择适宜的合作模式,共同确定产品形态,开发服务产品或风险管理项目,最终通过健康保险运营平台将健康管理全面推向市场。健康保险与健康管理的合作主要包括以下4个方面。

1. 健康保险机构与健康管理机构的合作模式

根据市场战略、技术能力、人力资源和管理能力不同,健康保险机构与健康管理的合作可分为3种不同模式。

(1)服务外包模式　在该模式下,服务完全由健康管理机构提供,健康保险机构采用整体购买方式。对于自身管理能力不够,且需要近期占领市场的保险机构而言,通常采用此种模式。优点是:①服务提供者专业且经验丰富;②易于衡量资金投入,计算投资回报率;③对市场需求变化反应快。缺点是:①保险机构对服务质量缺乏控制力;②所能提供服务受市场供给限制;③服务体系灵活性差,不易根据客户要求进行更改。

(2)自行提供服务模式　在该模式下,由健康管理机构提供核心技术,服务实施方式和内容由保险机构与健康管理机构协商确定,最终由保险机构直接面向客户提供服务。对于将健康管理作为长期发展战略的保险机构,通常采用这种模式。优点是:①能够很好地控制服务质量;②短期成本投入较少;③可以整合不同服务资源,为客户提供统一服务。缺点是:①对市场变化反应慢;②新服务项目的开发需要较长周期;③服务实施与开展需要较大人力投入。

(3)共同投资模式　由健康保险机构与健康管理机构共同投入资金和人力,合作建立用于提供健康管理服务的机构。一方面,服务成本支持由双方按协议分担,服务实施由机构内相关人员进行开展;另一方面,服务实施与项目开展的利润和风险也由双方共同分享与承担。由于此种模式健康保险机构投入较大、运转周期长、不确定因素多,在国内尚处于起步阶段。

2. 健康管理产品的形态

与健康管理机构相比,健康保险机构在提供健康管理产品时,主要包括两种组合方式或产品形态。一是"简单组合"的产品形态,是指健康保险机构通过搭配销售方式,将健康管理产品与健康保险产品捆绑在一起,简单灵活、易于操作。二是"有机组合"的产品形态,是指在健康管理服务实施过程中,设计能够将其纳入赔付范围的健康保险产品,并将其固定搭配,配套实施。此外,还可将健康管理服务或项目纳入与之相适宜的健康保险产品的保障范围或业务规则内,这能有助于更好地发挥健康管理在健康保险业的特色服务与风险管控能力。

3. 健康管理产品的开发

健康保险机构与健康管理机构在确定合作模式后,由健康管理机构提供核心技术供给健康保险机构选择,并协商确定具体的实施方式与实施内容,分析风险控制模式的预期效果,然后根据实施方式、实施内容与支持平台等,按照各自业务特点进行分工,共同完成健康服务或风险管理项目的开发。在具体开发过程中,健康保险机构与健康管理机构应建立良好的沟通协作机制,确保信息系统顺畅对接与实施操作流程的无缝衔接。同时,健康管理机构还应根据业务实际需要,针对必要的专业技术和操作环节,面向健康保险机构的实施人员进行培训,并提供必需的实务材料。

4. 健康管理产品的市场营销

一方面,针对现有健康保险市场的目标人群,充分借鉴健康保险机构在健康保险市场中积累的人群健康保障消费经验,针对不同的客户群体,根据健康管理产品的实施内容、实施方式与管理成本,进行有效的产品营销组合,全面覆盖健康保险市场的客户群。另一方面,应充分利用现有的健康保险销售渠道,针对不同销售方式的特点,尤其是充分利用好自媒体、新媒体以及"互联网＋"的方式,充分为客户提供售前的疑难解答与咨询的技术解决方案,将全新的健康管理理念与原理传播给目标客户,让广大民众享受到健康管理服务。

【知识拓展】

个体的身体活动指导

科学研究证明,有益健康的身体活动必须适度。适度的含义包括个体身体活动的形式、时间、强度、频度、总量及注意事项等具体计划和实施。

运动锻炼有助于促进健康、预防疾病,但安排不当也有发生意外伤害的风险。因此要权衡利弊,采取措施保证最大利益的实现,也就是实施适合自己的活动计划。实施过程中,要加强管理和及时采取措施控制风险。

对个人身体活动的指导,主要应考虑5个方面内容:①评估个人健康状况。②评估个人身体活动能力和体质。③制订个人身体活动目标和计划。④制定身体活动安全措施。⑤运动反应评估和调整身体活动计划。

制订个人活动计划,应包括以下几方面内容:①客观了解个人和环境信息。②科学制定阶段性运动目标。③合理选择搭配运动的形式。④适度可行的运动强度时间。⑤循序渐进的运动计划进度。⑥合理预防运动意外和伤害。

个人体质不同,所能承受的运动负荷也不同,所以个人根据自己的感觉判断运动强度更方便实用。中等强度活动的自我感觉有:心跳和呼吸加快,用力但不吃力,可以随着呼吸的节奏连续说话,但不能放声歌唱,如尽力快走时的感觉。实践中,常用自我感知运动强度量表评价主观运动强度。

运动锻炼的风险与效益并存。确定个体活动量应权衡利弊,要采取措施取得最大效益。这些措施包括制订合理的身体活动计划、活动过程中采取安全措施、定期进行健康评估等。

项目2　健康管理服务营销

项目目标

知识目标

掌握健康管理服务含义、内容及健康管理服务营销策略;熟悉健康管理服务过程。

能力目标

能够为不同的健康管理服务产品选择合适的营销策略。

一、健康管理服务

(一)健康管理服务的含义

健康管理服务是健康管理的整个服务过程。健康管理服务一般由专门的健康管理中心或医疗服务机构会同人群的管理部门如人力资源及福利部门来完成。服务对象可以是个体,也可以是群体。

(二)健康管理服务的内容

健康管理服务的内容一般根据人群的健康需求评估情况来确定,但也要考虑到成本及预算等。其主要内容包括:①了解和掌握健康管理对象的健康,即健康状况的检测和信息收集;②关心和评价健康管理对象的健康,即健康风险的评估和健康评价;③改善促进健康管理对象的健康,即健康危险因素的干预和健康促进。

二、健康管理服务营销

(一)健康管理服务营销基本概念

健康管理服务营销属于专业服务营销。专业服务营销是指促使顾客参与服务过程,并使顾客知道这一过程可以为其创造价值,从而促进服务的交换,包括促进纯粹的服务交换,也包括利用服务来促进物质产品的交换。健康管理服务营销的服务提供者利用有效的方法促使客户参与健康管理服务的全过程,客户因此获得疾病预防和疾病治疗的知识、服务,养成了健康的行为,客户的健康状况因此得到改善,而服务提供者也因为提供服务获得了自己所需,实现了企业绩效目标。

(二)健康管理服务营销的过程

健康管理服务营销整个过程可以用图 5-1 来表示。

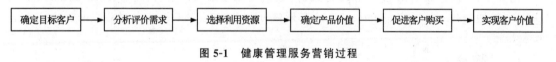

确定目标客户 → 分析评价需求 → 选择利用资源 → 确定产品价值 → 促进客户购买 → 实现客户价值

图 5-1　健康管理服务营销过程

1. 确定目标客户

健康管理服务的主要顾客市场为个人消费者市场(预防与控制生活方式疾病的健康消费人群)、企业市场(企业人群的健康风险控制与干预需求市场)、医疗市场(慢性病患者对治疗性生活方式改变需求)、专业机构市场(健康保险、医疗保险、社区卫生机构)。健康体检机构是确定目标客户的最佳场所,客户一旦通过健康体检发现危险因素,就会产生如何干预风险的需求,此时的医生所提供的健康服务营销会调动起消费者购买健康服务的积极性。

2. 分析评价需求

(1)医院体检中心　通过体检后的健康风险评估来细分客户需求,包括健康教育需求,体重管理需求,高血压、糖尿病管理需求,生活行为矫正需求等。

(2)企业工作场所　通过健康体检、健康评估、人群风险分组确定重点干预对象等方式来导入目标管理人群。针对健康管理服务对象的需求评价主要采取的工具是健康风险评估软件和分类方法。

3. 选择和利用资源

一旦明确了客户需求,作为健康管理师或服务机构来说,下一步的工作就是选择与配置资源。如针对糖尿病、高血压等疾病患者群的健康管理服务资源主要包括定期健康体检的资源、开具健康处方的权威软件、监测运动能耗的工具、监测血压血糖的家庭专用仪器、能够及时获得患者健康数据的通信资源、有功效的营养干预产品资源等。

4.确定产品价值

所谓产品价值,就是能够给消费者带来健康收益的价值。健康管理作为服务产品,其效果体验需要时间来验证。但是在设计服务产品过程中,需要充分考虑服务成本与客户预期效果,来确定产品的价值,或称为产品定价。

5.促进客户购买

如何促进客户购买是一门学问。市场营销的主要功能就是通过产品展示、信息传递、成功案例展现等提高目标客户的需求欲望,通过一些现场促销手段让客户产生购买行为。其中,有健康量化目标的服务承诺是非常重要的。

6.实现客户价值

健康管理客户价值的体现不仅是服务提供方的努力,还与客户的自身努力分不开。健康管理的核心是行为危险因素干预的有效性。作为健康管理服务提供者,除了熟悉临床医学知识和预防医学知识外,还需要研究与掌握行为科学和健康心理学知识,这在让服务对象行动起来方面有时候显得非常重要。

(三)健康管理服务营销策略

对任何健康管理服务的提供者来说,获得长期利润的关键是向客户提供满意的服务,并从中促进双方的交流以建立进一步合作的可能性。在对某一健康服务产品进行营销时,我们可以按照最大限度满足客户的原则,组织并利用自身的所有的市场力量。因为可控制的市场力量变化繁多,不同的组合适合于不同的人群,这就是著名的 7P 组合,即产品(product)、价格(price)、渠道(place)、促销(promotion)、有形展示(physical evidence)、过程(process)、人员(people)。

1.产品策略

健康管理产品是健康服务机构提供给服务对象用于满足其健康需要和欲望的服务,包括有形服务和无形服务。例如,针对冠心病、糖尿病、脑卒中、高血压疾病预防与风险控制需求的慢性病管理服务包括:危险因素筛查、健康监测、健康干预、干预相关的工具(运动监测、医学指标监测)、营养干预组合(保健食品、膳食处方)、运动干预组合(运动指导、能耗监测工具、互联网信息服务)等。

(1)产品组合策略　按照目标对象的不同可提供不同层次的服务组合,参见表 5-1。

表 5-1　健康管理产品组合案例

产品类别	案例	目标客户	服务内容
单项服务	体重管理	超重肥胖人群	量化膳食与运动过程、卡路里平衡
综合服务	代谢综合征管理	"三高"人群	以控制血脂、血压、血糖为目标的治疗性生活方式干预
全面服务	糖尿病管理	糖尿病患者	健康教育、医疗需求管理、用药依从性管理、膳食干预、运动干预、健康监测、行为改变

(2)产品生命周期营销策略 产品生命周期是指一种产品在市场上出现、发展到最后被淘汰的过程,它是产品的一种更新换代的经济现象。产品生命周期可分为:引入期、成长期、成熟期和衰退期。把产品生命周期划分成不同阶段,一方面反映了产品在不同时期中存在着不同的特点,另一方面也说明了不同时期应该采取不同的营销策略(表5-2)。

表 5-2 产品生命周期各阶段特点和策略

序号	周期	特点	营销策略
1	引入期	服务量少,营业额小;成本高;促销费用大	营销策略:尽快提高市场占有率。 高价高促销:快速掠取。潜在消费者不了解该产品,但需求巨大,消费者求购心切,愿出高价。质量优于同类产品,有独特之处。 高价低促销:缓慢掠取。市场规模有限,消费对象稳定;消费者求购心切,愿出高价;潜在竞争威胁不大。 低价高促销:快速渗透。市场容量相当大,潜在消费者对产品不熟悉,但对价格敏感,竞争激烈。 低价低促销:缓慢渗透。市场容量大,产品适应面广,消费者对价格敏感。
2	成长期	营业额迅速上升;单位成本、促销费用大幅度下降;利润迅速增加;竞争者加入	营销策略:继续扩大市场占有率。 产品策略:对消费者进行满意度、忠诚度调查,以改进服务。 促销策略:形象广告,强化购买信心。 渠道策略:增加新的服务渠道和网点。
3	成熟期	增长速度放慢;质量稳定,流程清晰;利润下降	营销策略:千方百计维持、扩大市场份额。 市场改良:扩大服务网点,开辟新市场。 产品改良:增加产品功能,或增加产品组合元素。 营销组合改良:下调价格、调整促销方式。
4	衰退期	服务量急剧下降;利润持续减少	营销策略:维持局面,有步骤撤退。 持续营销策略:提高质量,发挥特色。 集中营销策略:集中在细分市场和服务网点上。 缩减营销策略:精简人员,降低费用。 转向营销策略:开发、引进新产品。

2.价格策略

价格是指为获得某项产品,消费者支付的金钱及其他非金钱代价,如时间、交通的便利程度以及是否能讨价还价等因素。服务产品的定价方法一般有:按服务项目定价、按服务周期定价、按服务产品成本定价。

3.渠道策略

服务营销中的分销又称为渠道,是服务从生产者手中送到消费者手中的通道。在考虑渠道决策时,必须考虑到服务的不可贮存性以及不可分离性等特点所产生的影响。健康服务机构的营销渠道是连接服务提供给消费者所经历的环节和地点,包括供给、分销和接受。一般可以采取的方式主要有3种。

(1)直销 健康管理服务机构通过门店方式与消费者直接接触,而产生产品销售;也可以通过工作场所健康管理项目的开展来直接为目标客户提供产品。

（2）分销代理　通过社区卫生服务机构和医院体检中心为体检后客户以及慢性病高风险人群提供健康管理延伸服务。这些医疗机构既是服务提供者，又是产品的推荐人。

（3）网络营销　随着互联网的普及和电子商务的快速发展，越来越多的健康管理机构开始利用互联网销售其产品或服务，移动健康管理和健康物联网战略将成为中国人群慢性病风险管理的主要手段。

4.促销策略

促销是指一系列在目标市场上宣传服务的特征及优点，并说服消费者购买的活动。促销可以采用传统的促销方式，如在电视或杂志上做广告；也可以举办有关健康维护与健康管理的免费学习班，或者邀请知名度很高的人士亲临现场助动销售。促销的方式是多种多样的，关键是要保证各种促销活动向公众展示一致的产品形象和核心信息。

5.有形展示

有形展示是指健康服务机构提供与服务有关的实体设施、人员及沟通工具等，弥补了专业性服务作为无形商品无法被公众直接感知的不足。无论是健康服务中心还是健康管理咨询机构，消费者都希望能从一些有形展示上推断出服务质量。一个良好的健康管理服务产品展示还包括服务流程的挂图、健康监测工具、个人健康信息展示方式以及服务终点和收益评价方法。通过信息对称让服务购买者知晓自己能够通过服务获得的帮助及自己需要配合和付出的努力方向。

6.服务流程

服务流程指的是一个健康服务机构如何有效地进行健康管理服务。服务流程可以十分复杂，也可以非常简单；可以是发散式的，也可以是集中统一的。如健康管理"三部曲"健康评估、健康指导、健康干预就是一个标准化的生活方式疾病干预的服务流程。

7.人员

经过专业的健康管理技术培训的服务人员（健康管理师）非常重要，特别是在专业健康管理服务营销中，因为服务是无形商品，而客户总是希望能通过一些可感知因素来推断服务的质量和价值。很显然，服务提供者是直接与服务相关的可感知因素，比如医生、护士、健康管理师、营养师或健康顾问。显而易见，经过国家专业机构专业培训并获得国家认证的健康管理师是未来专业化健康管理服务机构所必须配置的人力资源。

【知识拓展】

老年人和常见慢性病病人的身体活动指导

人体在处于特殊生理阶段或者患有某种疾病的情况下，对运动的耐受力可能发生改变，常常表现为特定的运动反应和"疲劳—恢复"模式的变化。因此，不同的个体和个体不同的生理阶段，运动锻炼的方式方法也应有所不同。指导不同个体的身体运动，应根据个体情况确定适当的运动锻炼目标，选择适宜的运动形式、强度、时间、频度和总量等，运动锻炼过程中更应加强管理和采取措施来控制运动意外伤害风险。

1.老年人

老年人身体活动的目标包括：改善心肺和血管功能，提高摄取和利用氧的能力；保持肌肉力量，延缓肌肉量和骨量丢失的速度；有效地防治骨质疏松症。坚持运动疗法能促进性激素分泌和钙吸收、增加骨皮质血流量。运动应力负荷是骨矿化的必备条件,能阻止骨量丢失,增加骨密度,从而达到防治骨质疏松的目的。运动还可减少身体脂肪的蓄积和控制体重增加;降低跌倒发生骨折的风险;调节心理平衡,减慢认知能力的退化,提高生活自理能力和生活质量;预防慢性病。

"承重训练"适合中老年人及轻、中度骨质疏松患者,也更有利于腰椎骨密度的提升。快速行走、有氧运动时,腰椎承受的力大约为体质量的 1 倍;慢跑时,腰椎承受的力可达到体质量的 1.75 倍,而站立位举重时,腰椎承受的力是体质量的 5~6 倍。中等强度的承重训练如慢跑、爬楼、快速步行(特别是少量负重)等,适合中老年人与轻、中度骨质疏松患者。快速步行的治疗方法,锻炼量应以每日步行 5 000~10 000 步为宜(2~3 km),步速应根据个人年龄、身高、骨质情况和心肺功能而异。一般来说,步速应比日常散步快,以锻炼结束后略感渗汗为宜。原因是"散步"被认为不能刺激脊柱与髋的持续性骨矿化。

此外,有氧活动、肌力锻炼、关节柔软性、身体平衡和协调性练习等,可作为功能性活动的内容,如广播体操、韵力操和专门编排的体操等均含有上肢、下肢、肩、臀和躯干部及关节屈伸练习。各种家务劳动、园艺、旅游、娱乐、舞蹈、太极拳等也属功能性活动。平时注意保持正确姿势的体位训练也非常重要。在坐、立或卧位时,若不能有意识地保持正确的姿势就会使脊柱变形,甚至导致骨折。

活动量因个体差异较大应量力而行,对于体质好的老年人,可适当增加运动强度,提倡"宁走不站,宁站不坐",以获得更多的健康效益。但老年人参加运动期间,应定期测量血压和血糖,做医学检查,及早发现心脑血管的并发症,调整运动量。老年人在服用某些药物时,应注意药物对运动反应的影响。降压药如 α_2 受体阻断剂:特拉唑嗪,胍乙啶(复方罗布麻的主要成分),硝酸酯类:如欣康等,会增加老年人体位性低血压发生;服用降糖药时应注意运动时发生低血糖等。

2. 常见慢性病

(1)单纯性肥胖　单纯性肥胖患者的身体活动,以增加能量消耗、减少体重、保持和增加瘦体重、改变身体成分分布、减少腹部脂肪、改善循环、呼吸、代谢调节功能为目标。提倡进行任何形式和强度的身体活动,并充分利用日常生活、工作、出行和家务劳动等机会增加运动。在降低体重过程中,应强调肌肉力量锻炼,以避免减少肌肉和骨骼等重量。

活动量应根据个体设定,单纯性肥胖患者,至少要达到一般成年人的推荐量。控制体重,每天要达到 10 个千步当量,同时饮食控制计划、减重的速度要因人而异。一般每周减少 0.5~1 kg 体重比较适宜。

注意事项:肥胖本身就是心血管的危险因素,因而对于缺乏运动者,开始锻炼时更需采取保护措施。单纯靠运动减低体重很难达到预期目标,必须结合饮食控制才能实现成功减肥。

(2)2 型糖尿病　运动可改善肌肉功能,提高胰岛素敏感性,控制血糖和体重。可选择大肌肉群参与的有氧耐力运动和肌肉力量练习。一般身体活动应达到中等强度,即 50%~70% 最大靶心率,以保持和增强肌肉代谢降血糖的功能。

一定要制订合适的运动处方并随时作出必要的调整。约有 2/3 的糖尿病患者伴有骨密度减低,其中有近 1/3 的患者可诊断为骨质疏松。糖尿病患者运动时注意防止骨折,因为骨折后常难以愈合,所以尤其要注意。

此外要预防运动低血糖的发生,可以根据监测的血糖变化和相应的运动量,酌情减小运动前胰岛素用量或增加主食摄入量。糖尿病病人参加运动初期,建议由同伴陪同并随身携带糖果备用。如在晚上运动,应增加主食摄入量。患糖尿病多年的病人,因微血管和神经病变,出现足部微循环和感觉障碍。除了每天检查足部之外,为避免发生足部皮肤破溃和感染,参加运动前也应作足部检查,特别要选择合适的鞋子和柔软的袜子。病情重者建议从事足部无负担运动,如骑自行车、游泳、上肢锻炼等。

(3)原发性高血压　身体活动主要目的是:提高心肺和代谢系统功能;稳定血压;控制体重;预防并发症及缓解精神压力等。原发性高血压患者应根据个人健康和体质,选择以大肌肉群参与的有氧耐力运动为主。太极拳、瑜伽等运动,强调运动、意念和心态调整相结合,适合高血压患者。活动量一般应达到中等强度,即50%～70%最大靶心率。高血压病人有心血管病等并发症时,需要按指南中的目标血压,应先服降压药控制血压,防止身体活动后血压过高,导致心脑血管意外发生。

降压药物使用时应注意:利尿剂可诱发低血钾,使发生心律失常的风险增加,应定期检测血电解质,酌情补钾。较大剂量的 β 受体阻断剂会影响运动中的心率反应,应采用RPE(运动感觉量表)等指标综合判断运动强度。α_2 受体阻断剂、硝酸酯类血管舒张药物,有时会诱发运动后低血压,因此需延长运动后的放松过程,并逐渐降低运动强度。

 综合技能训练1:糖尿病的健康管理任务评价

根据糖尿病人的膳食及生理状况,依据糖尿病人膳食原则及2型糖尿病患者健康管理服务规范,编制糖尿病人的健康管理方案

1. 糖尿病的健康管理任务评价单

班级		姓名		日期	
技能训练任务		指导教师		学时	
一、技能训练内容					

一、技能训练内容

　　根据给定条件,每位同学独立完成编制健康管理方案,并在规定时间内提交任务评价单。

　　高女士,57岁,身高168 cm,体重86 kg,退休干部。南方人,嗜甜,爱吃糕点、糖果,不吸烟,不喝酒。因为太胖,基本不参加体育活动。最近被医生诊断为糖尿病。请你根据高女士的情况制定健康管理方案。

二、技能训练准备及要求(设备与资料等)

　　1.知识准备:糖尿病判断标准、危险因素及风险评估;糖尿病管理的目标;糖尿病生活方式健康管理干预措施;糖尿病人健康管理的服务流程,糖尿病药物治疗注意事项。

　　2.收集整理高女士的基本健康信息。

　　3.熟读中国糖尿病膳食指南(2017)、WS/T 429—2013成人糖尿病患者膳食指导、2型糖尿病患者健康管理服务规范(具体内容见附录2)。

　　4.准备笔、纸、计算器等。

三、技能训练步骤

　　1.学生分成3～5人一组,各小组在老师指导下,通过网络教学资源等多渠道查询糖尿病人健康管理任务等资料。

2.各组根据汇总的相关资料,师生共同讨论、分析,根据给定条件,用集体智慧完成糖尿病健康管理技能训练方案初稿,制作汇报提纲,3小组选一代表进行学习汇报交流,并对该糖尿病人健康管理技能训练方案进行修订。

3.学生按照修订后的训练方案,完成高女士的基本健康信息收集;评估高女士的生活方式的危险因素;为高女士制定合理的膳食干预方案及一套身体活动健康干预方案,每位同学独立完成,并在规定时间内提交任务评价单,教师在操作实施过程中巡回指导。

四、结果记录与评价(学生对完成工作任务的情况进行记录,各小组进行总结、考核及评估,教师作出最后评价)

(一)结果记录

将结果填于下表 5-3。

表 5-3 健康管理方案

项目		具体内容(措施)
基本健康信息收集		
健康风险评估与分析	风险因素	
	风险评估与分析	
健康干预	健康教育	
	合理膳食干预方案	
	身体活动健康干预方案	

(二)学生训练总结

(三)结果评定

1.基本健康信息收集是否全面、准确。

2.健康风险评估与分析是否客观、合理。

3.健康干预方案设计是否合理。

评定人: 日期:

综合技能训练 2：高血压健康管理任务评价

根据高血压患者的膳食及生理状况，依据高血压人群膳食原则及高血压健康管理规范，编制高血压患者的健康管理方案

2. 高血压健康管理任务评价单

班级		姓名		日期	
技能训练任务		指导教师		学时	

一、技能训练内容

根据下述给定的条件，每位同学独立完成编制合理膳食干预方案，并在规定时间内提交任务评价单。

张先生，43 岁，汉族，中层干部，身高 168 cm，体重 75 kg，血压 144/89 mmHg。工作紧张，生活缺乏规律，每天中午、晚上在餐馆进餐。体力活动很少。有饮酒嗜好，每日 1~2 次，每天约 250 g 酒，已有十年。每日吸烟 15 支。喜食动物内脏。最近明显乏力，经常失眠，无明显消瘦，既往无重大疾病史。其父患高血压病 20 年，其弟患高血压病 6 年。请你为他制定适宜的健康管理方案。

二、技能训练准备及要求（设备与资料等）

1. 知识准备：高血压含义、危险因素及风险评估；高血压健康管理的目标、服务流程；高血压健康干预的方法和措施；高血压人群生活方式健康管理干预的措施及高血压人群进行药物治疗注意事项；

2. 收集整理张先生的基本健康信息；

3. 熟读《中国高血压健康管理规范（2019）》、WST430—2013 卫生行业标准 高血压患者膳食指导（具体内容见附录 2）；

4. 准备笔、纸、计算器等。

三、技能训练步骤

1. 学生分成 3~5 人一组，各小组在老师指导下，通过网络教学资源等多渠道查询高血压健康管理任务等资料。

2. 各组根据汇总的相关资料，师生共同讨论、分析，根据给定条件，用集体智慧完成高血压健康管理技能训练方案初稿，制作汇报提纲，3 小组选一代表进行学习汇报交流，并对该高血压健康管理技能训练方案进行修订。

3. 学生按照修订后的该技能训练方案，完成张先生的基本健康信息收集、整理；评估张先生的生活方式的危险因素；为张先生制定合理膳食干预方案及一套身体活动健康干预方案，每位同学独立完成，并在规定时间内提交任务评价单。教师在操作实施过程中巡回指导。

四、结果记录与评价（学生对完成工作任务的情况进行记录，各小组进行总结、考核及评估，教师作出最后评价）

（一）结果记录

将结果填于表 5-4。

表 5-4　高血压健康管理方案

项目		具体内容（措施）
基本健康信息收集		
健康风险评估与分析	风险因素	
	风险评估与分析	
健康干预	健康教育	
	合理膳食干预方案	
	身体活动健康干预方案	

（二）学生训练总结

（三）结果评定
1.基本健康信息收集是否全面、准确。
2.健康风险评估与分析是否客观、合理。
3.健康干预方案设计是否合理。

评定人：　　　　　日期：

【本模块小结】

本模块理论部分主要介绍了健康管理的定义与分类,健康管理的基本策略、基本步骤和常用服务流程,健康管理在健康保险中的应用,健康管理服务的概念及内容,健康管理服务营销过程及策略等方面的知识。技能部分以糖尿病、高血压的健康管理为切入点,结合前面所学的营养相关知识,介绍糖尿病、高血压的生活方式及体力活动的健康管理干预措施,训练了糖尿病等慢性病人生活方式健康管理的能力。

【思考及练习题】

一、学习思考

1.简述健康管理的概念。

2.简述健康管理的特点。

3.健康保险与健康管理的结合模式有哪些？

4.什么是产品生命周期？它分为哪几个阶段？

5.成长期产品有哪些特点？该时期的营销策略有哪些？

6.简述健康管理的常用服务流程。

7.请你设计一款健康管理服务产品。

8.某健康管理公司计划开展糖尿病人的健康管理服务,作为健康管理师,请你为该公司设计一份营销组合方案。

二、自测练习

1.选择题

(1)健康管理在中国广泛应用在(　　)。

A.体检中　　　　　　　　　　　　　B.健康保险中

C.企业绩效评价中　　　　　　　　　D.社区卫生

(2)从为客户建立健康档案和提供专业性信息服务入手,通过家庭咨询医师或者健康咨询热线实现的个性化健康和诊疗咨询,实现对参保人员健康和诊疗信息的采集,为风险分析和采取控制措施奠定基础的是(　　)。

A.诊疗保障　　　　　　　　　　　　B.健康维护

C.健康咨询　　　　　　　　　　　　D.就诊服务

(3)健康保险行业引入健康管理服务与技术的最终目的是(　　)。

A.促销保险产品

B.为客户提供专业化的服务,提高客户的满意度

C.以健康管理服务产品作为利润增长点

D.降低赔付风险、保障经营效益

(4)健康管理服务营销过程不包括(　　)。

A.确定目标客户　　　　　　　　　　B.分析消费行为

C.选择和利用资源　　　　　　　　　D.确定产品价值

(5)同一公司同时开展的针对肥胖人群的体重管理服务、针对女性乳腺癌危险因素干预服务、针对儿童营养干预服务三个不同需求的客户人群提供营销方案,资源配置不同。这种营销属于(　　)。

A.差异营销　　　　　　　　　　　　B.集中营销

C.无差异营销　　　　　　　　　　　D.有偿营销

(6)健康管理服务营销组合中,下面哪一项是指一系列在目标市场上宣传服务的特征及优点,并说服消费者购买的活动(　　)。

A.渠道　　　　B.促销　　　　C.产品　　　　D.价格

(7)健康管理服务营销组合中,下面哪一项是指服务从生产者手中送到消费者手中的通道(　　)。

A.渠道　　　　B.促销　　　　C.产品　　　　D.价格

2.填空

(1)目前,健康管理已经成为以_____为核心的健康产业中不可或缺的组成部分。

(2)在健康保险行业中应用健康管理,其主要目的是提供健康服务与控制诊疗风险,因此

可以将其分为（　　　）和（　　　）。

（3）健康管理服务营销过程包括＿＿＿＿＿、＿＿＿＿＿、＿＿＿＿＿、＿＿＿＿、＿＿＿＿＿、＿＿＿＿。

（4）服务产品的定价方法一般有：＿＿＿＿、＿＿＿＿、＿＿＿＿等。

（5）一般来说，健康管理包括三个基本步骤，即＿＿＿＿、＿＿＿＿和＿＿＿＿。

3.是非判断

（1）市场营销就是广告宣传。（　　　）

（2）健康管理作为市场化的健康服务，其主要服务内容包括健康评估、健康教育、营养与胆固醇水平干预、高血压管理、体重管理、运动管理、生活行为矫正、工作压力管理、控制物质滥用等。（　　　）

（3）在健康保险行业中应用健康管理，目的是降低健康保险的出险率及赔付率，从而促进健康保险行业的发展。（　　　）

（4）健康管理的基本策略是通过评估和控制风险，达到维护健康的目的。（　　　）

附录 1
《中国居民膳食营养素参考摄入量 DRIs》(2013 版)

1.平均需要量(estimated average requirement,EAR)

EAR 是指某一特定性别、年龄及生理状况群体中个体对某营养素需要量的平均值。按照 EAR 水平摄入营养素,根据某些指标判断可以满足某一特定性别、年龄及生理状况群体中 50%个体需要量的水平,但不能满足另外 50%个体对该营养素的需要。EAR 是制定 RNI 的基础,由于某些营养素的研究尚缺乏足够的人体需要量资料,因此并非所有营养素都能制定出其 EAR。

2.推荐摄入量(recommended nutrient intake,RNI)

RNI 是指可以满足某一特定性别、年龄及生理状况群体中绝大多数个体(97%～98%)需要量的某种营养素摄入水平。长期摄入 RNI 水平可以满足机体对该营养素的需要,维持组织中有适当的贮备以保障机体健康。RNI 相当于传统意义上的 RDA。RNI 的主要用途是作为个体每日摄入该营养素的目标值。

RNI 是根据某一特定人群中体重在正常范围内的个体需要量而设定的。对个别身高、体重超过此参考范围较多的个体,可能需要按每公斤体重的需要量调整其 RNI。

能量需要量(estimated energy requirement,EER)是指能长期保持良好的健康状态、维持良好的体型、机体构成以及理想活动水平的个体或群体,达到能量平衡时所需要的膳食能量摄入量(WHO,1985)。

群体的能量推荐摄入量直接等同于该群体的能量 EAR,而不是像蛋白质等其他营养素那样等于 EAR 加 2 倍标准差。所以能量的推荐摄入量不用 RNI 表示,而直接使用 EER 来描述。

EER 的制定须考虑性别、年龄、体重、身高和体力活动的不同。成人 EER 的定义为:一定年龄、性别、体重、身高和身体活动水平的健康群体中,维持能量平衡所需要摄入的膳食能量。儿童 EER 的定义为:一定年龄、体重、身高、性别(3 岁以上儿童)的个体,维持能量平衡和正常生长发育所需要的膳食能量摄入量。孕妇的 EER 包括胎儿组织沉积所需的能量;对于乳母,EER 还需要加上泌乳所需的能量需要量。

此次提出 EAR 和 RNI 的营养素有蛋白质、总碳水化合物、维生素 A、维生素 D、维生素 B_1、维生素 B_2、维生素 B_6、维生素 B_{12}、维生素 C、烟酸、叶酸、钙、磷、镁、铁、锌、碘、硒、铜、钼、水、膳食纤维。

3.适宜摄入量(adequate intake,AI)

当某种营养素的个体需要量研究资料不足而不能计算出 EAR,从而无法推算 RNI 时,可通过设定 AI 来提出这种营养素的摄入量目标。AI 是通过观察或实验获得的健康群体某种营养素的摄入量。例如,纯母乳喂养的足月产健康婴儿,从出生到 4~6 个月,他们的营养素全部来自母乳,故摄入母乳中的营养素数量就是婴儿所需各种营养素的 AI。此次提出 AI 的营养素有:亚油酸、亚麻酸、EPA+DHA、维生素 E、泛酸、生物素、钾、钠、氯、氟、锰、铬。

4. 可耐受最高摄入量(tolerable upper intake level,UL)

UL 是营养素或食物成分的每日摄入量的安全上限,是一个健康人群中几乎所有个体都不会产生毒副作用的最高摄入水平。对一般群体来说,摄入量达到 UL 水平对几乎所有个体均不致损害健康,但并不表示达到此摄入水平对健康有益。对大多数营养素而言,健康个体的摄入量超过 RNI 或 AI 水平并不会产生益处。因此,UL 并不是一个建议的摄入水平。目前有些营养素还没有足够的资料来制定 UL,所以没有提出 UL 的营养素并不意味着过多摄入这些营养素没有潜在的危险。此次提出 UL 的营养素及膳食成分有:维生素 A、维生素 D、维生素 E、维生素 B_6、维生素 C、叶酸、烟酸、胆碱、钙、磷、铁、锌、硒、氟、锰、钼、叶黄素、大豆异黄酮、番茄红素、原花青素、植物甾醇、L-肉碱、姜黄素。

5. 宏量营养素可接受范围(acceptable macronutrient distribution ranges,AMDR)

AMDR 指蛋白质、脂肪、和碳水化合物理想的摄入量范围,该范围可以提供这些必需营养素的需要,并且有利于降低发生 NCD 的危险,常用占能量摄入量的百分比表示。

蛋白质、脂肪和碳水化合物都属于在体内代谢过程中能够产生能量的营养素,因此被称之为产能营养素(energy source nutrient)。它们属于人体的必需营养素,而且三者的摄入比例还影响微量营养素的摄入状况。另一方面,当产能营养素摄入过量时又可能导致机体能量贮存过多,增加 NCD 的发生风险。因此有必要提出 AMDR,以预防营养素缺乏,同时减少摄入过量而导致 NCD 的风险。传统上 AMDR 常以某种营养素摄入量占摄入总能量的比例来表示,其显著的特点之一是具有上限和下限。如果个体的摄入量高于或低于推荐范围,可能引起必需营养素缺乏或罹患 NCD 的风险增加。

6. 预防非传染性慢性病的建议摄入量(proposed intakes for preventing non-communicable chronic diseases,PI-NCD,简称建议摄入量,PI)

膳食营养素摄入量过高导致的 NCD 一般涉及肥胖、高血压、血脂异常、中风、心肌梗死以及某些癌症。PI-NCD 是以 NCD 的一级预防为目标,提出的必需营养素的每日摄入量。当 NCD 易感人群某些营养素的摄入量达到 PI 时,可以降低发生 NCD 的风险。此次提出 PI 值的有维生素 C、钾、钠。

7. 特定建议值(specific proposed levels,SPL)

近几十年的研究证明传统营养素以外的某些膳食成分,具有改善人体生理功能、预防 NCD 的生物学作用,其中多数属于植物化合物,特定建议值(SPL)是指膳食中这些成分的摄入量达到这个建议水平时,有利于维护人体健康。此次提出 SPL 值的有:大豆异黄酮、叶黄素、番茄红素、植物甾醇、氨基葡萄糖、花色苷、原花青素。

附表1 中国居民膳食能量需要量

年龄/岁或生理阶段	能量/(MJ/d)						能量/(kcal/d)					
	轻体力活动水平		中体力活动水平		重体力活动水平		轻体力活动水平		中体力活动水平		重体力活动水平	
	男	女	男	女	男	女	男	女	男	女	男	女
0～	—	—	0.38 MJ/(kg·d)	0.38 MJ/(kg·d)	—	—	—	—	90 kcal/(kg·d)	90 kcal/(kg·d)	—	—
0.5～	—	—	0.33 MJ/(kg·d)	0.33 MJ/(kg·d)	—	—	—	—	80 kcal/(kg·d)	80 kcal/(kg·d)	—	—
1～	—	—	3.77	3.35	—	—	—	—	900	800	—	—
2～	—	—	4.60	4.18	—	—	—	—	1 100	1 000	—	—
3～	—	—	5.23	5.02	—	—	—	—	1 250	1 200	—	—
4～	—	—	5.44	5.23	—	—	—	—	1 300	1 250	—	—
5～	—	—	5.86	5.44	—	—	—	—	1 400	1 300	—	—
6～	5.86	5.23	6.69	6.07	7.53	6.90	1 400	1 250	1 600	1 450	1 800	1 650
7～	6.28	5.65	7.11	6.49	7.95	7.32	1 500	1 350	1 700	1 550	1 900	1 750
8～	6.9	6.07	7.74	7.11	8.79	7.95	1 650	1 450	1 850	1 700	2 100	1 900
9～	7.32	6.49	8.37	7.53	9.41	8.37	1 750	1 550	2 000	1 800	2 250	2 000
10～	7.53	6.90	8.58	7.95	9.62	9.00	1 800	1 650	2 050	1 900	2 300	2 150
11～	8.58	7.53	9.83	8.58	10.88	9.62	2 050	1 800	2 350	2 050	2 600	2 300
14～	10.46	8.37	11.92	9.62	13.39	10.67	2 500	2 000	2 850	2 300	3 200	2 550
18～	9.41	7.53	10.88	8.79	12.55	10.04	2 250	1 800	2 600	2 100	3 000	2 400
50～	8.79	7.32	10.25	8.58	11.72	9.83	2 100	1 750	2 450	2 050	2 800	2 350
65～	8.58	7.11	9.83	8.16	—	—	2 050	1 700	2 350	1 950	—	—
80～	7.95	6.28	9.20	7.32	—	—	1 900	1 500	2 200	1 750	—	—
孕妇(早)	—	+0.25	—	+0.25	—	+0.25	—	+025	—	+025	—	+025
孕妇(中)	—	+1.25	—	+1.25	—	+1.25	—	+300	—	+300	—	+300
孕妇(晚)	—	+1.90	—	+1.90	—	+1.90	—	+450	—	+450	—	+450
乳母(早)	—	+2.10	—	+2.10	—	+2.10	—	+500	—	+500	—	+500

注:未制定参考值者用"—"表示;1 kcal=4.184 kJ。

附表 2　中国居民膳食蛋白质、碳水化合物、脂肪和脂肪酸的参考摄入量

年龄/岁或生理阶段	蛋白质*				总碳水化合物 EAR/(g/d)	亚油酸 AI/E%	α-亚麻酸 AI/E%	EPA+DHA AI/mg
	EAR/(g/d)		RAI/(g/d)					
	男	女	男	女				
0～	—	—	9(AI)	9(AI)	—	7.3(150 mgᵃ)	0.87	100ᵇ
0.5～	15	15	20	20	—	6.0	0.66	100ᵇ
1～	20	20	25	25	120	4.0	0.60	100ᵇ
4～	25	25	30	30	120	4.0	0.60	—
7～	30	30	40	40	120	4.0	0.60	—
11～	50	45	60	55	150	4.0	0.60	—
14～	60	50	75	60	150	4.0	0.60	—
18～	60	50	65	55	120	4.0	0.60	—
50～	60	50	65	55	120	4.0	0.60	—
65～	60	50	65	55	120	4.0	0.60	—
80～	60	50	65	55	120	4.0	0.60	—
孕妇(早)	—	+0	—	+0	130	4.0	0.60	250(200ᵇ)
孕妇(中)	—	+10	—	+15	130	4.0	0.60	250(200ᵇ)
孕妇(晚)	—	+25	—	+30	130	4.0	0.60	250(200ᵇ)
乳母(早)	—	+20	—	+25	160	4.0	0.60	250(200ᵇ)

注:1.* ᵃ 为蛋白质细分的各年龄段(参考摄入量见正文);2.ᵇ 为 DHA;3.未制定参考值者用"—"表示;4.E%为占能量的百分比;5.EAR 为平均需要量;6.RNI 为推荐摄入量;7.AI 为适宜摄入量。

附表 3　中国居民膳食宏量营养素的可接受范围(U-AMDR)

年龄/岁或生理阶段	总碳水化合物/E%	糖*/E%	总脂肪/E%	饱和脂肪酸/E%	n-6 多不饱和脂肪酸/E%	n-3 多不饱和脂肪酸/E%	EPA+DHA/(g/d)
0～	60(AI)	—	48(AI)	—	—	—	—
0.5～	85(AI)	—	40(AI)	—	—	—	—
1～	50～65	—	35(AI)	—	—	—	—
4～	50～65	≤10	20～30	<8	—	—	—
7～	50～65	≤10	20～30	<8	—	—	—
11～	50～65	≤10	20～30	<8	—	—	—
14～	50～65	≤10	20～30	<8	—	—	—
18～	50～65	≤10	20～30	<10	2.5～9	0.5～2.0	0.25～2.0
50～	50～65	≤10	20～30	<10	2.5～9	0.5～2.0	0.25～2.0
65～	50～65	≤10	20～30	<10	2.5～9	0.5～2.0	—
80～	50～65	≤10	20～30	<10	2.5～9	0.5～2.0	—
孕妇(早)	50～65	≤10	20～30	<10	2.5～9	0.5～2.0	—
孕妇(中)	50～65	≤10	20～30	<10	2.5～9	0.5～2.0	—
孕妇(晚)	50～65	≤10	20～30	<10	2.5～9	0.5～2.0	—
乳母(早)	50～65	≤10	20～30	<10	～	2.5～9	0.5～2.0

注:1.* 外加的糖;2.未制定参考值者用"—"表示;3.E%为占能量的百分比;4.AI 为适宜摄入量。

附表 4　中国居民膳食维生素的推荐摄入量或适宜摄入量

年龄/岁或生理阶段	维生素A /(μg RAE/d) 男	女	维生素D /(μg RAE/d)	维生素E(AI) /mg(α-TE/d)	维生素K(AI)/(μg/d)	维生素B₁ /(mg/d) 男	女	维生素B₂ /(mg/d) 男	女	维生素B₆ /(mg/d)	维生素B₁₂ /(mg/d)	泛酸(AI) /(mg/d)	叶酸 /(μg DFE/d)	烟酸 /(mg NE/d) 男	女	胆碱(AI) /(mg/d) 男	女	生物素(AI) /(mg/d)	维生素C /(mg/d)
0~	300(AI)		10(AI)	3	2	0.1(AI)		0.4(AI)		0.2(AI)	0.3(AI)	1.7	65(AI)		2(AI)		120	5	40(AI)
0.5~	350(AI)		10(AI)	4	10	0.3(AI)		0.5(AI)		0.4(AI)	0.6(AI)	1.9	100(AI)		3(AI)		150	9	40(AI)
1~	310		10	6	30	0.6		0.6		0.6	1.0	2.1	160		6		200	17	40
4~	360		10	7	40	0.8		0.7		0.7	1.2	2.5	190		8		250	20	50
7~	500		10	9	50	1.0		1.0		1.0	1.6	3.5	250	11	10		300	25	65
11~	670	630	10	13	70	1.3	1.1	1.3	1.1	1.3	2.1	4.5	350	14	12		400	35	90
14~	820	620	10	14	75	1.6	1.3	1.5	1.2	1.4	2.4	5.0	400	16	13	500	400	40	100
18~	800	700	10	14	80	1.4	1.2	1.4	1.2	1.4	2.4	5.0	400	15	12	500	400	40	100
50~	800	700	10	14	80	1.4	1.2	1.4	1.2	1.6	2.4	5.0	400	14	12	500	400	40	100
65~	800	700	15	14	80	1.4	1.2	1.4	1.2	1.6	2.4	5.0	400	14	11	500	400	40	100
80~	800	700	15	14	80	1.4	1.2	1.4	1.2	1.6	2.4	5.0	400	13	10	500	400	40	100
孕妇(早)	—	+0	+0	+0	+0	—	+0	—	+0	+0.8	+0.5	+1.0	+200	—	+0	—	+20	+0	+0
孕妇(中)	—	+0	+0	+0	+0	—	+0.2	—	+0.2	+0.8	+0.5	+1.0	+200	—	+0	—	+20	+0	+15
孕妇(晚)	—	+70	+0	+0	+0	—	+0.3	—	+0.3	+0.8	+0.5	+1.0	+200	—	+0	—	+20	+0	+15
乳母	—	+600	+0	+3	+5	—	+0.3	—	+0.3	+0.3	+0.8	+2.0	+150	—	+3	—	+120	+10	+50

注：AI 为适宜摄入量。

附表 5　中国居民膳食矿物质的推荐摄入量或适宜摄入量

年龄/岁或生理阶段	钙/(mg/d)	磷/(mg/d)	钾(AI)/(mg/d)	镁/(mg/d)	钠(AI)/(mg/d)	氯(AI)/(mg/d)	铁/(mg/d) 男	女	锌/(mg/d) 男	女	碘/(μg/d)	硒/(μg/d)	铜/(mg/d)	钼/(μg/d)	氟(AI)/(mg/d)	锰(AI)/(mg/d)	铬(AI)/(μg/d)
0~	200(AI)	100(AI)	350	20(AI)	170	260	0.3(AI)		2.0(AI)		85(AI)	15(AI)	0.3(AI)	2(AI)	0.01	0.01	0.2
0.5~	250(AI)	180(AI)	550	65(AI)	350	550	10		3.5		115(AI)	20(AI)	0.3(AI)	3(AI)	0.23	0.7	4.0
1~	600	300	900	140	700	1 100	9		4.0		90	25	0.3	40	0.6	1.5	15
4~	800	350	1 200	160	900	1 400	10		5.5		90	30	0.4	50	0.7	2.0	20
7~	1 000	470	1 500	220	1 200	1 900	13		7.0		90	40	0.5	65	1.0	3.0	25
11~	1 200	640	1 900	300	1 400	2 200	15	18	10	9.0	110	55	0.7	90	1.3	4.0	30
14~	1 000	710	2 200	320	1 600	2 500	16	18	12	8.5	120	60	0.8	100	1.5	4.5	35
18~	800	720	2 000	330	1 500	2 300	12	20	12.5	7.5	120	60	0.8	100	1.5	4.5	30
50~	1 000	720	2 000	330	1 400	2 200	12	12	12.5	7.5	120	60	0.8	100	1.5	4.5	30
65~	1 000	700	2 000	320	1 400	2 200	12	12	12.5	7.5	120	60	0.8	100	1.5	4.5	30
80~	1 000	670	2 000	310	1 300	2 000	12	12	12.5	7.5	120	60	0.8	100	1.5	4.5	30
孕妇(早)	+0	+0	+0	+40	+0	+0	—	+0	—	+2	+110	+5	+0.1	+10	+0	+0.4	+1.0
孕妇(中)	+200	+0	+0	+40	+0	+0	—	+4	—	+2	+110	+5	+0.1	+10	+0	+0.4	+4.0
孕妇(晚)	+200	+0	+0	+40	+0	+0	—	+9	—	+2	+110	+5	+0.1	+10	+0	+0.4	+6.0
乳母	+200	+0	+400	+0	+0	+0	—	+4	—	+4.5	+120	+18	+0.6	+3	+0	+0.3	+7.0

注:AI 为适宜摄入量。

附表 6　中国居民膳食微量营养素平均需要量

年龄/岁或生理阶段	维生素A/(μg RAE/d) 男	女	维生素D/(μg/d)	维生素B₁/(mg/d) 男	女	维生素B₂/(mg/d) 男	女	维生素B₆/(mg/d)	维生素B₁₂/(mg/d)	叶酸/(μg DFE/d)	烟酸/(mg NE/d) 男	女	维生素C/(mg/d)	钙/(mg/d)	磷/(mg/d)	镁/(mg/d)	铁/(mg/d) 男	女	锌/(mg/d) 男	女	碘/(mg/d)	硒/(μg/d)	铜/(mg/d)	钼/(μg/d)
0~	—	—	—	—		—		—	—	—	—		—	—		—	—		—		—	—	—	—
0.5~	—	—	—	—		—		—	—	—	—		—	—		—	7		3.0		—	—	—	—
1~	220		8	0.5		0.5		0.5	0.8	130	5		35	500	250	110	6		3.0		65	20	0.25	35
4~	260		8	0.6		0.6		0.6	1.0	150	7		40	650	290	130	7		4.5		65	25	0.3	40
7~	360		8	0.8		0.8		0.8	1.3	210	9		55	800	400	180	10		6.0		65	35	0.4	55
11~	480	450	8	1.1	1.0	1.1	0.9	1.1	1.8	290	11	10	75	1 000	540	250	11	14	8.0	7.5	75	45	0.55	75
14~	590	440	8	1.3	1.1	1.3	1.0	1.2	2.0	320	14	11	85	800	590	270	12	14	9.5	7.0	85	50	0.6	85
18~	560	480	8	1.2	1.0	1.2	1.0	1.2	2.0	320	12	10	85	650	500	280	9	15	10.5	6.0	85	50	0.6	85
50~	560	480	8	1.2	1.0	1.2	1.0	1.3	2.0	320	12	10	85	800	600	280	9	9	10.5	6.0	85	50	0.6	85
65~	560	480	8	1.2	1.0	1.2	1.0	1.3	2.0	320	11	9	85	800	590	270	9	9	10.5	6.0	85	50	0.6	85
80~	560	480	8	1.2	1.0	1.2	1.0	1.3	2.0	320	11	8	85	800	560	260	9	9	10.5	6.0	85	50	0.6	85
孕妇(早)	—	+0	+0	—	+0	—	+0	+0.7	+0.4	+200	+0	+0	+0	+0	+30	—	—	+0	—	+1.7	+75	+4	+0.1	+7
孕妇(中)	—	+50	+0	—	+0.1	—	+0.1	+0.7	+0.4	+200	—	+0	+10	+160	+0	+30	—	+4	—	+1.7	+75	+4	+0.1	+7
孕妇(晚)	—	+50	+0	—	+0.2	—	+0.2	+0.7	+0.4	+200	—	+0	+10	+160	+0	+30	—	+7	—	+1.7	+75	+4	+0.1	+7
乳母(晚)	—	+400	+0	—	+0.2	—	+0.2	+0.2	+0.6	+130	—	+2	+40	+160	+0	+0	—	+3	—	+3.8	+85	+15	+0.5	+3

注:未制定参考值者用"—"表示。

附表 7　中国居民膳食微量营养素的可耐受最高摄入量

年龄/岁或生理阶段	维生素A /(μg RAE /d)	维生素D /(μg/d)	维生素E /(mg/d)	维生素B₆ /(mg/d)	叶酸 /(μg/d)	烟酸 /(mgNE/d)	烟酰胺 /(mg/d)	胆碱 /(mg/d)	维生素C /(mg/d)	钙 /(mg/d)	磷 /(mg/d)	铁 /(mg/d)	锌 /(mg/d)	碘 /(mg/d)	硒 /(μg/d)	铜 /(mg/d)	钼 /(μg/d)	氟 /(μg/d)	锰 /(μg/d)
0~	600	20	—	—	—	—	—	—	—	1 000	—	—	—	—	55	—	—	—	—
0.5~	600	20	—	—	—	—	—	—	—	1 500	—	—	—	—	80	—	—	—	—
1~	700	20	150	20	300	10	100	1 000	400	1 500	—	20	8	200	100	2	200	0.8	—
4~	900	30	200	25	400	15	130	1 000	600	2 000	—	30	12	300	150	3	300	1.1	3.5
7~	1 500	45	350	35	600	20	180	1 500	1 000	2 000	—	35	19	400	200	4	450	1.7	5.0
11~	2 100	50	500	45	800	25	240	2 000	1 400	2 000	—	40	28	500	300	6	650	2.5	8
14~	2 700	50	600	55	900	30	280	2 500	1 800	2 000	—	40	35	500	350	7	800	3.1	10
18~	3 000	50	700	60	1 000	35	310	3 000	2 000	2 000	3 500	40	40	600	400	8	900	3.5	11
50~	3 000	50	700	60	1 000	35	310	3 000	2 000	2 000	3 500	40	40	600	400	8	900	3.5	11
65~	3 000	50	700	60	1 000	35	300	3 000	2 000	2 000	3 500	40	40	600	400	8	900	3.5	11
80~	3 000	50	700	60	1 000	30	280	3 000	2 000	2 000	3 500	40	40	600	400	8	900	3.5	11
孕妇(早)	3 000	50	700	60	1 000	35	310	3 000	2 000	2 000	3 500	40	40	600	400	8	900	3.5	11
孕妇(中)	3 000	50	700	60	1 000	35	310	3 000	2 000	2 000	3 500	40	40	600	400	8	900	3.5	11
孕妇(晚)	3 000	50	700	60	1 000	35	310	3 000	2 000	2 000	3 500	40	40	600	400	8	900	3.5	11
乳母(晚)	3 000	50	700	60	1 000	35	310	3 000	2 000	2 000	3 500	40	40	600	400	8	900	3.5	11

注:1. 未制定参考值者用"—"表示。
2. 有些营养素未制定可耐受最高摄入量,主要是因为研究资料不充分,并不表示过量摄入没有健康风险。

附录 2　知识拓展

二维码　附录 2

参考文献

[1] 顾景范.我国现代营养学发展史.第二届两岸四地营养改善学术会议,2010.

[2] 中国就业培训技术指导中心.公共营养师.北京:中国劳动社会保障出版社,2015.

[3] 杨月欣,葛可佑.中国营养科学全书.北京:人民卫生出版社,2019.

[4] 王尔茂,苏新国.食品营养与健康.3版.北京:科学出版社,2017.

[5] 中国营养学会.中国居民膳食营养素参考摄入量(2013版).北京:科学出版社,2014.

[6] 王陇德.健康管理师:基础知识.2版.北京:人民卫生出版社,2019.

[7] (英)帕特里克.霍尔福德著.营养圣经.范志红等译.北京:北京联合出版公司,2018.

[8] 周才琼,周玉林.食品营养学.3版.北京:中国质检出版社,2017.

[9] 杨月欣.中国食物成分表:标准版.6版.北京:北京大学医学出版社,2018.

[10] 苏宜香.营养学(一).北京:北京大学医学出版社,2013.

[11] 仲山民.食品营养学.武汉:华中科技大学出版社 2013.

[12] 王丽琼.食品营养与卫生.北京:化学工业出版社,2008.

[13] 高秀兰.食品营养与卫生.重庆:重庆大学出版社,2015.

[14] 王宇鸿,丁原春.食品营养与健康.北京:化学工业出版社,2016.

[15] 付丽.食品营养与卫生.北京:中国轻工业出版社,2013.

[16] 任顺成.食品营养与卫生.北京:中国轻工业出版社,2011.

[17] 胡秋红.食品营养与卫生.北京:北京理工大学出版社,2017.

[18] 杨玉红,孙秀青.食品营养与健康.武汉:武汉理工大学出版社,2015.

[19] 林海,杨玉红.食品营养与卫生.武汉:武汉理工大学出版社,2012.

[20] 李品艾.草莓采收期维生素C含量的测定.安徽农业科学,2009(19).

[21] 高金兰.烹饪营养学.北京:旅游出版社,2016.

[22] 杨月欣,王光亚.中国食物成分表.北京:北京大学医学出版社,2015.

[23] 蔡智军.食品营养与配餐.北京:化学工业出版社,2011.

[24] 刘志皋.食品营养学.2版.北京:中国轻工业出版社,2008.

[25] 吴少雄,殷建忠.营养学.北京:中国质检出版社,2012.

[26] 李志香.食品营养与安全技能实训教程.北京:中国轻工业出版社,2014.

[27] 王丽琼.食品营养与卫生.3版.北京:化学工业出版社,2019.

[28] 王陇德.健康管理师.国家职业资格三级.北京:人民卫生出版社,2019.

[29] 问道等.人体使用手册大全集.北京:中国华侨出版社,2010.

[30] 郭清.健康管理学.北京:人民卫生出版社,2015.

[31] 国家卫生健康委人才交流服务中心.健康管理师基础知识.北京:人民卫生出版社,2019.

[32] 王培玉.健康管理学.北京:北京大学医学出版社,2012.